Aufmerksamkeitsdefizit-/ Hyperaktivitätsstörung im Kindes-, Jugend- und Erwachsenenalter

UNI-MED

UNI-MED Verlag AG
Bremen - London - Boston

Lehmkuhl, Gerd:
Aufmerksamkeitsdefizit-/Hyperaktivitätsstörung im Kindes-, Jugend- und Erwachsenenalter/
Gerd Lehmkuhl, Jan Frölich, Kathrin Sevecke, Manfred Döpfner.-
3. Auflage - Bremen: UNI-MED, 2009
(UNI-MED SCIENCE)
ISBN 978-3-8374-1119-5

Printed in Europe

UNI-MED. Die beste Medizin.

In der Reihe UNI-MED SCIENCE werden aktuelle Forschungsergebnisse zur Diagnostik und Therapie wichtiger Erkrankungen "state of the art" dargestellt. Die Publikationen zeichnen sich durch höchste wissenschaftliche Kompetenz und anspruchsvolle Präsentation aus. Die Autoren sind Meinungsbildner auf ihren Fachgebieten.

Vorwort und Danksagung

Die diagnostischen und psychopharmakologischen Möglichkeiten bei der Aufmerksamkeitsdefizit-/Hyperaktivitätsstörung entwickeln sich in einem rasanten Tempo weiter. Die Ergebnisse von Verlaufsstudien bereichern unser Wissen um differenzielle Therapieeffekte und wirken sich auf die Behandlungsstrategien in der Praxis aus. Dabei hat sich das Konzept einer adaptiven multimodalen Diagnostik und Therapie von ADHS als besonders hilfreich erwiesen: Ein solches Vorgehen zielt auf die Erfassung der Problematik auf verschiedenen Ebenen und die Planung von aufeinander abgestimmten therapeutischen Interventionen ab. Dies geschieht unter spezieller Beachtung der individuellen Situation des Patienten, seines Umfeldes sowie dem jeweiligen Verlauf der Störung, wobei sich die Behandlung diesen Bedingungen anzupassen hat.

Multimodale Behandlungskonzepte belegen die Bedeutung von edukativen und verhaltenstherapeutischen Interventionen. Bei der Vielzahl von gestörten Funktionen und beeinträchtigten Lebensbereichen beim ADHS ist es nicht verwunderlich, dass ein isolierter Behandlungsansatz häufig nicht die gewünschten Veränderungen erzielt. Auch die Behandlungsleitlinien fordern ein multimodales Vorgehen unter Einbeziehung von Beratung, Verhaltenstherapie, psychosozialen Interventionen und von Pharmakotherapie. Die Planung und Umsetzung einer solchen multimodalen Behandlung verlangen jedoch eine genaue Kenntnisse der Symptomatik und eine umfangreiche Diagnostik.

Die vorliegende 3. Auflage soll zu einem differenzierten Umgang mit der Diagnose ADHS beitragen und das Wissen um psychopharmakologische Behandlungsstrategien aktualisieren.

Köln, im Oktober 2008

Gerd Lehmkuhl
Jan Frölich
Kathrin Sevecke
Manfred Döpfner

Autoren

Prof. Dr. med. Dipl.-Psych. Gerd Lehmkuhl
Klinik und Poliklinik für Psychiatrie und Psychotherapie
des Kindes- und Jugendalters
Universität zu Köln
Robert-Koch-Straße 10
50931 Köln

Priv.-Doz. Dr. med. Dr. paed. Jan Frölich
Büchsenstraße 15
70173 Stuttgart

Dr. med. Kathrin Sevecke
Klinik und Poliklinik für Psychiatrie und Psychotherapie
des Kindes- und Jugendalters
Universität zu Köln
Robert-Koch-Straße 10
50931 Köln

Prof. Dr. sc. hum. Manfred Döpfner
Klinik und Poliklinik für Psychiatrie und Psychotherapie
des Kindes- und Jugendalters
Universität zu Köln
Robert-Koch-Straße 10
50931 Köln

Inhaltsverzeichnis

1. Grundlagen

Die Diagnostik und Behandlung hyperkinetischer Störungen im Kindes-, Jugend- und Erwachsenenalter rückte in den letzten Jahren zunehmend in das Blickfeld einer interessierten und kritischen Öffentlichkeit. Insbesondere die medikamentöse Behandlung mit Methylphenidat wird in der Fach- und Laienpresse hinsichtlich Nutzen und Risiko, aber auch in Bezug auf die Frage nach einer Über- oder Unterversorgung kontrovers und heftig diskutiert. Ausdruck dieses wachsenden Interesses ist eine Vielzahl von Publikationen in Fachzeitschriften, wissenschaftlichen Buchveröffentlichungen sowie einer Flut von Ratgebern für betroffene Eltern und Helfer. Insofern stellt sich die Frage, warum eine weitere Bucherscheinung notwendig und sinnvoll ist? Ziel und Aufgabe des vorliegenden Textes soll eine übersichtliche und in der Praxis anwendbare Einführung in die Leitlinien zu Diagnostik und Therapie von hyperkinetischen Störungen sein. Inzwischen liegt auch eine Stellungnahme des wissenschaftlichen Beirates der Bundesärztekammer vor, der sich ausführlich und kritisch mit dem derzeitigen wissenschaftlichen Erkenntnisstand zu ADHS/HKS auseinandersetzt (2005). Abschließend wird in dieser Stellungnahme auf den weiterhin hohen Forschungsbedarf angesichts der Verbreitung der ADHS/HKS sowie ihrer klinischen Bedeutung, ihrer hohen Chronifizierungsrate und ihrer schwerwiegenden Folgen für die Weiterentwicklung der Betroffenen hingewiesen. Zukünftige Untersuchungen sollten sich dabei im Wesentlichen auf vier Bereiche konzentrieren:

- die klinische und Versorgungsforschung
- die Ursachenforschung
- die Interventionsforschung
- die Verlaufs- und Prognoseforschung

Da uns z.Zt. keine ausreichenden versorgungsepidemiologischen Daten zur Verfügung stehen, die darüber Auskunft geben, in welchem Umfang die notwendigen diagnostischen und therapeutischen Anforderungen eingehalten bzw. umgesetzt werden, gilt es in besonderem Maße, auf die notwendigen Qualitätsstandards hinzuweisen. In diesem Sinne greift das Buch eine Diskussion auf, die in einer durch das Bundesgesundheitsministerium angeregten Konsensuskonferenz versuchte, verbindliche Standards in der Diagnostik und Behandlung von Aufmerksamkeitsdefizit-/Hyperaktivitätsstörungen zu erzielen. In einer Stellungnahme der Bundesärztekammer heißt es einleitend, dass es in der heutigen Zeit geradezu von Ratgebern, Broschüren, Therapieangeboten aus ganz unterschiedlichen Perspektiven und mit sehr unterschiedlicher theoretischer und praktischer Fundierung wimmelt: *"Manche dieser Darstellungen sehen hyperaktives und impulsives Verhalten von Kindern als Variation der normalen Entwicklung an und stellen die Existenz der Störung als behandlungsbedürftiges Syndrom in Frage. Selbstverständlich gibt es lebhafte Kinder, die im Laufe ihrer Entwicklung derartige Symptome zeigen und die keineswegs als krank zu bezeichnen sind. Zur behandlungsbedürftigen Störung wird das Verhalten aber dann, wenn Kinder aufgrund eben dieses Verhaltens ihre altersbezogenen Entwicklungsaufgaben nicht mehr wahrnehmen können. Beispiele hierfür sind: Kinder, die wegen ihres störenden Verhaltens aus Gemeinschaften ausgeschlossen werden, andere, die eine Depression entwickeln, wiederum andere, die permanent sich selbst und andere gefährden, oder Kinder, die trotz guter Intelligenz in der Schule versagen, weil sie dem Unterricht nicht mehr folgen können. Diese Beispiele weisen auf einen Handlungsbedarf hin, der sich auf jene Einsichten, Erfahrungen und Behandlungsansätze stützen sollte, die einer empirischen Überprüfung standhalten"* (Stellungnahme der Bundesärztekammer 2007).

An der Konferenz waren Vertreter der Kinder- und Jugendmedizin, psychologische Fachverbände, weitere Berufsgruppen sowie die Elternverbände beteiligt. Die Ergebnisse lassen sich dahingehend zusammenfassen, dass z.Zt. eine bedarfsgerechte Versorgung dieser Patientengruppe nicht flächendeckend gewährleistet ist. Es besteht noch oft eine ungenügende Verzahnung spezieller Diagnostik und Behandlung. Da die Symptomatik häufig bis in das Erwachsenenalter hinein andauert, handelt es sich nicht selten um einen chronischen Krankheitsverlauf, der langfristige Behandlungsperspektiven und altersangemessene Interventionsstrategien verlangt. Hier fehlen vor allem verbindliche diagnostische Kriterien und angemessene Versorgungsstrukturen. Für eine korrekte Diagnosestellung der ADHS ist eine umfassende Diagnostik und Differenzialdiagnostik anhand der gängigen Klassifikationsschemata ICD-10 oder DSM-IV erforderlich. Auf diese Kriterien wird in den weiteren Kapiteln noch ausführlich eingegangen, wobei sowohl eine Exploration, klinische Untersuchung und Verhaltensbeobachtung notwendig sind. Die störungsspezifische Anamnese soll Familie und weiteres Umfeld, z.B. Kindergarten und Schule, einbeziehen und zusätzlich erschwerende sowie entlastende Umgebungsfaktoren berücksichtigen. Es ist unumgänglich, verschiedene Beurteilungsquellen, z.B. Lehrer, Erzieher, aber auch Eltern und Selbstbeurteilung bei Jugendlichen und Erwachsenen mit einzubeziehen. Die Benutzung von Fragebögen als diagnostische Hilfen ist sinnvoll, reicht jedoch nicht aus, um allein aus solchen Angaben die Diagnose zu stellen. Intelligenzdiagnostik und Untersuchung von Teilleistungsschwächen sollen die klinische Einschätzung ergänzen. Da das Behandlungsvorgehen abhängig ist von komorbiden Störungen, ist eine gründliche Exploration, differenzialdiagnostische Abklärung zu anderen Erkrankungen sowie die Erfassung von Begleitsymptomen unbedingt erforderlich. Erst durch eine solche mehrdimensionale Diagnostik lassen sich die meistens notwendigen multimodalen Behandlungsansätze planen und umsetzen. Nach ausführlicher Diagnostik und erst, wenn psychoedukative und psychosoziale Maßnahmen nach angemessener Zeit keine ausreichende Wirkung entfaltet haben, besteht die Indikation zu einer medikamentösen Therapie. Stimulanzien wie Methylphenidat und neuerdings auch Atomoxetin, ein selektiver Noradrenalin-Wiederaufnahmehemmer, stellen empirisch gesicherte Medikamente zur Behandlung der ADHS dar, wobei im Vorschulalter erst nach Ausschöpfung aller Maßnahmen eine medikamentöse Behandlung im Einzelfall in Erwägung gezogen werden sollte. Für die Behandlung sind spezielle Kenntnisse der biologischen, psychischen und sozialen Entwicklung des Kindes Voraussetzung.

Die spezielle Indikationsstellung zur medikamentösen Behandlung ist im Einzelfall ebenso wie die Entscheidung über Zeitpunkt, Dauer und Dosis sorgfältig und entsprechend dem aktuellen wissenschaftlichen Standard zu treffen. Hierbei ist auf altersspezifische Besonderheiten im Kindes-, Jugend- und Erwachsenenalter zu achten und der Behandlungsverlauf in regelmäßigen Abständen zu überprüfen und zu dokumentieren. Jede medikamentöse Behandlung, so wird in der Stellungnahme der Fachverbände betont, sollte in ein umfassendes Therapiekonzept im Sinne einer multimodalen Behandlung eingebunden sein. Die Bausteine eines solchen multimodalen Therapieprogrammes werden in Kap. 2.6. ausführlich dargestellt.

Die Rahmenbedingungen, an denen sich eine evidenzbasierte und an Qualitätsstandards orientierte Diagnostik und Therapie zu messen hat, müssen folgende Schwachstellen in der psychotherapeutischen und medizinischen Versorgung aufgreifen (Döpfner und Lehmkuhl 2002):

Mangelnde Diagnostik

Die Leitlinien zur Diagnostik und Therapie von ADHS, die sowohl von deutschen als auch von europäischen und anderen internationalen Fachgesellschaften und Arbeitsgruppen formuliert wurden (*American Academy of Child and Adolescent Psychotherapy*, 1997; Deutsche Gesellschaft für Kinder- und Jugendpsychiatrie und Psychotherapie et al. 2003, 2006; Taylor et al. 1998, 2004), weisen auf die Notwendigkeit einer genauen Diagnostik unter Einbeziehung der Informationen von Eltern, Erziehern und Lehrern sowie von testpsychologischen Untersuchungen und einer körperlichen Untersuchung hin. Dies bedeutet in der Regel eine mehrstündige Befunderhebung, bevor eine Diagnose und die Indikation für eine medikamentöse Therapie gestellt werden können (☞ Döpfner et al. 2000a). Klinische Erfahrungen und Berichte über die praktische Umsetzung dieser Empfehlungen in Deutschland weisen darauf hin, dass diese Standards häufig nicht eingehalten werden.

Es wird empfohlen, eine multiaxiale Diagnostik durchzuführen, die die Störung auf sechs Achsen abbildet: klinisch-psychiatrisches Syndrom (1. Achse), umschriebene Entwicklungsstörungen (2. Achse), Intelligenzniveau (3. Achse), körperliche Symptomatik (4. Achse), assoziierte aktuelle abnorme psychosoziale Umstände (5. Achse) und globale Beurteilung des psychosozialen Funktionsniveaus (6. Achse, Remschmidt et al. 2001).

Nichtberücksichtigung von Behandlungsalternativen

Die Diagnose einer ADHS impliziert jedoch nicht automatisch eine medikamentöse Therapie. Die genannten Leitlinien weisen darauf hin, dass, alternativ zur medikamentösen Behandlung, Verhaltenstherapie sowie andere Behandlungsansätze indiziert sein können. Bei Kindern, die nicht massiv von der Symptomatik betroffen sind (und das ist die Mehrheit der diagnostizierten Kinder), wird in den deutschen und den europäischen Leitlinien die Verhaltenstherapie als Methode der ersten Wahl empfohlen. Die Ergebnisse der Kölner adaptiven multimodalen Therapiestudie (KAMT, Döpfner et al. 2004b) zeigen, dass sich bei annähernd 2/3 der Kinder mit ADHS im Verlauf einer Verhaltenstherapie mit dem Therapieprogramm THOP (Döpfner et al. 2002b) die Symptome soweit vermindern lassen, dass eine Stimulanzientherapie nicht mehr indiziert ist. Allerdings macht es wenig Sinn, allzu lange verhaltenstherapeutisch oder mit anderen psychotherapeutischen Methoden zu behandeln, wenn sich unter dieser Therapie keine Veränderungen einstellen. Dann ist eine ergänzende oder alternative Therapie mit Psychostimulanzien indiziert. Die Ergebnisse der grundlegenden amerikanischen MTA-*Study* (*Multimodal-Treatment-Study of ADHD*) werden in der Fachöffentlichkeit häufig als ausschließliche Bestätigung der medikamentösen Therapie interpretiert. Bei genauerem Hinsehen erkennt man jedoch, dass sich bei allen geprüften Interventionen erhebliche Veränderungen im Verlauf der Behandlung einstellten und dass sich die sehr umfangreiche multimodale Verhaltenstherapie mit kind-, familien- und schulenzentrierten Interventionen in ihrer Wirksamkeit auf vielen Ergebnisvariablen nicht von der medikamentösen Therapie unterscheidet. Die Medikation erweist sich lediglich bei Eltern- und Lehrerbeurteilungen von Unaufmerksamkeit und bei der Lehrer-Beurteilung von Hyperaktivität im Vergleich zur Verhaltenstherapie als wirksamer (MTA *Cooperative Group*, 1999a, b; Pelham 1999).

Fehlende Integration der medikamentösen Behandlung in ein multimodales Behandlungskonzept

Bislang enttäuschend fielen die Ergebnisse der MTA-*Study* hinsichtlich der Wirksamkeit einer kombinierten Stimulanzien- und Verhaltenstherapie im Vergleich zur isolierten Stimulanzientherapie aus. Hier zeigten erste Analysen kaum signifikante Unterschiede in den Effekten, obwohl tendenziell bessere Ergebnisse durch die kombinierte Behandlung erzielt wurden (MTA *Cooperative Group*, 1999a, b) und bei kombinierter Therapie eine geringere Stimulanziendosis ausreichte (Vitiello et al. 2001). Reanalysen mit einem Erfolgsmaß, das mehrere Zielvariablen integrierte, belegen allerdings eine Überlegenheit der kombinierten Therapie 14 Monate nach Behandlungsbeginn (Conners et al. 2001), und eine weitere Analyse zeigt auch, dass die Erfolgsrate in der kombinierten Behandlung mit 68 % doch über jener der Stimulanzientherapie (56 %) liegt (Swanson et al. 2001). Darüber hinaus wird häufig übersehen, dass die Stimulanzientherapie eine genaue Titrierung der Medikation, monatliche Kontakte und den Einsatz von verhaltenstherapeutischen Selbsthilfemanualen beinhaltete, also schon einen umfassenderen Behandlungsansatz mit ausführlicher Beratung darstellte. Nach den europäischen und deutschen Leitlinien wird ein ausschließliches Verschreiben von Medikamenten nicht empfohlen, sondern zumindest die Integration in einem umfassenden Beratungsansatz mit regelmäßigen Kontrollen für notwendig erachtet. Diese Vorgaben werden somit durch die neuesten Ergebnisse der MTA-Study gestützt (☞ Taylor 1999, Overmeyer und Taylor 1999, Taylor et al. 2004).

Mangelnde Titrierung und Verlaufskontrolle

Die Leitlinien der Fachgesellschaften und die Ergebnisse der MTA-*Study* weisen auf die Notwendigkeit einer genauen Überprüfung der Effekte der Stimulanzientherapie und eine individuelle Dosiseinstellung (Titrierung) hin. Dazu wurden genaue Titrierungsschemata ausgearbeitet (z.B. Döpfner et al. 2000a; Huss 2003). Damit wird die medikamentöse Einstellung eines Kindes oder Jugendlichen zu einer zeitintensiven Aufgabe, die genaue Verhaltensbeurteilungen durch Eltern und Lehrer erfordert. Dieser notwendige Aufwand wird nach den sicher nicht repräsentativen bundesweiten Rückmeldungen häufig nicht betrieben. Dies gilt auch für die nach den Leitlinien jährlich notwendige Überprüfung der Indikation für eine medikamentöse Weiterbehandlung durch Auslassversuche.

Ausgehend von den aktuellen Leitlinien und Standards für eine bedarfsgerechte Versorgung, geht es in dem Buch darum, Hilfe und Anleitung für die Umsetzung einer evidenzbasierten Diagnostik und Therapie anzubieten, um mögliche Fehlerquellen und ungenügende Diagnose- und Behandlungsansätze zu vermeiden.

1.1. ADHS: Irrtümer, Missverständnisse und Mythen

Zunächst gilt es, die Begriffsvielfalt zu klären: Klinisch gleiche Phänomene werden unterschiedlich benannt, meinen jedoch das Gleiche, ein wenig gesteuertes impulsives, abgelenktes und motorisch unruhiges Verhalten:

- Hyperkinetisches Syndrom (HKS)
- Minimale zerebrale Dysfunktion (MCD)
- Aufmerksamkeits-Defizit-Störung (ADS/ADD)
- Hyperaktivität
- Organisches Psychosyndrom (POS)
- Aufmerksamkeits-/Hyperaktivitätsstörung (ADHS)

Die unterschiedlichen Bezeichnungen weisen auf ein nicht einheitliches Verständnis des Störungsbildes hin, weil unterschiedliche Kriterien zu seiner Definition herangezogen werden. Aus diesen Gründen ist es wichtig, sich auf die beiden international gebräuchlichen Klassifikationsschemata ICD-10 und DSM-IV zu beziehen (☞ Kap. 2.3.).

Parallel zur uneinheitlichen Bezeichnung des Störungsbildes finden sich ganz unterschiedliche Erklärungsmuster und Vorstellungen über eine angemessene Therapie. Im Erstkontakt mit Eltern ist es deshalb besonders wichtig, solche Vor- und Fehlinformationen zu erfragen und mit ihnen ein gemeinsames Krankheitskonzept und -verständnis zu erarbeiten. Aufklärung und Beratung der Eltern sowie weiterer Bezugspersonen, insbesondere der Lehrer, besitzen hierbei eine zentrale Bedeutung, weil es sich meistens um langfristige und aufwendige Behandlungen handelt, die nur dann erfolgreich umzusetzen sind, wenn alle Beteiligten von ähnlichen inhaltlichen Vorstellungen und Zielen geleitet werden. Auch das Kind bzw. der Jugendliche sollte in diesen Prozess einbezogen sein und altersangemessen über Hintergründe der Störung sowie deren Behandlung informiert werden, um eine möglichst hohe Compliance zu erreichen.

Insbesondere die Umsetzung von einfachen pädagogischen Prinzipien in der Familie bzw. in der Schule sollte nicht vernachlässigt und im Rahmen der Beratung konkret vermittelt werden. Hierbei geht es vor allem um folgende wichtige allgemeine Prinzipien:

- Durchstrukturierung des Tagesablaufes in der Familie, im Kindergarten und in der Schule
- Verstärkung und positive Rückmeldung bei Vermeidung von Problemverhalten
- angemessene Grenzsetzungen und eindeutige Aufforderungen unter Vermeidung von zu komplexen Anforderungen
- angemessene und konsequente negative Konsequenzen bei auffälligem Verhalten

Um diese allgemeinen pädagogischen Leitlinien im Umgang mit hyperkinetischen Kindern, Eltern und Erziehern nahe zu bringen, kommt es zunächst darauf an, weitverbreitete Irrtümer und Missverständnisse zur Aufmerksamkeitsdefizit-/Hyperaktivitätsstörung auszuräumen. Nur wenn diese Fehlannahmen korrigiert werden können, lässt sich ein gemeinsames Krankheitskonzept erarbeiten, aus dem heraus sich die verschiedenen Behandlungsansätze ableiten. Es hat sich als sehr nützlich erwiesen, die nachfolgende Liste im Gespräch mit den Eltern, aber auch Erziehern und Lehrern durchzugehen, um Missverständnisse zu klären und Bedenken gegen die geplanten Maßnahmen zu verringern (☞ Tab. 1.1).

1.2. Pathogenese

Die Pathogenese der Aufmerksamkeitsdefizit-/Hyperaktivitätsstörung geht von einer Interaktion psychosozialer und biologischer Faktoren aus und damit von einer multifaktoriellen Genese. Die Forschungsergebnisse der letzten Jahre lassen sich dahingehend zusammenfassen, dass psychosoziale Bedingungen einen geringeren Stellenwert einnehmen als vielfältige biologische Faktoren. Renner und Mitarbeiter (2008) weisen darauf hin, dass die klinisch heterogene Störung des ADHS unter Beteiligung zahlreicher genetischer und umweltbedingter Risikofaktoren zu cerebralen Funktionsstörungen führt. Der wechselseitigen Beziehung zwischen molekularen Mechanismen und strukturell-funktionellen Substraten kommt für die Pathogenese des ADHS und den Langzeitverlauf eine große Bedeutung zu. Die bisherigen Daten, so

Fehleinschätzung	Zutreffend ist
• ADHS ist eine klar abgrenzbare psychische Störung	• ADHS ist ein kontinuierlich verteiltes Merkmal
• Die Diagnose kann der Arzt/ Psychologe alleine durch eine Untersuchung des Kindes stellen	• Informationen von Eltern und Lehrern sind entscheidend
• ADHS wird vor allem durch ungünstige Familienbedingungen oder durch Nahrungsmittel-unverträglichkeiten ausgelöst	• Genetische Faktoren spielen eine zentrale Rolle. Familiäre/ schulische Bedingungen können zur Aufrechterhaltung beitragen
• Kinder mit ADHS müssen eine Sonder-/Förderschule besuchen	• In der Mehrzahl der Fälle ist eine ambulante Behandlung ausreichend
• Kinder mit ADHS brauchen einen großen pädagogischen Freiraum	• ADHS-Kinder benötigen viel Struktur, aber auch Abwechslung
• Eine psychologische Therapie ist immer besser als eine Pharmakotherapie	• Bei stark auffälligen Kindern ist Pharmakotherapie meist unerlässlich und hocheffektiv. Bei weniger stark auffälligen Kindern kann Verhaltenstherapie ausreichen. Eine Kombination ist häufig hilfreich
• Pharmakotherapie ist prinzipiell notwendig	• Bei vielen Kindern ist medikamentöse Therapie nicht unbedingt notwendig. Es gibt aber Kinder, die durch andere Maßnahmen nicht hinreichend profitieren, so dass multimodale Behandlungsansätze häufig angewandt werden müssen
• Pharmakotherapie ist allein Sache des Arztes	• Informationen der Lehrer sind notwendig, um eine optimale medikamentöse Einstellung des Kindes zu gewährleisten. Um die richtige Dosierung zu finden, ist eine Verlaufsbeurteilung sowie genaue Titration notwendig
• Eine psychologische Therapie des Kindes hilft, Probleme in der Schule zu lösen	• Um Probleme in der Schule zu verbessern, müssen Interventionen in der Schule durchgeführt werden
• Interventionen in der Schule sind nicht durchführbar	• Die Erfahrungen zeigen, dass schulische Interventionen durchaus mit den Lehrern abgesprochen werden können. Häufig helfen schon einfache Maßnahmen (z.B. Tagesrückmeldungen), allerdings müssen in der Schule auch entsprechende Ressourcen zur Verfügung gestellt werden

Tab. 1.1: Häufige Irrtümer, Missverständnisse und Mythen.

Renner et al. (2008), legen additive und interaktive Effekte der beteiligten pathophysiologischen Prozesse nahe. Die aktuell diskutierten biologischen Hintergrundsfaktoren fasst Schmidt (2002) wie folgt zusammen: "*Häufige Entwicklungsverzögerungen bzw. Entwicklungsbeeinträchtigungen, die unzureichende sensomotorische Kontrolle, die Defizite im Planen, also in den exekutiven Funktionen, die defizitäre Hemmungsfähigkeit, die verminderte kortikale und subkortikale Aktivierung, die im Frontalhirn, aber auch in der Parietalregion und im Caudatum nachgewiesen wurde, und schließlich Volumenverminderungen, die sowohl frontal als auch subkortikal und zerebellär festgestellt wurden. Das alles sind aber keine obligaten Symptome, sondern kommt bei manchen Kindern oder unklaren Untergruppen vor. Diese Befunde haben im Wesentlichen zur Vorstellung einer Reifungsverzögerung als Basis der hyperkinetischen Störung geführt.*" Banaschewski und Mitarbeiter (2005) gehen davon aus, dass defizitäre exekutive Funktionen wahrscheinlich weniger spezifisch mit ADHS-Symptomen gekoppelt sind als motivationale Faktoren, die motorische Organisation sowie die Zeitwahrnehmung.

In einem solchen allgemeinen Störungsmodell der kognitiven Entwicklung und Steuerung erhöhen die neurobiologischen Veränderungen die Vulnerabilität für das Entstehen einer hyperkinetischen Symptomatik, die durch psychosoziale Belastungen sowie spezielle Anforderungen durch die Umgebung, z.B. Schule, verstärkt wird (☞ Abb. 1.1).

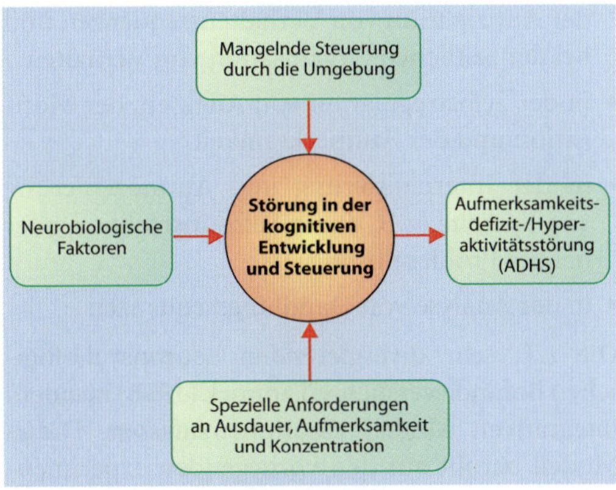

Abb. 1.1: Allgemeines Modell für die Entstehung der Aufmerksamkeitsdefizit-/Hyperaktivitätsstörung (aus Döpfner et al. 2000).

Die Vielzahl der mit unterschiedlichen Ansätzen und Methoden erhobenen Untersuchungsbefunde legt eine grundlegende Dysfunktion im kortikalen-striatalen Netzwerk von Patienten mit Aufmerksamkeits-/Hyperaktivitätsstörungen nahe (Max et al. 2002). Hierbei sind insbesondere Strukturen des ventralen bzw. limbischen Striatums sowie des ventralen Putamen betroffen, denen eine besondere Steuerungsfunktion zukommt.

Die neurobiologischen Grundlagen der ADHS lassen sich mit verschiedenen Methoden eindrucksvoll belegen, sowohl auf der neuropsychologischen, neurophysiologischen, neuroanatomischen, neurochemischen, als auch genetischen Ebene. Darüber hinaus konnte eindrucksvoll gezeigt werden, dass psychosoziale Risiken und negative Interaktionen mit nahen Bezugspersonen die Ausbildung der Symptomatik beeinflussen und die Wahrscheinlichkeit für komorbide Symptome verstärken. In Abb. 1.2 sind die wesentlichen pathogenetischen Risikofaktoren mit ihren zentralnervösen Auswirkungen zusammengestellt.

1.2.1. Neuropsychologische Befunde

Neuropsychologische Prozesse, die mit dem Auftreten einer ADHS zusammenhängen, betreffen vor allem die Hemmung von Impulsen (Inhibition) und das Arbeitsgedächtnis in ihrer Bedeu-

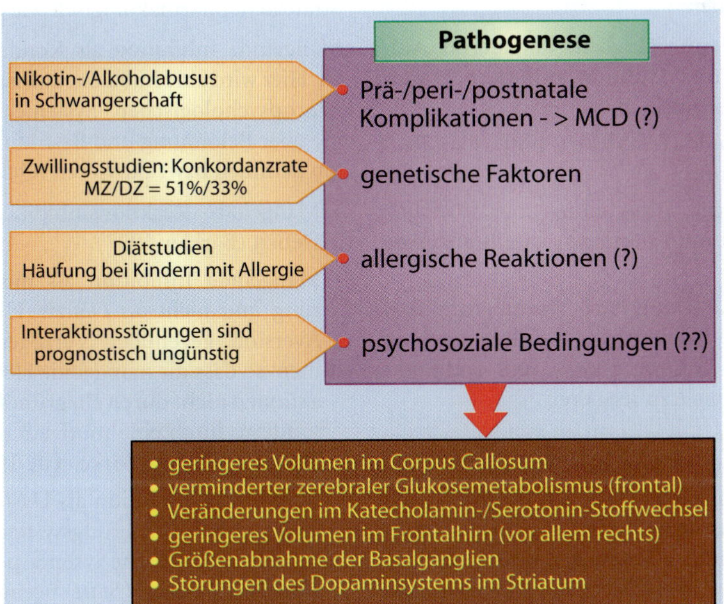

Abb. 1.2: Modell pathogenetischer Faktoren und ihre Auswirkungen bei der ADHS.

tung für die Selbstregulation, Planung und das Organisieren von Verhaltensabläufen. Bei Kindern mit einer Aufmerksamkeitsdefizit-/Hyperaktivitätsstörung liegt offenbar ein geringeres Reaktionshemmungssystem vor und deshalb können Impulse schlechter kontrolliert werden bzw. es mangelt bei beschleunigten Antwortprozessen an deren Unterbrechung (Tannock 1998).

Alle neuropsychologischen Modelle lokalisieren die funktionellen Störungen hauptsächlich in den präfrontalen und frontalen Regionen, im limbischen System und Striatum. Der präfrontale Kortex ist vor allem für das Arbeitsgedächtnis, Reizhemmung, Aufmerksamkeit und die exekutiven Funktionen verantwortlich die Handlungssequenzen organisieren. Personen mit Aufmerksamkeitsdefizit-/Hyperaktivitätsstörungen verfügen über ein geringeres Reaktionshemmungssystem und können deshalb Impulse schlechter kontrollieren, die mit Bestrafung oder Nichtverstärkung verbunden sind. Andere Befunde sprechen dafür, dass die geringe Hemmung durch beschleunigte Antwortprozesse oder verlangsamte Hemmungsprozesse bedingt ist (Tannock 1998).

In dem Modell von Douglas (1989) wird postuliert, dass ein zentraler Defekt in der Selbstregulation vorliegt, hervorgerufen durch eine konstitutionelle Prädisposition, die folgende Verhaltensmerkmale begleiten:

- eine verminderte Fähigkeit, andauernd Aufmerksamkeit und Mühe in anfordernde Aufgaben zu investieren
- eine weitgehende Unfähigkeit, impulsives Reagieren zu hemmen
- ein Unvermögen, Aktivierung oder Wachheit den situativen Anforderungen jeweils anzupassen
- eine Neigung, ständig nach Stimulierung und unmittelbarer Belohnung zu suchen und auf hervorstechende Umgebungs- und Aufmerksamkeitsmerkmale zu reagieren

Aufgrund dieser neuropsychologischen Defizite erlernen die betroffenen Kinder nach Douglas (1989), übergeordnete Wissens-, Begriffs- und Regelsysteme nur unzureichend. Die Auswirkungen dieser sekundären Störungen sind vermehrte Misserfolgserlebnisse im kognitiven wie im sozialen Bereich. Barkley (1997) postuliert eine Störung in drei zentralen neuropsychologischen Prozessen, die für eine effektive Verhaltenshemmung und -steuerung notwendig sind:

- Hemmung eines dominanten Handlungsimpulses
- Unterbrechung einer laufenden Handlung
- Hemmung interferierender Handlungstendenzen

Diese mangelnde Inhibition wirkt sich negativ bei der Durchführung und Steuerung folgender exekutiver Funktionen aus:

- im (nonverbalen) Arbeitsgedächtnis, d.h. bei der Antizipation von Verhaltenssequenzen und bei der zeitlichen Organisation von Verhalten
- in der Selbstregulation von Affekten, der Motivation und der Aufmerksamkeit
- in der Internalisierung und Automatisierung von Sprache (z.B. durch Selbstinstruktion oder bei der Problemlösung)
- in der Analyse von Handlungssequenzen

Die z.T. sehr divergierenden neuropsychologischen Befunde versuchte Tannock (1998) in einem integrativen Modell zusammenzufassen. Dieses Modell beruht auf den vorliegenden experimentellen Ergebnissen, erlaubt die Verknüpfung mit anderen Untersuchungsebenen und stellt eine Grundlage für die Entwicklung therapeutischer Strategien, pharmakologisch wie kognitiv, dar:

Mangelnde Inhibition als Konditionierungsdefizit. Hier wird eine Imbalance zwischen den basalen neuropsychologischen Systemen angenommen, die über Belohnung und Bestrafungsreize Verhalten hemmen bzw. aktivieren (Quay 1997).

- Mangelnde Reaktionsinhibition als primäres Defizit (Barkley 1997).
- Mangelnde Inhibition als motivationale Störung und nicht als Defizit. Hierbei wird eine Aversion gegenüber Verzögerung angenommen, so dass die mangelnde Hemmung von Reaktionen nicht durch ein grundlegendes Defizit, sondern durch eine motivationale Störung bedingt ist (Sonuga-Barke et al. 1996).
- Mangelnde Inhibition als Dysfunktion im Anstrengungs-/Aktivierungssystem. Hierbei werden drei energetische Systeme postuliert, die den aktuellen Zustand (*State*) beeinflussen: sensorische Aktivation (*Arousal*), motorische Aktivierung (*Activation*) und Anstrengung (*Effort*). Das

Zusammenspiel dieser Funktionen wird durch motivationale Faktoren beeinflusst, wobei eine funktionsfähige Balance hergestellt werden muss (Sergeant 2000).

Die empirischen Ergebnisse in den letzten Jahren haben gezeigt, dass vor allem dann Fortschritte zu erwarten sind, wenn verschiedene Untersuchungsstrategien, die sowohl neuropsychologische als auch neurophysiologische bzw. bildgebende Verfahren einschließen, gemeinsam angewendet werden (Krause et al. 2000).

Die Befunde lassen sich nach Döpfner und Lehmkuhl (2006) dahingehend zusammenfassen, dass mangelnde zentralnervöse Inhibition und Verzögerungsaversion, die mit Störungen exekutiver Funktionen einhergehen, als zentrale neuropsychologische Mechanismen bei der Entwicklung der Symptomatik anzusehen sind, wobei psychosoziale Faktoren vermutlich einen moderierenden Einfluss haben. Auch Nigg und Mitarbeiter (2005) interpretieren die unterschiedlichen neuropsychologischen Ergebnisse dahingehend, dass verschiedene phänotypische Subgruppen existieren, von denen nur eine exekutive Defizite aufweist.

1.2.2. Neurophysiologische und neuroanatomische Befunde

Neurophysiologische und neuroanatomische Befunde belegen sowohl morphologische als auch funktionelle Besonderheiten. Es handelt sich um überwiegend geringgradige Veränderungen im präfrontalen Kortex, im limbischen System und in den Basalganglien (Barkley 1998, Teicher et al. 2000). In Magnetresonanztomografie-Studien konnten Hynd und Mitarbeiter (1991, 1993) nachweisen, dass bei Kindern mit einer Aufmerksamkeitsdefizit-/Hyperaktivitätsstörung ein kleineres rechtshemisphärisches Plenum temporale sowie ein kleineres Corpus callosum vorliegen. Auch die kernspintomographischen Abweichungen im Kleinhirn, insbesondere des Kleinhirnwurms, lassen sich dahingehend interpretieren, dass der motorischen Aktivität vorangehenden sensorischen Wahrnehmung eine wichtige Bedeutung zukommt (Castellanos et al. 2001). Trotz einer Vielzahl von beschriebenen Abweichungen - vor allem einer Größenverringerung des Frontallappens, des Corpus callosum sowie der Basalganglien - sind diese Befunde zu unspezifisch, um sie für eine individuelle Diagnostik einzusetzen (Krause und Krause 2003).

Funktionelle Kernspintomografie-Untersuchungen (fMRT) belegen eine vermehrte frontale bzw. verringerte striatale Aktivierung, die sich unter Methylphenidat normalisiert (Vaidya et al. 1998). Die Befunde zeigen Übereinstimmungen mit Untersuchungen zu cerebralen Strukturvarianten mit Hinweisen auf Verzögerungen der Gehirnreifungsprozesse und Lokalisierung der Abweichungen in der Gehirnaktivität bei Patienten mit ADHS in den fronto-subcortical-cerebellären Regelkreisen (Renner et al. 2008, Sowell et al. 2003). In neueren bildgebenden Studien werden insbesondere Zusammenhänge von Gehirnaktivierung und Entwicklungsprozessen mit genetischen Befunden und das Ansprechen auf Medikation berücksichtigt (Durston et al. 2008). Ergebnisse mit der Positronenemissionstomografie (PET) sprechen für eine Verminderung der Aktivierung im linken Temporallappen sowie in präfrontalen und hippokampalen Regionen. Durch die Gabe von Psychostimulanzien ließ sich der Glukosemetabolismus entsprechend verändern (Mattey et al. 1996). *Single-Photon*-Emissions-Computertomografie-Daten (SPECT) von Dougherty et al. (1999) sowie Krause et al. (2000) verdeutlichen, dass eine Störung des Dopaminsystems im Striatum bei Aufmerksamkeitsdefizit-/Hyperaktivitätsstörungen vorliegt. Insbesondere die Untersuchung des Dopamin-Transportersystems (DAT) sprechen für eine höhere Konzentration des DAT im Striatum von erwachsenen Patienten mit Aufmerksamkeitsdefizit-/Hyperaktivitätsstörungen (Krause und Krause 2003). Die Arbeitsgruppe um Krause konnte außerdem zeigen, dass die DAT nicht nur beim hyperaktiven-impulsiven bzw. gemischten Typus, sondern auch beim unaufmerksamen Typus der ADHS erhöht sind. Interpretiert werden die Ergebnisse mit einer verminderten Dopa-Decarboxylase-Aktivität, wobei Psychostimulanzien eine Verringerung der DAT-Konzentration erreichen (Dresel et al. 2000). Damit eröffnen SPECT und PET die Möglichkeit, pathogenetisch relevante neurobiologische Dysregulation zu erkennen und zu überprüfen, wie sie durch eine spezifische Medikation verändert werden können (Krause et al. 2006).

Neurophysiologische Befunde, vor allem mit ereigniskorrelierten Potenzialen sprechen für Probleme bei der Signalerkennung und -verarbeitung sowie einer Dysfunktion des präfrontalen Kortex (Brandeis et al. 1998). Außerdem wurde eine vermehrte Aktivität langsamer Theta- und eine Vermehrung von Beta-Wellen festgestellt mit einer erstaunlich hohen Sensitivität und Spezifität (Monastra et al. 1999). Durch eine Stimulanzienmedikation ließen sich die aufgetretenen neurophysiologischen Veränderungen aufheben (Kupermann et al. 1996).

Bei visuellen Wahlreaktionsaufgaben zeigten Kinder mit ADHS eine niedrigere Ausprägung ereignisbezogener Hirnpotentiale sowohl in visuellen Aufmerksamkeits- als auch prämotorischen Prozessen. Dies kann als eine geringere Fokussierung der elektrischen Hirnaktivität bei Kindern interpretiert werden. In Untersuchungen mit der transkraniellen Magnetstimulation, mit der die Exzitabilität des motorischen Systems direkt *in vivo* untersucht werden kann, wiesen Kinder mit ADHS eine niedrigere intrakortikale Inhibition auf (Moll und Hüther 2006).

1.2.3. Neurochemische Befunde

Dem Dopamin-Noradrenalin-Modell kommt die größte Bedeutung bei der Entstehung der Aufmerksamkeitsdefizit-/Hyperaktivitätsstörung zu. Diese Katecholaminhypothese besagt, dass der Dopamin-Stoffwechsel im fronto-striatalen System verringert ist. Geht man von einem Dopamin-Mangel aus, ist verständlich, warum Methylphenidat eine Besserung der Symptomatik erreicht. Die Substanz bindet sich an den präsynaptischen Dopamin-Transporter (DAT), blockiert ihn und hemmt die Wiederaufnahme von Dopamin aus dem synaptischen Spalt (Swanson und Volkow 2002, Huss 2003, ☞ Abb. 1.3). Nach Moll und Hüther (2006) können Aktivitätsunterschiede im dopaminergen System entscheidend die Funktionen präfrontaler-frontaler Neuronensysteme modulieren und damit Leistungsunterschiede u.a. im Arbeitsgedächtnis bedingen.

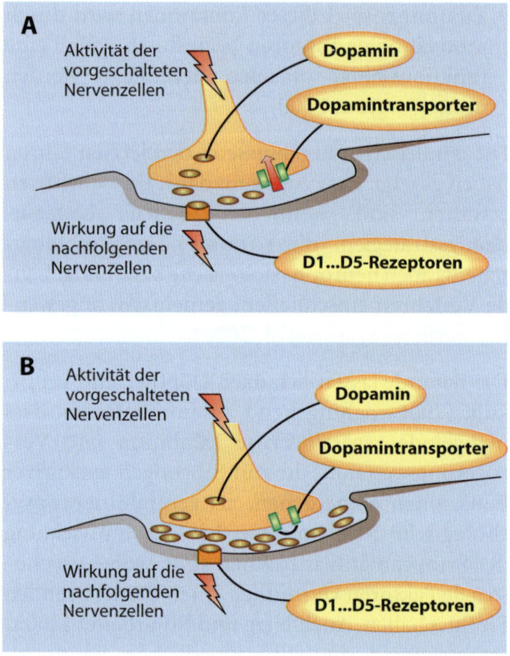

Abb. 1.3: Ausgangspunkt der dopaminergen Reizübertragung (**A**) und nach der vorübergehenden Blockade des Dopamintransporters durch Methylphenidat (**B**) (aus Huss 2003).

Neuere Untersuchungen konnten nachweisen, dass auch das noradrenerge System bei der Entstehung der Aufmerksamkeitsdefizit-/Hyperaktivitätsstörung beteiligt ist (Barr et al. 2002, Hessler und Irmisch 1995). Pharmakologische Ansätze beziehen sich z.Zt. überwiegend auf das dopaminerge System, jedoch werden auch Substanzen entwickelt, die das noradrenerge System beeinflussen (☞ Tab. 1.2).

Da auch eine Beteiligung des serotonergen Systems diskutiert wird, ist davon auszugehen, dass die bisherige Dopamin-Mangelhypothese um weitere Transmittersysteme ergänzt werden muss (Kent et al. 2002, Oades 2002).

Dopaminerg	Noradrenerg
Methylphenidat	Atomoxetin
D-Amphetaminsulfat	Desipramin
Pemolin	Clonidin
200 Studien	40 Studien
> 5.500 Patienten	> 2.000 Patienten

Tab. 1.2: Medikamentöse Beeinflussung des Dopamin-Noradrenalin-Systems (nach Rothenberger 2003).

1.2.4. Genetische Befunde

In Familienstudien konnte eine höhere Prävalenz der Psychopathologie von Eltern und Verwandten der Kinder mit hyperkinetischen Störungen festgestellt werden. Zwillings-, familien- und molekulargenetische Studien belegen eine hohe Heretabilität zwischen 70 und 80 % bei ADHS. Dies spricht für ein multifaktorielles Vererbungsmuster von multiplen Genvariationen mit kleinen oder mäßigen Effektgrößen. Darüber hinaus besteht eine hohe Assoziation zwischen Aufmerksamkeitsdefizit-/Hyperaktivitätsstörungen und dissozialen Störungen, affektiven Störungen sowie Substanzmissbrauch. Hierbei handelt es sich insbesondere um Aufmerksamkeitsdefizit-/Hyperaktivitätsstörungen, dissoziale Störungen, affektive Störungen sowie Substanzmissbrauch (Faraone et al. 1999). Biedermann und Mitarbeiter (1995) konnten zeigen, dass bei 10-15 % der nächsten Familienangehörigen von Kindern mit hyperkinetischen Störungen ebenfalls eine solche Verhaltensauffälligkeit vorliegt. Adoptionsstudien belegen höhere Raten von hyperkinetischen Störungen bei den biologischen Eltern entsprechend auffälliger Kinder und auch in Zwillingsstudien weisen die Konkordanzraten von 81 % bei eineiigen Zwillingen und von 29 % bei zweieiigen Zwillingen in die gleiche Richtung (Faraone und Biedermann 1998). In mehreren Studien gab sich ein bedeutsamerer genetischer Einfluss bei den persistierenden Aufmerksamkeitsdefizit-/Hyperaktivitätsstörungen und ein weniger ausgeprägter bei den remittierenden Verläufen (Faraone et al. 2000). Bei Kindern mit einem persistierenden Aufmerksamkeitsdefizit-/Hyperaktivitätssyndrom findet sich eine höhere familiäre Belastung als bei den Verläufen, die sich während der Adoleszenz zurückbilden (Faraone 2000).

Die molekulargenetischen Ansätze überprüfen die Bedeutung von Genen, die in die Dopaminregulation eingreifen. Veränderungen konnten beim Dopamin-d4-Rezeptor sowie beim Dopamin-Transportergen wiederholt repliziert werden (Barr et al. 2001, Smalley et al. 1998, Swanson et al. 2000). Die inzwischen umfangreiche Literatur sowie die bisherigen Genomscans sprechen dafür, dass es sich um einen polygenen Erbgang handelt, bei dem eine Vielzahl von Genen für das Auftreten einer Aufmerksamkeitsdefizit-/Hyperaktivitätsstörung verantwortlich ist. Erst das Zusammenspiel multipler Gene erklärt das breite Spektrum von Komorbiditäten sowie das Auftreten von Subgruppen sowie das unterschiedliche Ansprechen auf die Medikation. Folgende sieben Kandidatengene konnten mit der Symptomatik des ADHS auf der Basis gepoolter Odds Ratios in Verbindung gebracht werden: DRD4, DRD5, DAT, DBH, 5-HTT, HTR1b und SNAP-25 (Faraone et al. 2005).

Von besonderem Interesse ist, dass beim ADHS eine komplexe Interaktion zwischen Umweltfaktoren und multiplen Risikoallelen mit jeweils nur moderatem Einfluss auf dimensionale Merkmale vorzuliegen scheint. Diese Auswirkungen von Umweltfaktoren werden als "epigenetische Programmierung", z.B. durch frühe stressreiche Lebensereignisse bezeichnet (Renner et al. 2008).

Die verschiedenen Ergebnisse der neurobiologischen Forschung mit ihren funktionellen und strukturellen Auswirkungen auf das Gehirn sind in Abb. 1.4 zusammengefasst.

1.2.5. Psychosoziale Befunde

Auch wenn familiären Faktoren zunehmend keine primäre ätiologische Bedeutung mehr beigemessen wird und die biologischen Ursachen immer zentraler werden, besteht ein Zusammenhang zwischen ungünstigen familiären Bedingungen und dem Schweregrad, der Komorbidität und dem Verlauf von Aufmerksamkeitsdefizit-/Hyperaktivitätsstörungen. Moll und Hüther (2006) entwickeln neurobiologische Modellvorstellungen der AHDS auf dem Hintergrund häufiger Aktivierungen des sich entwickelnden dopaminergen Systems in der frühen Phase der Gehirnentwicklung. In diesem Zeitraum können Reizüberflutung und/oder unzureichende Reizabschirmung durch die Umgebung zu einer übermäßigen Stimulation von aktionalem Wachstum, insbesondere im präfron-

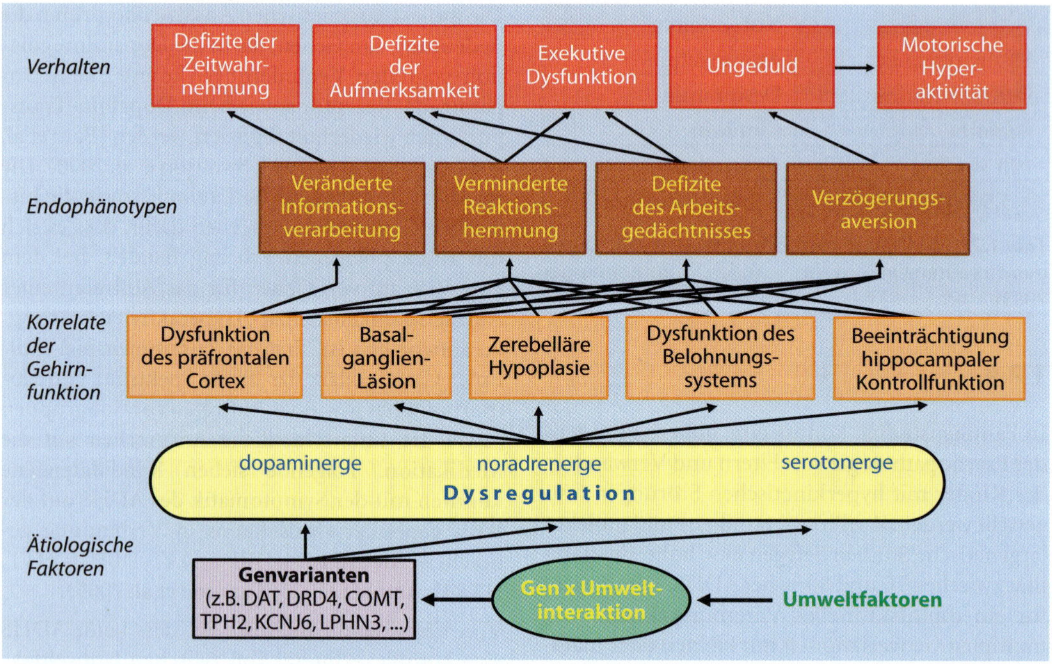

Abb. 1.4: Kausales Modell ätiopathologischer Faktoren mit veränderter Informationsverarbeitung, verminderter Reaktionshemmung, Defizit des Arbeitsgedächtnisses und Verzögerungsversion als Kandidaten für Endophänotypen des ADHS (mod. nach Castellanos 2002, aus Renner et al. 2008).

talen Cortex, führen. Solche Bedingungen können aufseiten der primären Bezugsperson ein unsicheres Beziehungsverhalten, fehlende Strukturen und Rituale, ein inkompetenter Erziehungsstil und eine übermäßige Reizexposition sein. Vonseiten des Kindes können nach Moll und Hüther (2006) folgende Faktoren zu einer Überstimulation des dopaminergen Systems führen: Angeborene oder erworbene Störungen verschiedenster Genese, frühe Traumatisierungen, besondere Sensibilitäten und Reizoffenheit sowie ein Mismatch zwischen elterlichen Erwartungen und kindlichen Temperamentseigenschaften und Verhaltensweisen. Zu einem späteren Zeitpunkt können weitere Belastungsfaktoren die Symptomatik beeinflussen wie eine unvollständige Familienkonstellation, psychische Störungen der Mutter sowie eine hohe Wohndichte. Psychosoziale Belastungen tragen demnach entscheidend zum Schweregrad und zur Chronizität der Störung bei und verstärken meist auch die dysfunktionalen Eltern-Kind-Interaktionen (Döpfner et al. 2000a). Zu diesen negativen Eltern-Kind-Interaktionsmustern gehört, dass Mütter von Kindern mit hyperkinetischen Störungen häufiger Aufforderungen an diese richten und sich öfter in negativer Weise kritisierend äußern. Längsschnittstudien zeigen, dass eine überwiegend negative Eltern-Kind-Interaktion im Vorschulalter zur Chronizität hyperkinetischer Störungen entscheidend beitragen können (Campbell 1990). Auch wenn eine Stimulanzientherapie die negativen Mutter-Kind-Beziehungen indirekt verringern kann (Barkley et al. 1985), sind meistens weitergehende therapeutische Ansätze notwendig, um eine grundlegende Veränderung zu erreichen. Bei den Risikofaktoren für einen chronifizierten und ungünstigen Verlauf kommt daher dem familiären Umfeld eine zentrale Bedeutung zu (☞ Tab. 1.3), so dass dieser Hintergrund anamnestisch immer erhoben werden muss.

Zusammenfassend begründen die dargestellten ätiologischen bzw. die Symptomatik verstärkenden und/oder aufrechterhaltenden Faktoren ein biopsychosoziales Modell, um dem komplexen Störungsbild gerecht zu werden (Döpfner et al. 2000a, ☞ Abb. 1.5). Auch wenn die bisher durchgeführten biochemischen, neurophysiologischen, bildgebenden und molekulargenetischen Befunde bei der Aufmerksamkeitsdefizit-/Hyperaktivitätsstörung vermuten lassen, dass es sich um eine auf

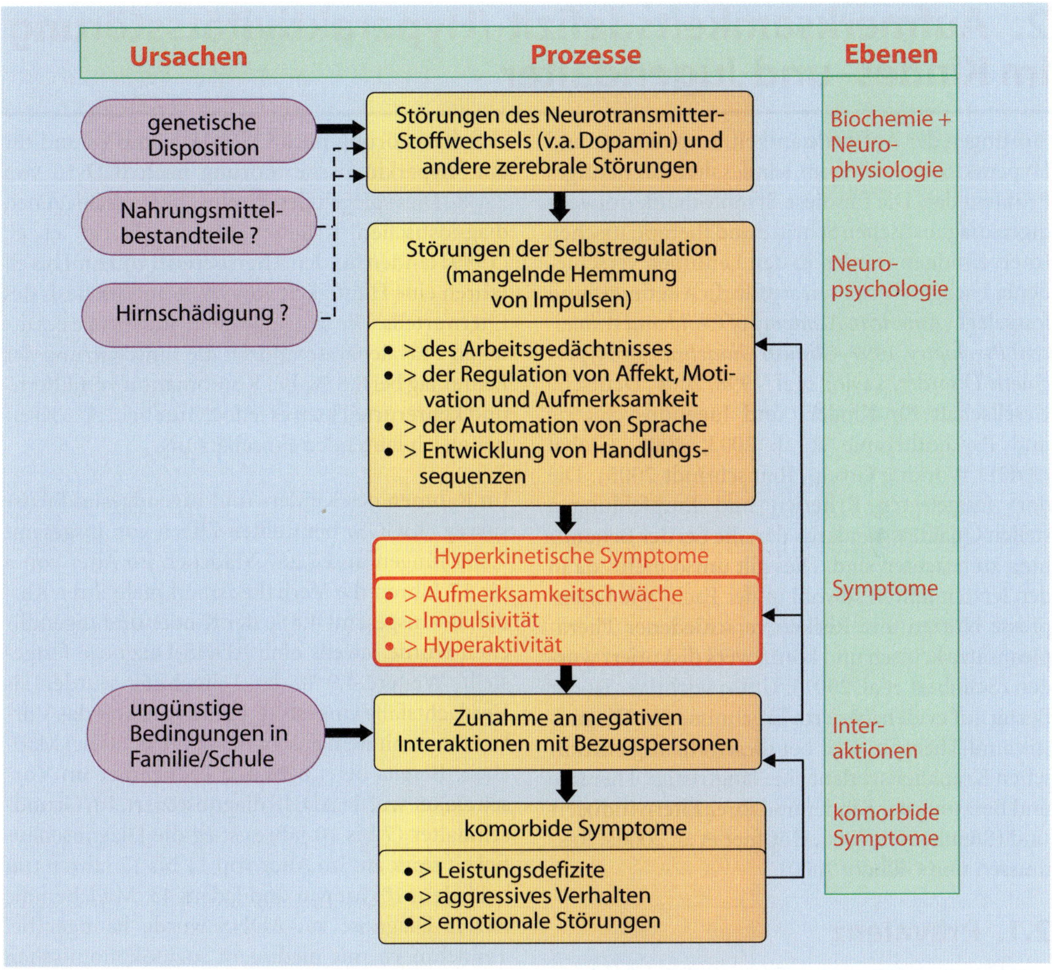

Abb. 1.5: Biopsychosoziales Modell zur Entstehung von Aufmerksamkeitsstörung (aus Döpfner et al. 2000a).

genetischer Basis beruhende Dysfunktion der Katecholamine im fronto-striatalen System handelt (Krause et al. 2000), verstärken interaktionelle und psychosoziale Belastungen wie ungünstige Bedingungen in Familie und Schule das Risiko für komorbide Symptome, eine Zunahme der hyperkinetischen Symptomatik sowie die Entwicklung eines negativen Selbstbildes. Das pathophysiologische Profil von ADHS konnte bislang noch nicht vollständig charakterisiert werden, wie Biedermann (2005) konstatiert, obwohl mit strukturellen und funktionellen bildgebenden Verfahren konstant eine Dysfunktion im fronto-subkortikalen Bereich und eine Imbalance im dopaminergen und noradrenergen System als Ursachen für die Hauptsymptomatik festgestellt werden konnten.

- niedrige Intelligenz
- früh einsetzende schwere und hartnäckige oppositionelle und aggressive Verhaltensstörung
- schlechte Beziehung zu Gleichaltrigen und Eltern; schlechte soziale Einbindung
- psychische Störung bei den Eltern, vor allem antisoziale Persönlichkeitsstörung des Vaters
- familiäre Instabilität, Ehezwistigkeiten
- niedriger sozioökonomischer Status
- strafender und inkonsistenter Erziehungsstil

Tab. 1.3: Risikofaktoren für eine ausgeprägte Symptomatik sowie einen chronifizierten Verlauf der ADHS.

2. Aufmerksamkeitsdefizit-/Hyperaktivitätsstörung im Kindes- und Jugendalter

Störungen der Aufmerksamkeit, Impulsivität und Hyperaktivität stellen im Kindesalter ein häufiges Problem dar. Die für diese Symptomatik notwendigen diagnostischen Schritte und therapeutischen Interventionen werden in den Leitlinien verschiedener Fachgesellschaften ausführlich definiert und festgelegt (*American Academy of Child and Adolescent Psychiatry*, 1997, *Clinical Guidelines for Hypercinetic Disorder*, Taylor et al. 1998, 2004, Deutsche Gesellschaft für Kinder- und Jugendpsychiatrie und Psychotherapie et al. 2003, 2006, Global ADHD Working Group, Remschmidt 2005). Die dort festgelegten Kriterien und Empfehlungen stellen Qualitätsstandards dar, die bei der Behandlung zu beachten sind. Dies gilt umso mehr, da in den letzten Jahren sowohl in der Fach- wie Laienpresse Nutzen und Risiken verschiedener Therapieansätze kritisch und kontrovers diskutiert wurden (Schubert et al. 2001). Umso wichtiger ist der Bezug auf evidenzbasierte Ergebnisse zur Diagnostik und Therapie, weil bei diesem häufig chronischen Krankheitsverlauf eine langfristige Therapie und Beratung der Kinder und ihrer Eltern indiziert sind (Steinhausen 2000, Döpfner et al. 2000a, Rasmussen und Gillberg 2000).

2.1. Prävalenz

In Abhängigkeit von den Diagnosekriterien bzw. den verwandten Messinstrumenten ergeben sich sehr unterschiedliche Prävalenzangaben. Die Zahlen variieren zwischen 7-17 % aller Jungen im Alter von 6-12 Jahren bzw. von 3,3-6, % aller Mädchen (Cohen et al. 1993). Im Schulalter wird allgemein von einer Prävalenz von 4 bis 7 % ausgegangen (Mirsky und Duncan 2001). Diese relativ hohen Prävalenzzahlen werden deutlich niedriger, wenn man die Angaben von Eltern und Lehrern über die Symptomatik des Kindes in der Schule und in der Familie miteinander kombiniert. In einer Studie von Esser und Mitarbeitern (1990) konnten im Alter von 8 Jahren Auffälligkeitsraten von 8,3 % aller Jungen und fünf Jahre später im Alter von 13 Jahren von 3 % festgestellt werden. Brühl und Mitarbeiter (2000) fanden in einer deutschen Stichprobe im Alter von sechs bis zehn Jahren eine Diagnoseprävalenz für die Aufmerksamkeitsdefizit-/Hyperaktivitätsstörung nach DSM-IV von 6 % und für eine hyperkinetische Störung nach ICD-10 von 2,4 %. Dies spiegelt den Einfluss der verschiedenen diagnostischen Kriterien wider. Gomez et al. (1999) fanden für den Altersbereich von fünf bis elf Jahren eine Häufigkeit von 9,9 % auf der Basis des Elternurteils. Die in der gleichen Stichprobe ermittelten Prävalenzraten durch die Einschätzung der Lehrer lag bei 8,8 %. Bei Kombination von Eltern- und Lehrerurteil kam es jedoch nur bei 2,4 % zu einer gleich lautenden Einschätzung.

Im Rahmen des Kinder- und Jugendgesundheitssurvey (KiGGS) beurteilten Eltern von insgesamt 7.569 Jungen und 7.267 Mädchen im Alter von 3 bis 17 Jahren die Verhaltensmerkmale ihrer Kinder. Bei insgesamt 4,8 % der Kinder und Jugendlichen wurde jeweils eine ADHS-Diagnose festgestellt. Weitere 4,9 % der Teilnehmer wurden als Verdachtsfälle eingestuft. Bei Jungen war das Vorkommen mit dem Faktor 4,3 häufiger als bei Mädchen. Bereits bei 1,8 % der Teilnehmer im Vorschulalter wurde ADHS diagnostiziert. Im Grundschulalter (7 bis 10 Jahre) stieg die Diagnosehäufigkeit stark an. Im Alter von 11 bis 17 Jahren traf bei jedem 10. Jungen und jedem 43. Mädchen die ADHS-Diagnose zu. ADHS wurde häufiger bei Teilnehmern mit niedrigem sozioökonomischen Status gesehen (Schlack et al. 2007).

Dies legt die Schlussfolgerung nahe, dass den jeweiligen situativen Anforderungen eine entscheidende Bedeutung bei der Ausprägung der Symptomatik zukommt.

Zusammenfassend handelt es sich um eine der häufigsten Verhaltensauffälligkeiten im Kindesalter, wobei neben der Erfassung der Symptomatik vor allem der Schweregrad mit seinen Auswirkungen auf die psychosoziale Entwicklung erfasst werden sollte (☞ auch Scahill und Schwab-Stone 2000, Kadesjö et al. 2001, Barbaresi et al. 2002). Untersuchungen von Rohde et al. (2005) belegen darüber hinaus, dass ADHS kulturenübergreifend mit vergleichbaren Prävalenzraten gefunden werden kann und somit eine kulturenübergreifend vorhandene Symptomatik darstellt, wobei diese

Befunde die neurobiologische Grundlage der ADHS unterstützen (1999a, b, 2002, 2005).

Fallbeispiel

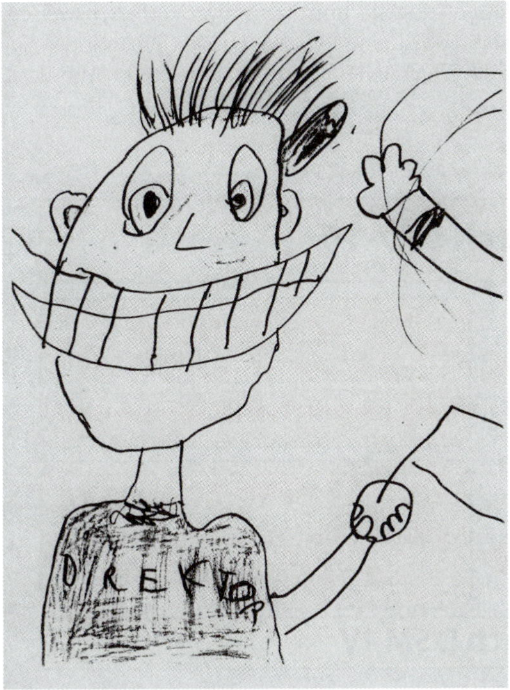

Abb. 2.1: Sven im Selbstbild.

Sven kommt mit seiner Mutter zur ambulanten Untersuchung, da in der Schule massive Schwierigkeiten aufgetreten sind. Die Lehrerin hatte Svens Mutter angerufen und sie gebeten, etwas zu tun, da Sven sonst nicht mehr in seiner Klasse bleiben könnte. Er ist im 2. Schuljahr und stört den Unterricht durch sein unruhiges Verhalten stark. Er sei der Klassenclown, gibt Sven zu, das würde ihm zwar meistens Spaß machen, aber inzwischen habe er auch Ärger mit den anderen Kindern, die nichts mit ihm zu tun haben wollten. Leistungsanforderungen käme er sowohl in der Schule als auch zu Hause nur ungern nach. Die Hausaufgabensituation sei für beide, Mutter wie Sohn, eine Qual und dauerte oft zwei bis drei Stunden. Am Ende wären beide mit den Nerven fertig, würden sich anschreien und Sven würde dann heftig weinen, sich zurückziehen und resigniert wirken. Auf Nachfragen gibt die Mutter an, dass bereits im Kindergarten Probleme aufgetreten seien. Auch da habe sich Sven sehr ungesteuert und wild verhalten, sich schlecht in die Gruppe integrieren können und es kaum geschafft, über einen Zeitraum von einer halben Stunde ruhig zu spielen. Dies sei jedoch zu Hause durchaus möglich, wenn er sich allein mit Lego-Steinen beschäftigen würde. Die frühkindliche Entwicklung sei unauffällig verlaufen, es habe keine besonderen Risiken gegeben und auch keine ernsthaften Erkrankungen. Sobald Sven jedoch laufen konnte, sei es wiederholt zu kleinen Unfällen gekommen, da er Risiken nicht gut abschätzen konnte und immer alles ausprobieren musste. Zu Hause, aber auch in der Schule, könne er sehr wütend und impulsiv reagieren, wenn er sich an Regeln halten müsste bzw. ermahnt würde. Obwohl sonst nicht aggressiv, könne er dann mit Dingen um sich werfen und die anderen durch sein Verhalten sehr erschrecken. Die Mutter mache sich ebenso wie die Lehrerin Sorgen über die weitere schulische Entwicklung. Darüber hinaus habe Sven jedoch auch wenig Freunde und sei sozial eher isoliert. Obwohl er zunächst gerne die Schule besucht habe, würde er zunehmend weniger begeistert in die Schule gehen und versuchen, Leistungsanforderungen auszuweichen.

2.2. Symptomatik, Klassifikation und Verlauf

Die beiden derzeit gültigen internationalen Klassifikationssysteme, die *International Classification of Diseases* (ICD-10, Weltgesundheitsorganisation, Dilling et al. 1991) und das US-amerikanische *Diagnostic and Statistical Manual of Mental Disorders* (DSM-IV, Saß et al. 1996) verwenden für dieses Störungsbild unterschiedliche Bezeichnungen, die auf konzeptionelle Unterschiede hinweisen. Während im ICD-10 der traditionelle Begriff der einfachen Aktivitäts- und Aufmerksamkeitsstörung (F 90.0) benutzt wird, wählt DSM-IV die Bezeichnung der Aufmerksamkeitsdefizit-/Hyperaktivitätsstörung.

Die Symptomkriterien sind in beiden Klassifikationssystemen weitgehend übereinstimmend definiert. Die Störung ist durch eine Beeinträchtigung der Aufmerksamkeit (Aufmerksamkeitsstörung, Ablenkbarkeit), der Impulskontrolle (Impulsivität) und der Aktivität (Hyperaktivität) gekennzeichnet (☞ Tab. 2.1). Diese Auffälligkeiten sind vor dem Alter von sechs Jahren gut erkennbar und treten in mehreren Situationen auf - in der Familie, im Kindergarten, in der Schule oder in der Untersuchungssituation. Die Symptome müssen über einen Zeitraum von mindestens sechs Monaten in einem Ausmaß vorhanden sein, das zu einer Fehlanpassung führt und dem Entwicklungsstand des Kindes nicht angemessen ist.

Beide Diagnosesysteme unterscheiden sich zwar kaum in der Definition der Symptomkriterien, wohl aber in der Festlegung der Anzahl und der Kombination dieser Kriterien, die für die Diagnose vorliegen müssen. ICD-10 verlangt für die Diagnose einer hyperkinetischen Störung sowohl die Aufmerksamkeitsstörungen als auch Überaktivität und Impulsivität in mindestens zwei Lebensbereichen (situationsübergreifend) in ausgeprägter Form. Zeigt das Kind zusätzlich stark ausgeprägt oppositionelle und aggressive Verhaltensweisen, dann wird eine hyperkinetische Störung des Sozialverhaltens (F 90.1) diagnostiziert (☞ Abb. 2.2).

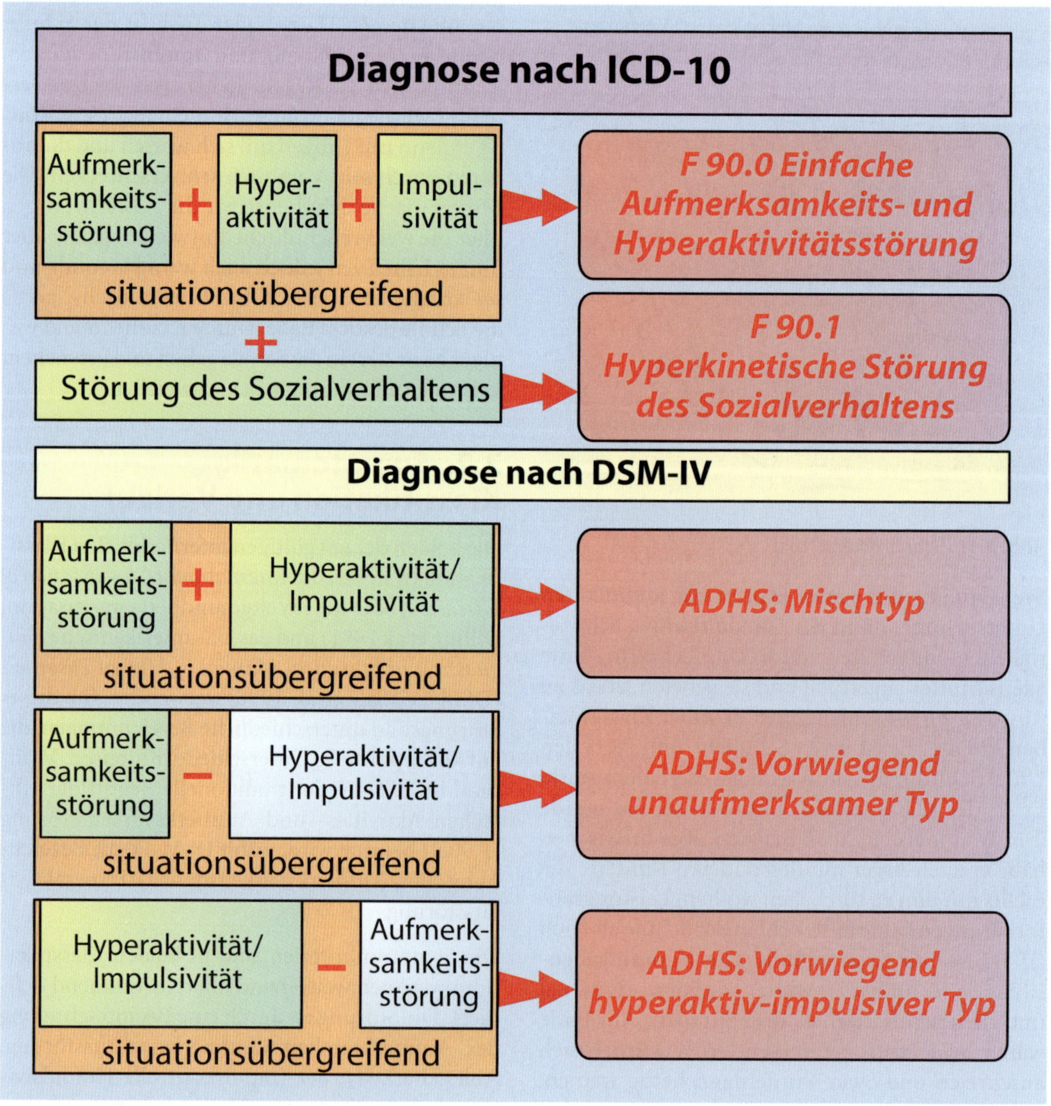

Abb. 2.2: Kriterien für die diagnostische Einteilung sowie Subgruppen einer hyperkinetischen Störung nach ICD-10 sowie einer Aufmerksamkeitsdefizit-/Hyperaktivitätsstörung nach DSM-IV (Döpfner et al. 2000a).

- Aufmerksamkeitsstörung
  - Ablenkbarkeit
  - Dauerkonzentration
- Impulsivität
  - kognitiv
  - motivational
  - emotional
- Hyperaktivität
  - motorische Unruhe
  - erhöhte Aktivität

Tab. 2.1: Kardinalsymptome der Aufmerksamkeitsdefizit-/Hyperaktivitätsstörung (DSM-IV) sowie der hyperkinetischen Störung (ICD-10: F 90).

Im DSM-IV sind dagegen drei Subtypen spezifiziert:

- Der Mischtyp einer Aufmerksamkeitsdefizit-/Hyperaktivitätsstörung, bei dem, wie bei der hyperkinetischen Störung sensu ICD-10, sowohl Aufmerksamkeitsstörungen als auch Hyperaktivität und Impulsivität vorliegen.
- Der vorherrschend unaufmerksame Typ, der sich durch ausgeprägte Aufmerksamkeitsstörungen auszeichnet, während Hyperaktivität und Impulsivität nicht stark ausgebildet sind.
- Der vorherrschend hyperaktiv-impulsive Typ, der durch ausgeprägte Hyperaktivität und Impulsivität charakterisiert ist, während Aufmerksamkeitsstörungen nicht stark vorhanden sind.

Damit sind die Kriterien im DSM-IV wesentlich weicher formuliert als im ICD-10. Die Kerngruppe der ausgeprägt unruhigen, impulsiven und aufmerksamkeitsgestörten, also der hyperkinetisch gestörten Kinder (sensu ICD-10) bzw. des Mischtyps (sensu DSM-IV) ist deutlich seltener zu finden als die Verdünnungsformen, vor allem als der vorherrschend unaufmerksame Typ. Legt man nur die Urteile von Lehrern zugrunde, dann werden bis zu 18 % aller Grundschulkinder in Deutschland als hyperkinetisch/aufmerksamkeitsgestört eingeschätzt (Baumgärtel 1995).

In beiden Klassifikationssystemen sind die Kardinalbereiche durch spezifische Verhaltensbeschreibungen gekennzeichnet. Diese genaueren Merkmalsdefinitionen stellen die Grundlage für Diagnosechecklisten dar und versuchen, das auffällige Verhaltensmuster operational zu erfassen.

Aufmerksamkeitsstörungen äußern sich in erhöhter Ablenkbarkeit, Abbruch von Tätigkeiten und Vermeidung von Anstrengungen. Meist ist die Symptomatik dann besonders stark ausgeprägt, wenn andere die Tätigkeit vorgeben bzw. Regeln einzuhalten sind, z.B. bei den Hausaufgaben, in den Schulstunden, Gruppensituationen usw. Vor allem bei Kindern im Kindergartenalter, aber auch bei jüngeren Schulkindern kann man diese Aufmerksamkeits- und Konzentrationsschwäche auch bei selbst bestimmten Tätigkeiten wie z.B. in Spielsituationen beobachten. Die Kinder schweifen ab, können die Motivation nicht aufrechterhalten und wechseln die Tätigkeiten deshalb häufig (☞ Tab. 2.2).

- ist häufig unaufmerksam gegenüber Details oder macht Sorgfaltsfehler bei Schularbeiten oder anderen Arbeiten/Tätigkeiten
- kann die Aufmerksamkeit bei Aufgaben oder beim Spiel häufig nicht aufrecht erhalten
- scheint häufig nicht zu hören, was gesagt wird
- führt häufig Aufträge nicht durch oder erfüllt häufig Schularbeiten, oder andere Pflichten oder Aufgaben am Arbeitsplatz nicht (nicht wegen oppositionellem Verhalten oder weil Erklärungen nicht verstanden werden)
- kann Aufgaben und Aktivitäten nicht organisieren oder strukturieren
- vermeidet häufig oder hat einen starken Widerwillen gegen Aufgaben, die geistiges Durchhaltevermögen erfordern (z.B. Hausaufgaben)
- wird häufig durch äußere Reize leicht abgelenkt
- verliert häufig Gegenstände, die für bestimmte Aufgaben oder Aktivitäten notwendig sind, z.B. Schulaufgaben, Bleistifte, Spielsachen oder Werkzeuge
- vergisst häufig Dinge im täglichen Ablauf

Tab. 2.2: Symptomkriterien für beeinträchtigte Aufmerksamkeit/Unaufmerksamkeit (nach ICD-10 und DSM-IV).

Die Hyperaktivität äußert sich vor allem in vermehrter motorischer Unruhe, exzessivem Herumlaufen und erhöhter motorischer Aktivität in Situationen, in denen normalerweise ruhiges Verhalten, wie im Schulunterricht, verlangt wird. Es fällt diesen Kindern extrem schwer, ruhig zu spielen, sie laufen oder klettern permanent herum und diese ausgeprägte Unruhe kann durch Aufforderungen der Umgebung kaum beeinflusst oder vermindert werden (☞ Tab. 2.3).

• zappelt mit Händen oder Füßen oder windet sich auf seinem Sitz • verlässt seinen Platz während des Unterrichts oder in anderen Situationen, in denen Sitzenbleiben erwartet wird • läuft häufig herum oder klettert exzessiv in Situationen, in denen dies unpassend ist (bei Jugendlichen oder Erwachsenen ist nur ein Gefühl innerer Unruhe vorhanden) • ist häufig beim Spiel übermäßig laut oder hat Schwierigkeiten, sich leise zu beschäftigen • zeigt ein anhaltendes Muster exzessiver motorischer Aktivität, das durch die soziale Umgebung oder durch Aufforderungen nicht durchgreifend beeinflussbar ist

Tab. 2.3: Symptomkriterien für Hyperaktivität (nach ICD-10 und DSM-IV).

Ein impulsives Verhaltensmuster ist durch plötzliche und unüberlegte Handlungen charakterisiert. Die Kinder überdenken nicht die Folgen ihrer Handlungen, können Bedürfnisse nicht aufschieben und geraten leicht in Streit. Wutausbrüche und aufbrausende Reaktionen, deren Anlass für die Außenstehenden nicht nachvollziehbar sind, gehören ebenfalls zu diesem Reaktionsmuster (☞ Tab. 2.4).

• platzt häufig mit Antworten heraus, bevor Fragen zu Ende gestellt sind • kann häufig nicht in einer Reihe warten oder bei Spielen oder Gruppensituationen warten, bis er/sie an der Reihe ist • unterbricht oder stört andere häufig (z.B. platzt in die Unterhaltung oder Spiele anderer) • redet häufig übermäßig viel, ohne angemessen auf soziale Beschränkungen zu reagieren

Tab. 2.4: Symptomkriterien für Impulsivität (nach ICD-10 und DSM-IV).

Neben der Erfassung der Kernsymptomatik ist es notwendig, eine differenzialdiagnostische Abgrenzung gegenüber anderen Störungsbildern vorzunehmen. So können Medikamente und Drogenkonsum die Aufmerksamkeit beeinflussen, hirnorganische Erkrankungen wie Epilepsie oder Schädel-Hirn-Traumen können sowohl unruhiges Verhalten als auch Konzentrationsstörungen bedingen. Funktionsstörungen der Schilddrüse sind ebenso abzuklären wie die Abgrenzung gegenüber Normvariationen in der Entwicklung. Ein besonderer Stellenwert nimmt die Abgrenzung gegenüber anderen psychiatrischen Störungen ein, wie z.B. *Borderline*-Persönlichkeitsstörungen mit impulsiven Verhaltensmustern, manischen Episoden, schizophrenen Störungen oder posttraumatischen Belastungsstörungen speziell im Jugendalter. Erst unter Einbeziehung der psychosozialen Situation, der familiären Bedingungen, der schulischen Anforderungen sowie möglicher komorbider weiterer Störungen, lässt sich eine Beurteilung darüber treffen, ob die Aufmerksamkeitsdefizit-/Hyperaktivitätsstörung die eigentliche Ursache der Problematik darstellt.

Da die Symptomatik einer altersspezifischen Ausprägung unterliegt bei hoher Persistenz des Störungsbildes, ist es wichtig, die klinische Symptomatik im Entwicklungsverlauf zu kennen. Bereits im Säuglingsalter werden Kinder, die später eine ADHS-Symptomatik entwickeln, häufig als unausgeglichen und wenig adaptiert beschrieben. Bei ihnen sind Ess- und Schlafprobleme öfters vorhanden, ebenso ein instabiles psychophysiologisches Aktivierungsniveau (Regulationsstörungen). Die ungünstigen Temperamentsmerkmale bedingen häufig eine negativ kontrollierende Erziehungshaltung und belasten bereits sehr früh die Interaktion zwischen Mutter und Kind. Im Kindergarten und Vorschulalter wird die motorische Hyperaktivität zum hervorstechenden Symptom, die eine erhöhte Unfallgefährdung sowie eine mangelnde soziale Integration, z.B. im Kindergarten bedingt. Darüber hinaus imponieren oppositionelle Verhaltenstendenzen gegenüber den Eltern, Schwierigkeiten, Regeln einzuhalten sowie aggressive Reaktionen gegenüber Gleichaltrigen. Entwicklungsrückstände im motorischen Bereich sowie der Sprache und visuellen Wahrnehmungsfähigkeit können das Bild komplizieren (Barkley 1998). DuPaul und Mitarbeiter (2001) betonen die geringe soziale Kompetenz und das erhöhte Risiko für internale Störungen (☞ Tab. 2.5). Die Kinder verfügen nur über eine geringe Spielintensität und nehmen häufig eine Außenseiterrolle ein. In mehreren Studien konnte die hohe Stabilität der Symptomatik vom Vorschul- in das Grundschulalter hinein belegt werden, d.h., mindestens 50 % der Kinder behalten eine erhöhte Ablenkbarkeit, Impulsivität und Unruhe. Mit der Schule und den damit gesteigerten Anforderungen an die Arbeits- und Selbststeuerungsfähigkeit treten die Aufmerksamkeitsschwäche und die kognitive Impulsivität deutlich in den Vordergrund. Dies führt zu Klassenwiederholungen, Schulverweigerung sowie Schulabbrüchen. Nicht selten wirken sich Teilleistungsschwächen negativ auf das Leistungsniveau aus und verstärken Selbstwertprobleme und das Risiko für emotionale Auffälligkeiten. Die Stabilität der Symptomatik wird zwischen dem 6. und 9. Lebensjahr mit 60-70 % angegeben.

Im Jugendalter vermindert sich die motorische Unruhe, während Impulsivität und Aufmerksamkeitsstörung und damit auch die Schulleistungsproblematik weiter persistieren. Aggressive und dissoziale Symptome mit Drogenmissbrauch und Delinquenz stehen im Mittelpunkt. Im Erwachsenenalter berichten Patienten, bei denen sich die ADHS-Symptomatik häufig über sprunghaftes Denken, Depressionen und niedriges Selbstwertgefühl äußert, über Schwierigkeiten im Beruf. Reizbarkeit, Vergesslichkeit, Mangel an Selbstorganisation, häufige Streitereien und Disziplinprobleme sind ebenfalls typische Merkmale (Feifel 1996). Nach Weiss et al. (1985) kommt es bei Erwachsenen mit ADHS vermehrt zu Suizidversuchen und es besteht eine höhere soziale Isolation und geringere familiäre Einbindung. Mannuzza et al. (1988, 1993) berichten über einen geringeren sozialen Status, eine häufigere Delinquenz sowie Drogenmissbrauch und eine erhöhte Komorbidität mit anderen psychiatrischen Erkrankungen (☞ Kap. 3.2.).

Die hohe Persistenz und die Beschreibung der Symptomatik über den Entwicklungsverlauf vom Vorschul- bis in das Erwachsenenalter hinein verdeutlicht, dass es sich bei der hyperkinetischen Störung um ein chronisches Störungsbild handelt. Dieser Aspekt sollte in der Aufklärung und Beratung der Betroffenen und ihrer Familien deutlich herausgestellt werden, um die Notwendigkeit auch langfristiger Behandlungsmaßnahmen zu begründen und die Compliance zu verbessern (Lehmkuhl et al. 2003).

Säuglings- und Kleinkindalter
• sehr hohes psychophysiologisches Aktivitätsniveau • ungünstige Temperamentsmerkmale (Schlafprobleme, Essprobleme, gereizte Stimmung) und negative Eltern-Kind-Interaktion
Vorschulalter
• Hyperaktivität (ziellose Aktivität) • geringe Spielintensität und -ausdauer • Entwicklungsdefizite • oppositionelles Verhalten • Risikofaktoren für ungünstige Entwicklung: aversive Eltern-Kind-Interaktion, Aggressivität des Kindes, Entwicklungsdefizite
Grundschulalter
• Unruhe/Ablenkbarkeit im Unterricht • Lernschwierigkeiten/Teilleistungsschwächen • Umschulungen/Klassenwiederholungen • aggressives Verhalten • dissoziales Verhalten/Delinquenz (30 %) • Alkohol-/Drogenmissbrauch • emotionale Auffälligkeiten
Erwachsenenalter
• Persistenz hyperkinetischer Symptome bei 30-60 % • ausgeprägte Symptomatik bei ca. 30 % • geringere Schuldbildung • Delinquenz und dissoziale Persönlichkeitsstörung bei etwa 15-30 %

Tab. 2.5: Entwicklungspsychopathologischer Verlauf der Aufmerksamkeitsdefizit-/Hyperaktivitätsstörung (aus Döpfner et al. 2000a).

2.3. Komorbidität

Besonders ist auf komorbide Störungen zu achten, die bei zwei Drittel aller Kinder mit einer ADHS zusätzlich vorhanden sind (☞ Tab. 2.6) (Richters et al. 1995). Hierbei stehen vor allem externale Auffälligkeiten mit aggressiven und dissozialen Symptomen im Vordergrund, jedoch sind auch internale Störungen mit Angst und Depression nicht selten (Jensen et al. 1997, Piacentini et al. 1993). Diese erhöhten Komorbiditätsraten sind nicht nur in klinischen, sondern auch in epidemiologischen Stichproben nachweisbar. Liegt eine komorbide Störung aus hyperkinetischen und oppositionell-aggressiven Verhaltensweisen vor, dann ist die Kernsymptomatik stärker ausgeprägt und es muss mit einer höheren Rate an Teilleistungsstörungen gerechnet werden (☞ Tab. 2.6). Auch die Langzeitprognose beider Gruppen unterscheidet sich deutlich: ADHS-Kinder und -Jugendliche mit einer bereits früh einsetzenden ausgeprägten komorbiden Störung des Sozialverhaltens haben ein deutlich höheres Risiko für spätere Delinquenz, Substanzmissbrauch und die Entwicklung einer antisozialen Persönlichkeit.

Depressive Symptome sind nach Biedermann et al. (1992) sowie Milberger et al. (1995) bei 9-38 % der betroffenen Kinder vorhanden. Eine Erklärung kann darin liegen, dass das anhaltende Schulversagen und die zunehmenden Sozialprobleme dieser Kinder den Aufbau eines stabilen Selbstwertgefühls verringern und die Entwicklung depressiver Störungen fördern.

Begleitende Angststörungen finden sich nach Tannock (1994) bei 25 % und Ticstörungen bei 30 % (Comings 1990) der Kinder mit ADHS.

Eine umfassende Übersicht zur Komorbidität bei ADHS legen Gillberg und Mitarbeiter (2004) vor. Neben den bereits erwähnten Störungen sollten bipolare Erkrankungen, Zwangsstörungen, Persönlichkeitsstörungen und Auffälligkeiten aus dem Autismus-Spektrum speziell beachtet werden. Darüber hinaus führt Gillberg eine ganze Reihe von Defiziten auf, die ebenfalls mit ADHS in Beziehung stehen können wie Sprachstörungen, niedrige Intelligenz, Lese- und Rechtschreibstörungen, neurologische Auffälligkeiten, Schlafprobleme und verschiedene körperliche Symptome wie Allergien und Gewichtsprobleme.

Für das diagnostische Vorgehen ist wichtig, dass 10-25 % der betroffenen Kinder umschriebene Entwicklungsstörungen, Lernstörungen oder Teilleistungsstörungen aufweisen. Im Vorschulalter sind häufig psychomotorische Entwicklungsverzögerungen nachweisbar, ebenso kann die Sprachentwicklung und die expressive Sprachfähigkeit beeinträchtigt sein. Aufgrund der Ergebnisse aus der *Multimodal-Treatment-Study of Children with Attention Deficit Hyperactivity-Disorder* (MTA-Studie, Jensen et al. 2001) lassen sich drei empirisch gewonnene Symptomprofile definieren: Aufmerksamkeits-Hyperaktivitäts-Syndrome mit begleitender Angststörung, solche mit oppositionellem und dissozialem Verhalten und drittens eine Kombination von internalen und externalen Symptomen.

- 50 % oppositionelle Störung des Sozialverhaltens
- 30-50 % Störung des Sozialverhaltens (ohne oppositionelle Verhaltensstörung)
- 10-40 % affektive, vor allem depressive Störungen
- 20-30 % Angststörungen
- 10-25 % Lernstörungen, Teilleistungsschwächen
- ca. 20 % Legasthenie
- ca. 50 % Einschlafstörungen
- 20-25 % Somatisierungsstörungen

Tab. 2.6: Häufigkeit komorbider Störungen bei Kindern und Jugendlichen mit hyperkinetischen Störungen.

2.4. Diagnostik und Differenzialdiagnostik

In den Leitlinien zu Diagnostik und Therapie von psychischen Störungen im Säuglings-, Kindes- und Jugendalter (Deutsche Gesellschaft für Kinder- und Jugendpsychiatrie und Psychotherapie et al. 2003, 2006) wird zwischen einer störungsspezifischen Diagnostik, einer störungsspezifischen Entwicklungsgeschichte sowie störungsrelevanten Rahmenbedingungen unterschieden. Darüber hinaus ist es wichtig, die häufigen komorbiden Störungsbilder zu erfassen, um sie bei der Therapieplanung mit berücksichtigen zu können. Eine sorgfältige differenzialdiagnostische Abklärungen ist notwendig, um Fehldiagnosen zu vermeiden.

Neben einer umfassenden Erhebung der Leitsymptome Hyperaktivität, Impulsivität und Aufmerksamkeitsstörung ist es wichtig, begleitende Bedingungsfaktoren in Familie und Schule zu erkennen, wie z.B. inkonsistente Erziehungshaltungen oder negative Lehrer-Schüler-Interaktionen (☞ Tab. 2.7).

Familie
• inkonsistente Erziehung • mangelnde Kontrolle • Mangel an positiven Beziehungen • familiäre Belastungen • psychische Probleme der Eltern
Kind
• Hyperaktivität • Aufmerksamkeitsstörung • Impulsivität • aggressives Verhalten • Schulleistungsdefizite
Schule
• schulische Misserfolge • negative Lehrer-Schüler-Beziehung • schlechte Beziehung zu Mitschülern • Außenseiterrolle

Tab. 2.7: Problembereiche bei Kindern mit hyperkinetischen Störungen.

Häufig kommen die Eltern bereits mit der Verdachtsdiagnose ADHS in die Sprechstunde und es geht zunächst darum, eine Exploration der Leitsymptome sowie eine Einschätzung der Häufigkeit, Intensität und situativen Variabilität der Symptomatik zu erheben. Dies wird durch ein entsprechendes Explorationsschema erleichtert, in dem Vorstellungsanlass, die aktuelle Problematik in der Familie, im Kindergarten bzw. in der Schule, im Kontakt mit Gleichaltrigen sowie eine psychische Komorbidität ebenso registriert werden wie die störungsspezifische Entwicklungsgeschichte mit möglichen Verzögerungen der frühkindlichen Entwicklung, Temperamentsmerkmalen, Beginn erster Verhaltensauffälligkeiten sowie somatischen Erkrankungen. Auch familienanamnestische Angaben sind notwendig, um aktuelle psychosoziale Belastungen, den Organisationsgrad der Familie sowie das Erziehungsverhalten zu erfassen.

Döpfner et al. (1999) entwickelten einen Analysebogen, in dem Eltern folgende Fragen zum Verhalten ihres Kindes beantworten sollen:

- Beschreiben Sie das Problemverhalten konkret: Was genau macht Ihr Kind?
- Beschreiben Sie konkret die Situation/-en, in der/in denen das Problemverhalten auftritt
- Wie reagieren Sie üblicherweise auf das Problemverhalten ihres Kindes?
- Was macht das Kind dann üblicherweise?
- Wie geht die Situation meistens zu Ende?
- Wie oft tritt dieses Problemverhalten auf (immer, in mehr als der Hälfte der Situationen, in weniger als der Hälfte der Situationen)?
- Kommt es vor, dass das Problemverhalten gar nicht oder nur in schwächerer Form auftritt?
- Wie reagieren Sie, wenn sich Ihr Kind in solchen Situationen weniger problematisch oder angemessen verhält?

Darüber hinaus stehen eine ganze Reihe von standardisierten Fragebögen für Eltern, Erzieher, Lehrer und für Jugendliche selbst zur Verfügung, die ein breites Spektrum psychischer Auffälligkeiten, aber auch die spezifischen Symptome der Aufmerksamkeitsstörung, Impulsivität und Hyperaktivität abbilden. Ihnen kommt eine Screeningfunktion zu, um im Vorfeld erkennen zu können, in welchen zentralen Bereichen Probleme auftreten. Außerdem sind sie für eine individuelle Verlaufskontrolle geeignet, um therapeutische Ansätze auf ihre Wirkung hin zu überprüfen. Spezielle Checklisten bieten sich an, bestimmte Problemsituationen in der Familie, bei Hausaufgaben usw. zu erfassen (Döpfner et al. 2000a, 2006). Im Rahmen der Diagnostik ist eine Erhebung der störungsspezifischen Entwicklungsgeschichte durch die Eltern hinsichtlich ungünstiger Temperamentsmerkmale im Säuglingsalter, Beginn der Symptomatik vor dem Alter von sechs Jahren und zum Verlauf der Symptomatik dringend notwendig. Auch störungsrelevante Rahmenbedingungen gehören hierzu wie abnorme psychosoziale Bedingungen, inkonsistentes Erziehungsverhalten, mangelnde Wärme in familiären Beziehungen, aber auch die Bereitschaft der Eltern zur Mitarbeit und die von ihnen vermutete Störungsursache.

Die Diagnostik von ADHS gestaltet sich in der Praxis jedoch nicht immer leicht. Es gilt die diagnostischen Kriterien zu überprüfen und sie gegenüber Normvariationen und anderen Erkrankungen abzugrenzen. So fanden Angold und Mitarbeiter (2000), dass über die Hälfte der von ihnen nachuntersuchten Kinder und Jugendlichen, die wegen einer ADHS mit Psychostimulanzien behandelt wurden, niemals die Kriterien dieser Diagnose erfüllt hatten.

Hinsichtlich der diagnostischen Kriterien von ADHS sind deshalb folgende Aspekte besonders zu beachten:

- ADHS ist keine diskrete, klar von Normvariationen abgrenzbare Störung. Es gibt verschiedene Schweregrade und fließende Übergänge zur Normalität.
- Die Diagnose von ADHS ist ausschließlich phänomenologisch begründet. Sie orientiert sich an den operationalisierten Symptomen der Aufmerksamkeitsstörung, d.h. an den Verhaltensauffälligkeiten des Kindes in seinem normalen Lebensumfeld - Familie, Schule, Freizeitbereich.
- Die Symptome einer ADHS müssen deutlich stärker ausgeprägt sein als die in dem entsprechenden Alter üblichen Verhaltensvariationen, d.h. die Schwere der Ausprägung ist immer mit der Altersnorm zu vergleichen.
- Vor allem bei der Beurteilung von Aufmerksamkeitsstörungen, aber auch von Hyperaktivität und Impulsivität muss die Intelligenz des Kindes berücksichtigt werden (Intelligenzbezug). Bei Kindern mit Intelligenzminderungen müssen die Symptome deutlich stärker ausgeprägt sein, als dies bei Kindern gleicher Begabungsstruktur normalerweise der Fall ist.
- ICD-10 definiert vor allem die Kerngruppe der Kinder mit ausgeprägter Aufmerksamkeitsstörung und Impulsivität und Hyperaktivität. DSM-IV unterscheidet Subtypen von Kindern, die in allen Bereichen auffällig sind (analog zu ICD-10) und Kindern mit ausgeprägter Aufmerksamkeitsstörung bei weniger ausgeprägter Hyperaktivität und Impulsivität sowie Kindern, die hauptsächlich hyperaktiv und impulsiv auffällig sind, jedoch keine ausgeprägten Aufmerksamkeitsstörungen aufweisen. Diese Binnendifferenzierung erscheint klinisch sinnvoll, stellt jedoch hohe Anforderungen an den diagnostischen Prozess.
- Die Symptome müssen in mehreren Lebensbereichen auftreten, in der Regel im Kindergarten bzw. Schule und in der Familie. Ältere Kinder und Jugendliche sowie Kinder, die weniger stark von der Störung betroffen sind, zeigen vor allem Auffälligkeiten im Kindergarten/in der Schule, d.h. dort, wo vermehrte Anforderungen an ihre Konzentration und Selbststeuerung gestellt werden.
- Die Störung ist üblicherweise bereits im Kindergartenalter erkennbar; bei Kindern, die weniger stark von der Symptomatik belastet sind, können deutliche Schwierigkeiten erst mit der Einschulung auftreten. Ein deutlich späterer Beginn der Symptomatik weist meist auf andere Störungen hin und verlangt eine genaue Abklärung.

Die Diagnostik von ADHS ist aufwendig, eine genaue Abklärung ist zeitintensiv, auch wenn Kinder, die sehr stark von der Symptomatik betroffen sind, zunächst relativ schnell identifiziert werden können. Die Diagnose setzt Informationen von den Hauptpersonen - den Eltern und der Erzieherin/dem Lehrer/der Lehrerin - voraus. Dabei können Explorationsschemata, Checklisten und Fragebögenverfahren sehr hilfreich sein (☞ Abb. 2.3).

Wenn Eltern oder andere Bezugspersonen von Problemen berichten, die auf ADHS hinweisen, sollte zunächst mit einem Screeningbogen eine erste Abklärung durchgeführt werden. Mit Hilfe dieses ADHS-Bogens können Hinweise auf Aufmerksamkeitsdefizit-/Hyperaktivitätsstörungen sowie auf begleitende Auffälligkeiten erfasst werden (☞ Abb. 2.4). Der ADHS-Bogen kann auch als Explorationshilfe für den Untersucher dienen oder direkt als Checkliste eingesetzt werden. Als Fragebogen ist er sowohl von Eltern bzw. Erziehern im Kindergarten oder auch von Lehrern zu beantworten. Der ADHS-Bogen ermöglicht eine erste Beurteilung des Kindes, auf der dann eine ausführliche weitere Diagnostik aufgebaut werden kann. Diese lässt sich durch ein solches Screening-Verfahren nicht ersetzen und vermag noch keine ausreichende diagnostische Information zu geben.

Bei einer komplexen Symptomatik ist immer eine multiple Verhaltens- und Psychodiagnostik notwendig. Hierbei kommen zunächst Basisverfahren zum Einsatz, die ein breites Spektrum von Verhaltensauffälligkeiten in der Selbst- und Fremdeinschätzung erfassen, um dann in einer zweiten Phase störungsspezifische Bereiche besser definieren zu können (☞ Abb. 2.5).

Ergänzend zu den Fragebögenverfahren ist es notwendig, die Entstehungsgeschichte sowie die aktuelle Symptomatik ausführlich zu explorieren. Hierzu kann das halbstrukturierte Explorations-

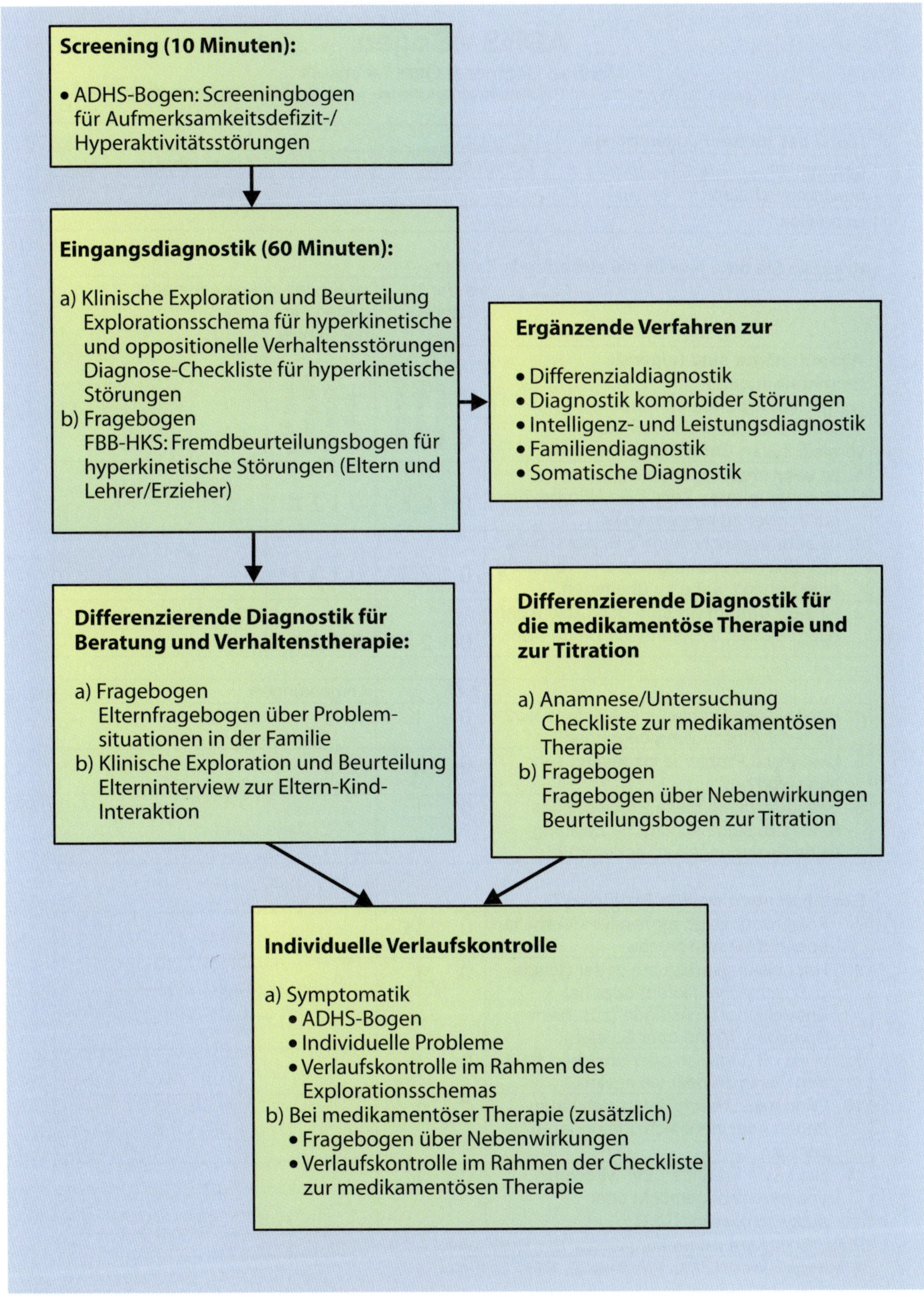

Abb. 2.3: Diagnostisches Untersuchungsschema bei der Abklärung eines Verdachtes auf ADHS (nach Döpfner et al. 2004a).

ADHS - Bogen

Manfred Döpfner & Gerd Lehmkuhl
Klinik und Poliklinik für Psychiatrie und Psychotherapie des Kindes- und Jugendalters der Universität zu Köln

Name des Kindes / Jugendlichen: Sven			
geboren am: 6.9.94	Datum heute:		Alter (Jahre):
besuchte Schulart:			Klasse:
Beurteiler:			

Kreuzen Sie bitte jeweils die zutreffende Zahl an.

	in der Familie	im Kindergarten / in der Schule	Anmerkungen
Wie zutreffend sind folgende Beschreibungen? (verglichen mit anderen Kindern / Jugendlichen gleichen Alters und vergleichbaren Entwicklungsstandes)	gar nicht / ein wenig / weitgehend / besonders	gar nicht / ein wenig / weitgehend / besonders	
1. Ist **sehr unruhig**, zappelig oder übermäßig aktiv. Zeigt eine Unruhe, die nur schwer zu begrenzen ist.	0 1 2 ~~3~~	0 1 2 ~~3~~	
2. Ist **sehr impulsiv**, kann z.B. nur schwer abwarten oder unterbricht andere häufig oder handelt, ohne zu überlegen.	0 1 ~~2~~ 3	0 1 ~~2~~ 3	
3. Ist **sehr unaufmerksam** oder ablenkbar oder beendet angefangene Dinge nicht.	0 1 2 ~~3~~	0 1 2 ~~3~~	

	nein	ja	Anmerkungen
4. Haben diese Probleme spätestens kurz nach der Einschulung begonnen?	0	~~1~~	
5. Sind diese Probleme insgesamt sehr belastend?	0	~~1~~	
6. Beeinträchtigen diese Probleme das Kind (z.B. seine schulische Leistung, seine Beziehungen zu anderen)?	~~0~~	1	

Bestehen noch weitere Probleme?

7. Folgt nicht, zeigt aggressives Verhalten oder hat Wutausbrüche.	0	~~1~~	
8. Hat Leistungsprobleme in der Schule (z.B. schlechte Noten) oder hat Entwicklungsrückstände (z.B. beim Sprechen, Malen oder Spielen).	0	~~1~~	Beginnen mit Zeit
9. Wirkt oft ängstlich oder unsicher, traut sich wenig zu oder weint viel.	~~0~~	1	
10. Wirkt meist traurig, kann sich kaum freuen oder zieht sich von anderen zurück.	~~0~~	1	
11. Hat kaum Freunde oder wird von anderen nicht gemocht oder ausgeschlossen.	0	~~1~~	

Platz für weitere Anmerkungen auf der Rückseite.

Abb. 2.4: Fragebogen zur Erfassung der Aufmerksamkeitsdefizit/Hyperaktivitätsstörung (ADHS-Bogen, Döpfner und Lehmkuhl 2001, Döpfner et al. 2004).

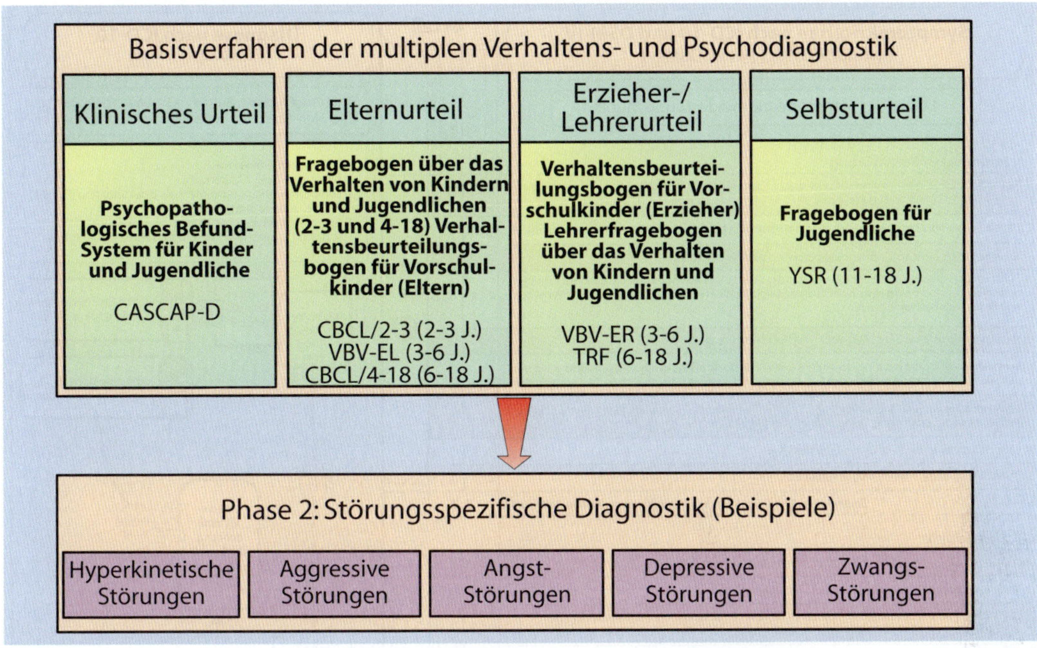

Abb. 2.5: Multiple Verhaltens- und Psychodiagnostik (Döpfner und Lehmkuhl 1997). CBCL = Child Behavior Checklist; YSR = Youth Self Report der CBCL; Teacher Report Form der CBCL; VBV-EL = Verhaltensbeurteilungsbogen für Vorschulkinder (Elternversion); VBV-ER = Verhaltensbeurteilungsbogen für Vorschulkinder (Erzieherversion); CASCAP-D = Psychopathologisches Befund-System für Kinder und Jugendliche.

schema für hyperkinetische und oppositionelle Verhaltensstörungen (ESHOV) eingesetzt werden (☞ Tab. 2.8). Dieses Explorationsschema orientiert sich an den von den kinder- und jugendpsychiatrischen Fachgesellschaften herausgegebenen Leitlinien sowie an anderen internationalen Leitlinien zu diesem Störungsbild. Im Rahmen der Exploration kann die Diagnose sowie die Einteilung in eine der Subgruppen anhand der Diagnosechecklisten für hyperkinetische Störungen vorgenommen werden (☞ Abb. 2.6).

0.	Allgemeine Angaben, Vorstellungsanlass, Interessen und Freizeitaktivitäten
1.	Aktuelle hyperkinetische, oppositionelle, aggressive Problematik
2.	Spezifische psychische Komorbidität/ differenzialdiagnostische Abklärung
3.	Relative Stärken und Interessen des Patienten
4.	Störungsspezifische Entwicklungsgeschichte des Patienten
5.	Spezifische medizinische Anamnese
6.	Spezifische Familienanamnese
7.	Bedingungen im Kindergarten/in der Schule und in der Gleichaltrigengruppe
8.	Therapiemaßnahmen
9.	Verhaltensauffälligkeiten während der Exploration/Untersuchung
10.	Weitere Diagnostik
11.	Verlaufskontrolle

Tab. 2.8: Bereiche des Explorationsschemas für Hyperkinetische und Oppositionelle Verhaltensstörungen (ESHOV) (Döpfner et al. 2000a).

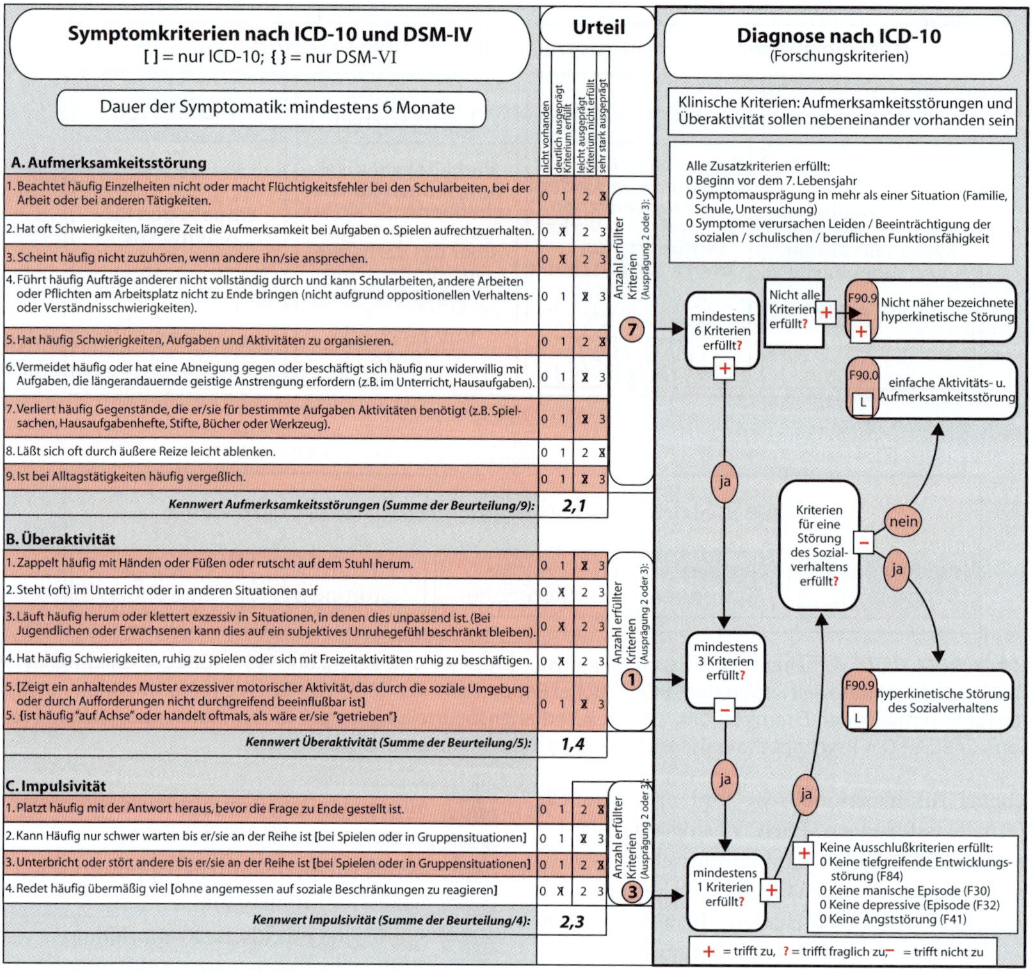

Abb. 2.6: Diagnose-Checkliste Hyperkinetische Störungen, DCL-HKS [Döpfner und Lehmkuhl 1998a, b] mit ICD-10-Diagnosen.

Wender (2002) verlangt von einem kompetent aufgestellten Untersuchungs- und Behandlungsplan folgende Schritte:

- Anamnese mit ausführlicher Vorgeschichte über die körperliche und psychische Entwicklung durch Befragung der Eltern
- Erhebung biologischer Faktoren, die mit einem ADHS in Zusammenhang stehen können, und die medizinische Vorgeschichte
- Informationen über schulische Leistungen und Sozialverhalten
- eine psychologische Leistungsdiagnostik kann erforderlich sein, wenn Lern- und Leistungsschwierigkeiten vorliegen
- begleitende körperliche Erkrankungen, z.B. Störungen des Schilddrüsenstoffwechsels, sind ebenso auszuschließen wie akute oder chronische zerebrale Erkrankungen durch eine gründliche neurologische Untersuchung sowie eine EEG-Ableitung
- spezielle neuropsychologische Testverfahren unter Laborbedingungen zur Überprüfung der Aufmerksamkeit, z.B. durch den *Continuous Performance Test* (CPT), können Diagnose und Verlaufsbeurteilung unterstützen, belegen jedoch nicht die Diagnose einer ADHS

Auch eine videogestützte Verhaltensbeobachtung erlaubt in der Praxis gibt nur eine begrenzte diagnostische Information, da die situative und zeitliche Variabilität des Verhaltens ein typisches Merkmal dieser Problematik darstellt und deshalb Kurzaufzeichnungen nur einen geringen validen Wert besitzen.

Aufgrund der individuellen Ausgestaltung von psychischen Auffälligkeiten sowie der unterschiedlichen möglichen Problemfelder ist eine individualisierte Diagnostik bei ADHS notwendig (Frölich und Döpfner 1997). Neben dem Einsatz von standardisierten diagnostischen Verfahren ist es für die Therapieplanung häufig hilfreich, die individuellen psychischen Auffälligkeiten und Beschwerden differenziert zu erfassen.

Individualisierte Diagnostik

Eine individualisierte Diagnostik erfasst die jeweilige Ausgestaltung psychischer Störungen auf der Basis einer standardisierten Diagnostik. Beispiele für eine solche individualisierte Diagnostik sind die Erfassung der Zielerreichung (*goal attainment scaling*) und die Erhebung von Zielbeschwerden (*target complaints*). In beiden Ansätzen werden die Probleme, die verändert werden sollen, gemeinsam mit dem Patienten spezifiziert. Mittels der Zielerreichungs-Skalierung werden die individuellen Probleme auf unterschiedlichen Intensitätsstufen beschrieben, während bei der Erfassung von Zielbeschwerden der mit den Problemen verbundene Leidensdruck erhoben wird (Kiresuk und Sherman 1983, Mintz und Kiesler 1982). Die individualisierte Diagnostik erfüllt damit auch die Merkmale einer behandlungsbezogenen Diagnostik (Döpfner und Lehmkuhl 1997), weil sie die behandlungsrelevanten Auffälligkeiten erfasst und damit therapieleitend wird.

Die Eingrenzung und Definition der individuellen Probleme, die Gegenstand der Therapie sein sollen, ist somit wesentliche Voraussetzung für eine individualisierte Diagnostik (Kazdin 1993). Diese Festlegung führt der Therapeut gemeinsam mit dem Patienten bzw. den Bezugspersonen zum Abschluss der diagnostischen Phase durch. Bei Kindern und Jugendlichen spielen dabei nicht nur der Patient, sondern auch wichtige Bezugspersonen, beispielsweise die Eltern oder auch der Klassenlehrer eine zentrale Rolle. Bei jüngeren Kindern erfolgen diese Definitionen ausschließlich durch die Bezugspersonen und den Therapeuten. Je älter das Kind ist, umso wichtiger ist jedoch auch seine Perspektive. Der Therapeut kann mit den einzelnen Bezugspersonen und dem Patienten unterschiedliche Festlegungen vereinbaren. So mag für den Lehrer eines Kindes mit hyperkinetischen Auffälligkeiten besonders zentral sein, dass es im Unterricht nicht mehr so häufig dazwischen redet; für die Eltern können die Probleme bei den Hausaufgaben im Mittelpunkt stehen und für das Kind selbst kann es besonders wichtig sein, dass es lernt, feste Freunde zu gewinnen.

Im Rahmen des Therapieprogrammes für Kinder mit hyperkinetischem und oppositionellem Problemverhalten (THOP) entwickelten Döpfner und Mitarbeiter (2002b) individuelle Problemlisten zur individualisierten Diagnostik und Therapiekontrolle bei Kindern mit hyperkinetischen und oppositionellen Verhaltensstörungen.

Die einzelnen Verhaltensprobleme sollten möglichst konkret formuliert und gegeneinander abgegrenzt werden. Die Konkretisierung sollte sich auf die Situationen und auf die Intensität beziehen, mit der das Verhalten in den jeweiligen Situationen auftritt. Eine Konkretisierung der Situation gelingt nicht immer, sollte aber nach Möglichkeit angestrebt werden, weil situationsunabhängig definierte Verhaltensprobleme im allgemeinen schwieriger zu behandeln sind. Tab. 2.9 zeigt eine Liste häufiger Verhaltensprobleme des Kindes in der Familie und gibt Beispiele für konkrete Formulierungen (Döpfner et al. 2002b).

Für die Beurteilung der Häufigkeit des Problemverhaltens ist eine sechsstufige Antwortskala (von 0 = nie bis 5 = ständig) vorgegeben. Die subjektive Problembelastung wird anhand einer zehnstufigen Skala von "0 = kein Problem" bis "9 = es hätte nicht schlimmer sein können" eingeschätzt. Zusätzlich wird auf dieser Skala global beurteilt, wie problematisch das Verhalten des Kindes insgesamt im Beurteilungszeitraum erlebt wurde. Die zweifache Beurteilung sowohl hinsichtlich der Auftretenshäufigkeit des Problemverhaltens als auch der dadurch ausgelösten subjektiven Belastung der Bezugsperson wurde gewählt, weil Häufigkeit und Problembelastung nicht immer übereinstimmen. So können beispielsweise seltene Wutausbrüche, im Vergleich zu der fast ständig vorhandenen motorischen Unruhe eines Kindes, insgesamt als wesentlich belastender erlebt werden. Abb. 2.7 zeigt beispielhaft eine Problemliste, die von der Mutter des siebenjährigen Peter beurteilt wurde.

- Ist fast den ganzen Tag auf Achse und kann sich selten länger als 10 Minuten beschäftigen.
- Reagiert auf fast keine Aufforderung unmittelbar, sondern nur manchmal nach mehrfacher Wiederholung und wenn die Mutter laut wird.
- Beachtet folgende Regeln in der Familie so gut wie nie: Straßenschuhe ausziehen, Hände vor dem Essen waschen, Spielsachen nicht im Wohnzimmer und der Küche liegen lassen.
- Ärgert und traktiert die kleine Schwester jeden Tag mindestens viermal, so dass sie heulend zu mir kommt.
- Lässt seinen kleinen Bruder nie mitspielen.
- Kommt nie pünktlich nach Hause, sondern bleibt bis zu zwei Stunden länger weg.
- Stört ständig und macht Lärm, wenn Besuch kommt.
- Ist beim Essen sehr unruhig. Steht mindestens zweimal auf, häufig fallen Dinge auf den Boden.
- Trödelt morgens extrem, reagiert auch nicht auf mehrfache Anweisungen sich anzuziehen, zu waschen, zum Frühstück zu kommen.
- Platzt ständig in die Unterhaltungen anderer Familienmitglieder.
- Schreit sofort, wenn er etwas nicht bekommt oder tun darf (z.B. abends nicht mehr auf die Straße darf; keine Süßigkeiten bekommt).
- Bekommt jeden Tag mindestens zwei heftige Wutausbrüche, wirft dann mit Gegenständen um sich und schreit bis zu einer halben Stunde lang.
- Braucht für die Hausaufgaben bis zu drei Stunden, beschäftigt sich immer wieder mit anderen Dingen oder starrt Löcher in die Luft.
- Schimpft und mault während der Hausaufgaben unablässig.
- Macht die Hausaufgaben extrem unordentlich, Texte sind meist nicht leserlich. Macht in fast jeder Rechenaufgabe Flüchtigkeitsfehler.
- Hat permanent ein extrem unordentliches Kinderzimmer. Der Boden ist mit Kleidungsstücken, Spielsachen und Essensresten übersät. Auf dem Schreibtisch türmt sich ein Berg von Spielsachen.

Tab. 2.9: Beispiele für die Formulierung der Verhaltensprobleme des Kindes in der Familie (nach Döpfner et al. 2002b).

Diese individuellen Probleme sollen von den Eltern in regelmäßigen Abständen (in der Regel zu Beginn jeder Therapiesitzung) hinsichtlich der Auftretenshäufigkeit und der subjektiv empfundenen Problembelastung beurteilt werden. Analog werden die individuellen Probleme des Kindes im Kindergarten bzw. in der Schule gemeinsam mit der Erzieherin/dem Erzieher bzw. der Klassenlehrerin/dem Klassenlehrer erarbeitet. Anhand eines Kontrollbogens: Verhaltensprobleme des Kindes (Döpfner et al. 2002b) können die Problembeurteilungen übersichtlich zusammengefasst werden, wodurch die Verlaufskontrolle erleichtert wird. Abb. 2.8 zeigt beispielhaft einen solchen Kontrollbogen für Peter, der den Verlauf der von der Mutter zu Beginn jeder Therapiesitzung abgegebenen Beurteilungen während der ersten acht Sitzungen einer Verhaltenstherapie wiedergibt. Danach vermindert sich die Problematik beim Zubettgehen innerhalb der ersten acht Behandlungswochen deutlich, vor allem nach der vierten Sitzung, in der mit der Mutter entsprechende Interventionen für diesen Problembereich erarbeitet wurden. Die beiden anderen Hauptprobleme, die sich um die Hausaufgabensituation drehen, zeigen noch keine eindeutige Veränderung. Das zweite Problem (lässt sich bei den Hausaufgaben nicht helfen, schimpft) tritt zwar nicht täglich auf, wird aber von der Mutter als besonders belastend erlebt.

Individualisierte Diagnostik von Begleitsymptomen

Mit Hilfe der individuellen Problemliste lässt sich eine individualisierte Diagnostik auch für andere Störungsbilder durchführen, die häufig gemeinsam mit einer Aufmerksamkeitsdefizit-/Hyperaktivitätsstörung auftreten. Die Verlaufskontrolle von komorbiden Störungen ist deshalb bedeut-

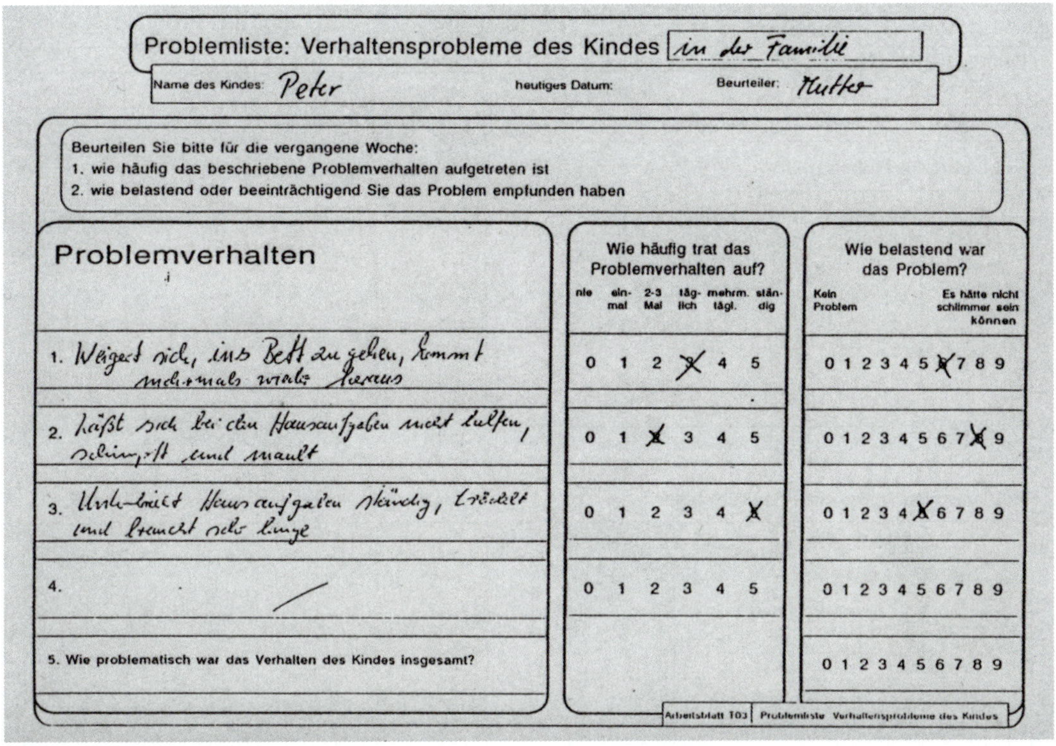

Problemliste: Verhaltensprobleme des Kindes in der Familie

Name des Kindes: Peter heutiges Datum: Beurteiler: Mutter

Beurteilen Sie bitte für die vergangene Woche:
1. wie häufig das beschriebene Problemverhalten aufgetreten ist
2. wie belastend oder beeinträchtigend Sie das Problem empfunden haben

Problemverhalten	Wie häufig trat das Problemverhalten auf? (nie – ein-mal – 2-3 Mal – täg-lich – mehrm. tägl. – stän-dig)	Wie belastend war das Problem? (Kein Problem – Es hätte nicht schlimmer sein können)
1. Weigert sich, ins Bett zu gehen, kommt mehrmals wieder heraus	0 1 2 3 4 5 (X bei 3)	0 1 2 3 4 5 6 7 8 9 (X bei 6)
2. Läßt sich bei den Hausaufgaben nicht helfen, schimpft und mault	0 1 2 3 4 5 (X bei 2)	0 1 2 3 4 5 6 7 8 9 (X bei 8)
3. Unterbricht Hausaufgaben ständig, trödelt und braucht sehr lange	0 1 2 3 4 5 (X bei 5)	0 1 2 3 4 5 6 7 8 9 (X bei 5)
4. /	0 1 2 3 4 5	0 1 2 3 4 5 6 7 8 9
5. Wie problematisch war das Verhalten des Kindes insgesamt?		0 1 2 3 4 5 6 7 8 9

Arbeitsblatt T03 | Problemliste Verhaltensprobleme des Kindes

Abb. 2.7: Individuelle Problemliste (nach Döpfner et al. 2002b), Beispiel Peter.

sam, weil sich unter Psychostimulanzien die Ticsymptomatk verstärken kann. So setzten Döpfner und Reister (1997) eine modifizierte Problemliste zur Verlaufskontrolle bei der Behandlung eines Patienten mit Tourettestörung ein. Gemeinsam mit dem jugendlichen Patienten wurden zunächst die einzelnen Ausprägungsformen seiner Ticstörung definiert und voneinander abgegrenzt. Der Patient schätzte jeden Tag selbst die Häufigkeit der einzelnen Tics und den Grad der subjektiven Belastung durch diese ein. Abb. 2.8 zeigt einen solchen Tagesbeurteilungsbogen des zwölfjährigen Michael. Die drei voneinander abgrenzbaren Ticreaktionen (Kopfnicken, Zucken mit Mundwinkel und Räuspern) traten unterschiedlich häufig auf, wobei sie in der Häufigkeit deutlichen Schwankungen unterworfen waren. Am häufigsten beobachtete der Patient das Zucken mit den Mundwinkeln, das er jedoch als weniger belastend empfand als das seltener auftretende Kopfnicken. Am meisten belastete ihn jedoch das Räuspern.

Vorteile individualisierter Diagnostik und Differenzialdiagnosen

Die Vorteile der individualisierten Diagnostik in der klinischen Praxis lassen sich wie folgt zusammenfassen:

- Individualisierte Diagnostik hilft, den Behandlungsauftrag zu spezifizieren und damit für alle Beteiligten Klarheit hinsichtlich der Zielsetzung der Therapie zu verschaffen. Ändern sich im Verlauf der Behandlung die Zielsetzungen, dann können individuelle Problemlisten entsprechend adaptiert werden. Änderungen von Zielsetzungen werden somit explizit gemacht. Durch eine solche Transparenz lassen sich auch Widerstandsphänomene in der Therapie leichter bearbeiten, die auf divergierenden Therapiezielen beruhen (☞ Döpfner und Lehmkuhl 1996).

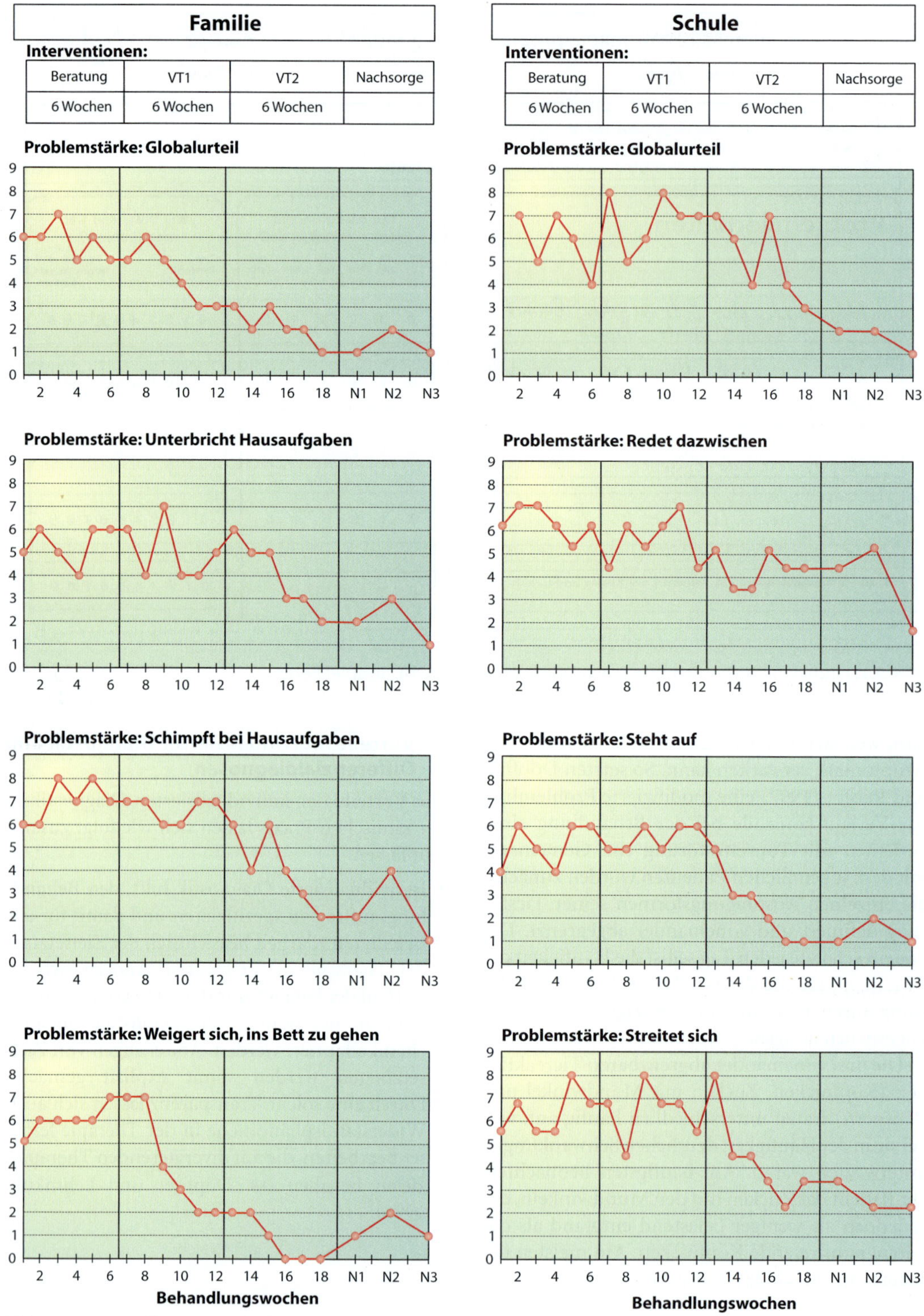

Abb. 2.8: Kontrollbogen: Verhaltensprobleme des Kindes (nach Döpfner et al. 1997a), Beispiel Peter.

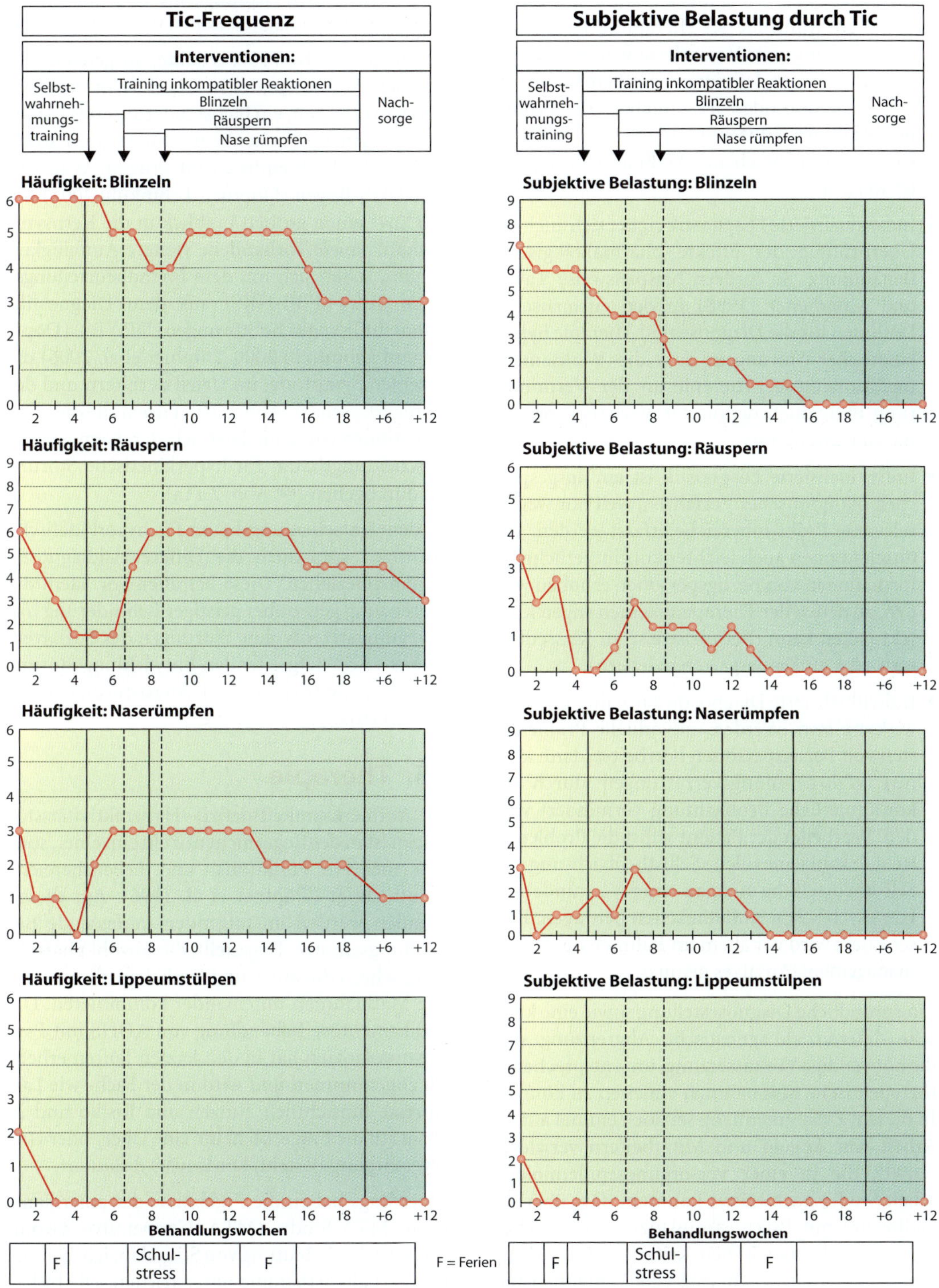

Abb. 2.9: Tagesbeurteilungsbogen für Tic-Störungen (nach Döpfner und Reister 1997), Beispiel Michael.

- Individualisierte Diagnostik erlaubt eine kontinuierliche Kontrolle des Therapieverlaufs durch die Erfassung von Veränderungen bei den als therapierelevant definierten Problemen. Phasen der Stagnation oder der Zunahme der Problematik können frühzeitig und relativ objektiv erkannt und entsprechende Maßnahmen eingeleitet werden.
- Individualisierte Diagnostik eignet sich auch zur Überprüfung der Effekte pharmakologischer Behandlung. So fordern beispielsweise Taylor und Mitarbeiter (1998) in den europäischen Leitlinien für die Diagnose und Therapie hyperkinetischer Störungen, dass die Wirksamkeit medikamentöser Therapie an der Verminderung individuell definierter Verhaltensprobleme zu bemessen sei.
- Individualisierte Diagnostik ist ein ausgesprochen ökonomisches Verfahren, weil nur wenige relevante Problembereiche erfasst werden. Dadurch können auch leichter kontinuierliche Informationen von Bezugspersonen erhoben werden, zu denen der Therapeut keinen engen Kontakt halten kann (beispielsweise zu Klassenlehrern oder zu Kindergartenerziehern).
- Individualisierte Diagnostik kann therapeutisch wirksam sein. Werden individuelle Problemlisten von Bezugspersonen bearbeitet, dann können Wahrnehmungsverzerrungen durch die kontinuierliche Beobachtung vermindert werden. Bearbeitet der Patient selbst die Problemlisten, so kann eine solche Selbstbeobachtung und Selbstbeurteilung auch zu einer Verminderung von psychischen Auffälligkeiten beitragen. Dieser Effekt wird vor allem im Rahmen des Selbstmanagement-Ansatzes genutzt.

Eine gründliche Diagnosestellung sowie eine kritische differenzialdiagnostische Abgrenzung sind die notwendige Voraussetzung, um entsprechende therapeutische Maßnahmen einleiten zu können. In diesem Zusammenhang sei noch einmal auf die Arbeit von Angold und Mitarbeitern verwiesen (2000), die in einer versorgungsepidemiologischen Studie nachweisen konnten, dass über die Hälfte der mit Psychostimulanzien behandelten Kinder die diagnostischen Kriterien einer ADHS nie erfüllt hatten. Costin et al. (2002) mahnen aufgrund der hohen Komorbidität spezifische Behandlungsansätze für kombinierte Störungsmuster an. Aus diesen Gründen sind folgende Anforderungen an den diagnostischen Prozess zu stellen:

Der diagnostische Prozess sollte, ausgehend von allgemeinen und speziellen Checklisten und Fragebogenverfahren, ein halbstandardisiertes Explorationsschema, Wochenbeurteilungsbögen sowie individuelle Problemlisten integrieren. Während der ADHS-Bogen (Döpfner, Lehmkuhl 2001) (☞ Abb. 2.4) einen groben Einblick in die Kernsymptomatik sowie vorhandene weitere Auffälligkeiten gibt, lassen sich mit dem Fremdbeurteilungsbogen HKS (FBB-HKS) aus dem Diagnostiksystem für Psychische Störungen (DISYPS) (Döpfner und Lehmkuhl 2000, Döpfner et al. 2006) die einzelnen Symptome im Urteil derEltern und der Lehrer erfassen (☞ Abb. 2.10). Liegen alle diese Informationen vor, dann lässt sich der diagnostische Entscheidungsbaum für hyperkinetische Störungen durchgehen (☞ Abb. 2.11a).

Bei dem Entscheidungsbaum für hyperkinetische Störungen sind auch die Differenzialdiagnosen mit einzubeziehen. Diese betreffen vor allem die Abgrenzung gegenüber geistiger Behinderung mit Bewegungsstereotypien, Störungen des Sozialverhaltens sowie tiefgreifenden Entwicklungsstörungen sowie dysthymen und Angststörungen (☞ Abb. 2.11b).

2.5. Therapie

Bei Aufmerksamkeitsdefizit-/Hyperaktivitätsstörungen ist in der Regel nicht nur ein einzelner, sondern mehrere Funktions- und Lebensbereiche beeinträchtigt (Döpfner et al. 1996). Aus diesen Gründen werden im folgenden umfassende Behandlungsansätze dargestellt, die sowohl pharmakologische, edukative und verhaltenstherapeutische Maßnahmen miteinander kombinieren. Die medikamentöse Behandlung von ADHS mit Psychostimulanzien hat in den letzten Jahren erheblich zugenommen und wird in der Fach- wie Laienpresse hinsichtlich Nutzen und Risiko und in Bezug auf die Frage, ob heute eine Über- oder Unterversorgung besteht, kontrovers diskutiert.

Neuerdings haben die Ergebnisse der amerikanischen MTA-Study (MTA Cooperative Group 1999a, b) die Bedeutung von Stimulanzientherapie und Verhaltenstherapie unterstrichen. Die bisherigen Verlaufsdaten sowie die Ergebnisse anderer kontrollierter Studien zur Wirksamkeit von The-

Beurteilungsbogen für Eltern, Lehrer und Erzieher: FBB-HKS

Name des Kindes / Jugendlichen: Thomas Alter: 9 Datum: 17.01.04

beurteilt von: 0 Vater X Mutter 0 Lehrer(in) 0 Erzieher(in) 0 Anderem:

Name:

Kreuzen Sie bitte für jede Beschreibung
- zuerst die Zahl an, die angibt, wie zutreffend die Beschreibung für das Kind / den (die) Jugendliche(n) ist
- und danach die Zahl, die angibt, wie problematisch Sie dieses Verhalten erleben.

	Wie zutreffend ist die Beschreibung? (gar nicht / ein wenig / weitgehend / besonders)	Wie problematisch erleben Sie das Verhalten? (gar nicht / ein wenig / ziemlich / sehr)
01. Beachtet bei den Schularbeiten, bei anderen Tätigkeiten oder bei der Arbeit häufig Einzelheiten nicht oder macht häufig Flüchtigkeitsfehler.	0 1 X 3	0 1 X 3
02. Hat bei Aufgaben oder Spielen oft Schwierigkeiten, die Aufmerksamkeit längere Zeit aufrechtzuerhalten (dabei zu bleiben).	0 1 X 3	0 1 X 3
03. Scheint häufig nicht zuzuhören, wenn andere sie/ihn ansprechen.	X 1 2 3	X 1 2 3
04. Kann häufig Aufträge von anderen nicht vollständig durchführen und kann Schularbeiten, andere Arbeiten oder Pflichten am Arbeitsplatz häufig nicht zu Ende bringen.	0 1 X 3	0 1 2 X
05. Hat häufig Schwierigkeiten, Aufgaben und Aktivitäten zu organisieren.	0 1 X 3	0 X 2 3
06. Hat eine Abneigung gegen Aufgaben, bei denen sie/er sich länger konzentrieren und anstrengen muß (z.B. Hausaufgaben). Vermeidet diese Aufgaben oder macht sie nur widerwillig.	0 1 2 X	0 1 2 X
07. Verliert häufig Gegenstände, die sie/er für bestimmte Aufgaben oder Aktivitäten benötigt (z.B. Spielsachen, Hausaufgabenhefte, Stifte, Bücher oder Werkzeug).	0 X 2 3	X 1 2 3
08. Läßt sich oft durch seine Umgebung (äußere Reize) leicht ablenken.	0 1 X 3	0 X 2 3
09. Ist bei Alltagstätigkeiten häufig vergeßlich (z.B. vergißt Schulsachen oder Kleidungsstücke).	0 X 2 3	X 1 2 3
10. Zappelt häufig mit Händen oder Füßen oder rutscht häufig auf dem Stuhl herum.	0 X 2 3	X 1 2 3
11. Steht oft im Unterricht oder in anderen Situationen auf, in denen Sitzenbleiben erwartet wird.	X 1 2 3	X 1 2 3
12. Hat häufig Schwierigkeiten, ruhig zu spielen oder sich mit Freizeitaktivitäten ruhig zu beschäftigen.	0 X 2 3	X 1 2 3
13. Läuft häufig herum oder klettert permanent, wenn es unpassend ist.	0 X 2 3	X 1 2 3
14. Beschreibt ein häufig auftretendes starkes Gefühl der inneren Unruhe (besonders bei Jugendlichen).	X 1 2 3	X 1 2 3
15. Zeigt durchgängig eine extreme Unruhe, die durch die Umgebung oder durch Aufforderungen nicht dauerhaft beeinflußbar ist.	0 X 2 3	X 1 2 3
16. Ist häufig "auf Achse" oder handelt oft, als wäre sie/er angetrieben.	0 1 X 3	0 X 2 3
17. Platzt häufig mit der Antwort heraus, bevor Fragen zu Ende gestellt sind.	0 1 X 3	0 1 2 X
18. Kann häufig nur schwer warten, bis sie/er an der Reihe ist (z.B. bei Spielen oder in einer Gruppe).	0 X 2 3	X 1 2 3
19. Unterbricht oder stört andere häufig (z.B. platzt in die Unterhaltung oder Spiele anderer hinein).	0 1 2 X	0 1 2 X
20. Redet häufig übermäßig viel.	0 X 2 3	X 1 2 3

bitte wenden

  Bestellnummer 03 088 12

Abb. 2.10: Fremdbeurteilungsbogen für hyperkinetische Störungen (FBB-HKS). Seite 1 Beispiel Thomas (aus Döpfner und Lehmkuhl, 2000).

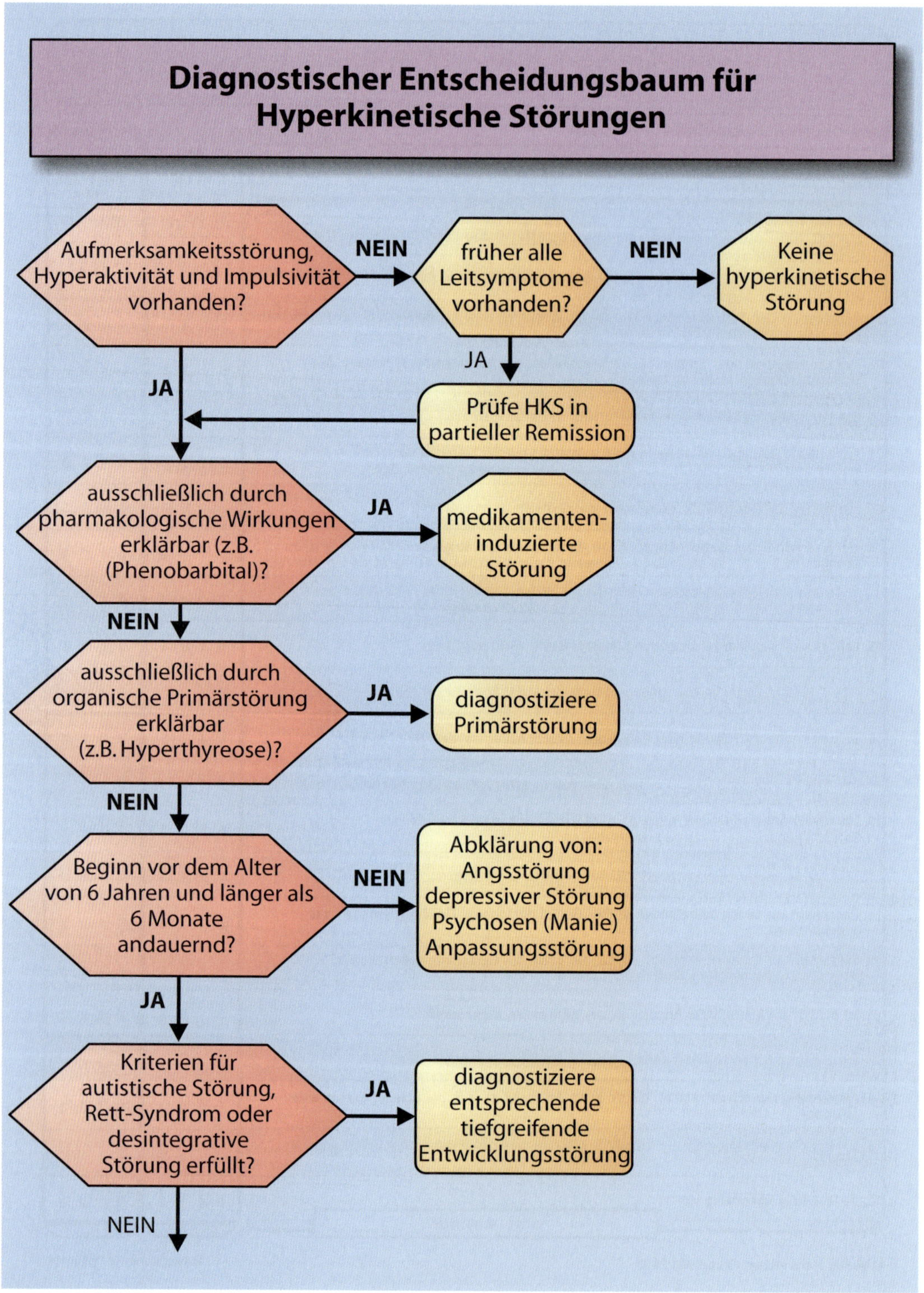

Abb. 2.11a: Differenzialdiagostischer Entscheidungsbaum für hyperkinetische Störungen nach Döpfner et al. (2000a).

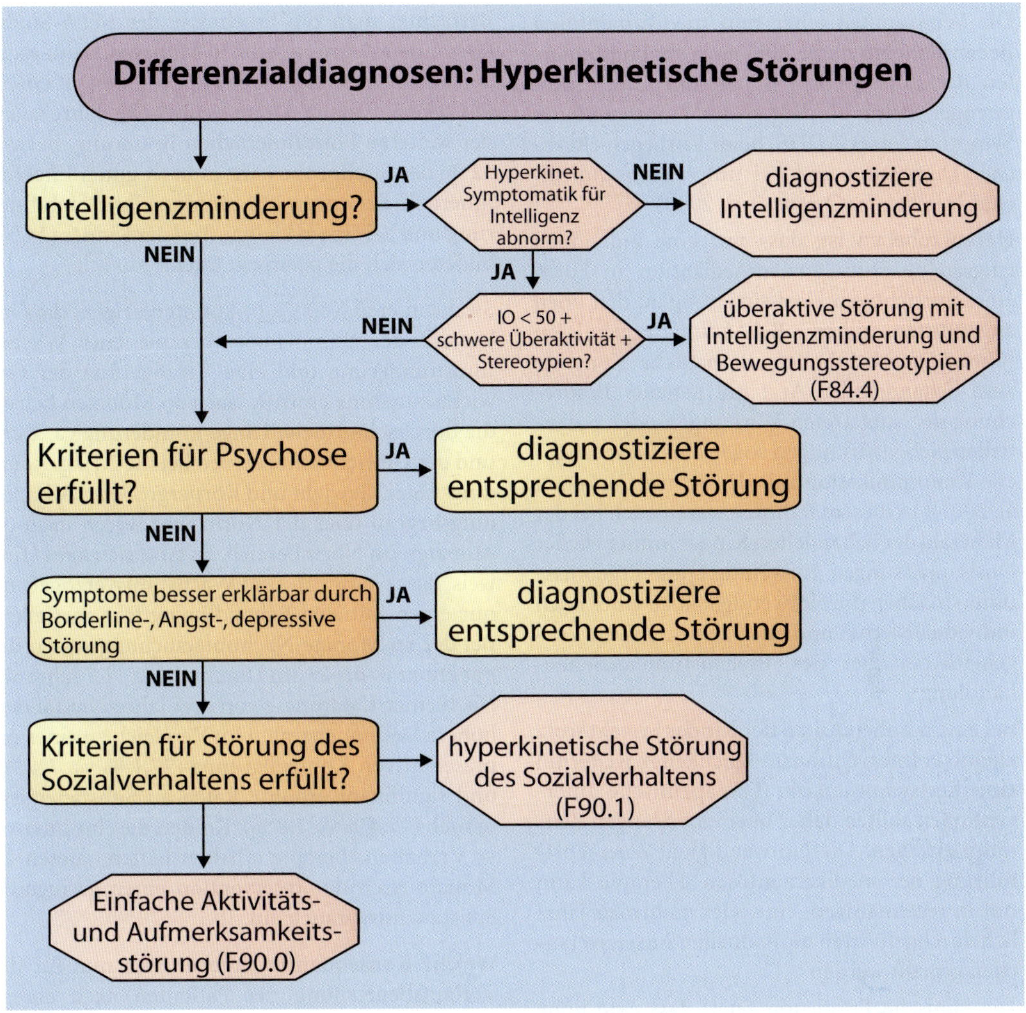

Abb. 2.11b: Differenzialdiagnostischer Entscheidungsbaum hyperkinetischer Störungen nach Döpfner et al. (2002a).

rapieansätzen bei ADHS lassen folgende Schlussfolgerungen zu:

- Sowohl medikamentöse Therapie als auch Verhaltenstherapie haben sich als wirkungsvoll erwiesen. Die Stimulanzienbehandlung ist der Verhaltenstherapie in Bezug auf eine Verringerung der Kernsymptome des Störungsbildes überlegen. Im Follow-up nach 2 Jahren besteht diese Überlegenheit in abgeschwächter Form immer noch (MTA Cooperative Group 2005), allerdings unter der Bedingung der Weiterführung der Medikation (MTA Cooperative Group 2004). Kosten-Effektivitätsanalysen weisen darauf hin, dass eine intensive, medikamentös geführte Therapie diesbezüglich sowohl der Verhaltenstherapie als auch einer kombinierten Behandlung gegenüber überlegen ist (Jensen et al. 2005).
- Eine Kombination aus medikamentöser Behandlung und Verhaltenstherapie bringt dagegen gegenüber einem unimodalen Therapiekonzept tendenzielle Vorteile im Hinblick auf eine Verbesserung sozialer und schulischer Fertigkeiten, der Eltern-Kind-Beziehung, oppositioneller Verhaltensweisen sowie beim begleitenden Vorliegen von Symptomen einer Angststörung oder Depression (Jensen et al. 2001). Außerdem scheint eine kombinierte Behandlung eine geringere Medikamentendosis zu ermöglichen (Vittiello et al. 2001).

- Die Wirksamkeit einer rein medikamentösen Behandlungsstrategie, aber auch der kombinierten Behandlungsform ist allerdings insgesamt geringer beim Vorliegen stark ausgeprägter Symptome einer ADHS, beim Vorliegen elterlicher Depression und bei unterdurchschnittlicher Intelligenz (Owens et al. 2003).
- Hervorzuheben ist, dass nur eine individuell eingestellte Stimulanzienmedikation in Form einer vorsichtigen Dosistitrierung zu den oben angeführten guten Behandlungsergebnissen führte. Dies beinhaltete monatliche Kontakte zum behandelnden Arzt mit genauer Besprechung der aufgetreten Wirkungen oder potentiellen Nebenwirkungen sowie eine diesbezügliche Kommunikation mit der Schule (Jensen et al. 2001). In diesem Rahmen waren auch bei der Mehrzahl der behandelten Kinder immer wieder Dosisanpassungen notwendig Diese Ergebnisse unterstreichen die Notwendigkeit zu einer hoch individualisierten und auch zeitintensiven Vorgehensweise bei der Psychostimulanzienbehandlung.
- Bei einem hohen Anteil der Kinder besteht trotz effektiver Interventionsmöglichkeiten weiterhin eine Restsymptomatik. Therapeutische Interventionen sollten daher über einen langen Zeitraum erfolgen. Die Notwendigkeit einer Fortführung der medikamentösen Therapie kann nur in regelmäßigen, ein- oder mehrmals jährlich durchgeführten individuellen Auslassversuchen geprüft werden.
- Die klinische Erfahrung zeigt, dass eine hohe interindividuelle Variabilität in der Response auf die einzelnen Therapieformen besteht. Dies kann an der bereits erwähnten unterschiedlichen Akzeptanz für bestimmte Interventionsformen liegen, aber auch an intervenierenden Variablen wie Komorbidität und familiäre Belastungen.
- Der Stellenwert verhaltenstherapeutischer Interventionen bleibt unklar, insbesondere müssen langfristige Verhaltensstudien zeigen, ob kognitiv-behaviorale sowie familienbezogene Interventionen die Prognose insgesamt verbessern. Auch Fragen zur Compliance und Bereitschaft, bestimmte Interventionsformen und Behandlungsansätze von Seiten der Familien zu akzeptieren, sind gegenwärtig noch nicht hinreichend geklärt.

Betrachtet man die Ergebnisse der MTA-Studie über einen Zeitraum von 36 Monaten, dann ergeben sich noch einige neue Aspekte. Bei gut einem Drittel der Patienten kam es über drei Jahre zu einer weiteren kontinuierlichen Besserung, bei gut 52 % der Stichprobe kam es nach guten Effekten innerhalb der ersten 14 Monate zu ihrer Stabilisierung und bei einem kleinen Teil der Kinder (14 %) bildeten sich die positiven Effekte zurück.

Swanson et al. (2007a,b) konnten zeigen, dass im Verlauf der Stimulanzientherapie eine Wachstumsminderung und eine Verzögerung der Gewichtszunahme eintritt. Nach 36 Monaten betrug die durchschnittliche Längenminderung ca. 2 cm und der Gewichtsunterschied betrug 2,7 kg. Allerdings lagen Gewicht und Körpergröße zu Behandlungsbeginn über der Norm und waren nach 36 Monaten im Normbereich. Es fand sich kein Hinweis, dass Gewichts- und Wachstumsverzögerung nur einen initialen Behandlungseffekt darstellen. Bei der 36 Monate Nachuntersuchung waren die Patienten 10 bis 13, im Durchschnitt 11,7 Jahre alt. Nach einer Katamnese von drei Jahren bestanden höhere Delinquenzraten im Vergleich zu einer repräsentativen Kontrollgruppe (27,1 % vs. 7,4 %) und signifikant erhöhte Raten an Substanzmissbrauch (17.4 % vs. 7,8 %). Kinder, die eine intensive Verhaltenstherapie erhalten hatten, wiesen 24 Monate nach der Intervention einen geringeren Substanzmissbrauch auf.

Welche Konsequenzen ergeben sich nun für die Verlaufsbeurteilung der Patienten nach einem Katamnesezeitraum von drei Jahren?

- Insgesamt verbessert sich die ADHS-Symptomatik, und zwar weitgehend unabhängig von der durchgeführten Behandlung
- 52 der ursprünglich behandelten Patienten konnten die durch medikamentöse oder Verhaltenstherapie erzielten Therapieeffekte der ersten 14 Monate gut stabilisieren, unabhängig davon, ob sie weiterhin Medikamente erhielten oder nicht.
- Bei weiteren 34 % der Patienten kam es zu einer kontinuierlichen Verbesserung über drei Jahre.
- Die Ergebnisse bezüglich der Wachstumsminderung erfordern kontinuierliche Kontrollen, um im Einzelfall deren Relevanz beurteilen zu können.

- Die Ergebnisse zu Substanzmissbrauch und Delinquenz müssen zurückhaltend interpretiert werden. Wir können aber nicht davon ausgehen, dass Medikation mit hoher Wahrscheinlichkeit einen günstigen Einfluss auf Delinquenz oder Substanzmissbrauch zu Beginn der Adoleszenz hat.
- Die Ergebnisse belegen, dass auch jenseits der medikamentösen Therapie sehr günstige Verläufe möglich sind und eine kontinuierliche, über viele Jahre hinweg andauernde Pharmakotherapie nicht in jedem Fall indiziert ist.

Dies bedeutet, dass eine Medikation im Rahmen eines multimodalen Therapiekonzeptes ihren Stellenwert immer dann hat, wenn Beratung und Verhaltenstherapie nicht helfen oder die Problematik sehr massiv ausgeprägt ist. Dabei macht es Sinn, Dosierung und Art des Methylphenidat-Präparates an das individuelle Tagesprofil des Patienten anzupassen und in seiner Wirkung kontinuierlich zu überprüfen.

Diese Aspekte verdeutlichen noch einmal die enge Verknüpfung von individualisierter Diagnostik und sich darauf aufbauenden spezifischen Therapie- und Interventionsprogrammen. Die Ergebnisse der Therapieforschung bei Kindern mit ADHS lassen sich wie folgt übersichtlich zusammenfassen:

Interventionen in der Schule	• Unmittelbare Effekte sind gut belegt • Hohe interindividuelle Variabilität
Eltern-Training/ Eltern-Kind-Therapie	• Unmittelbare Effekte sind gut belegt • Hohe interindividuelle Variabilität • Kurz- und Langzeiteffekte bei Kindern mit oppositionellen Störungen sind sehr gut belegt
Kognitive Therapie des Kindes	• Isolierte Selbstinstruktion weniger erfolgreich (Generalisierung) • Selbstmanagement möglicherweise hilfreich
Pharmakotherapie (Psychostimulanzien)	• Unmittelbare Effekte sind gut belegt • Langzeiteffekte, Datenlage weniger gut, jedoch effektiv

Tab. 2.10: Ergebnisse der Therapieforschung bei Kindern mit ADHS.

Interventionen bei ADHS können generell nach elternzentrierten, kindzentrierten und schul- bzw. kindergartenzentrierten Ansätzen unterteilt werden. Es ist häufig notwendig, in allen diesen Bereichen Maßnahmen durchzuführen, da sonst eine Generalisierung der Effekte kaum gelingt. Ein nur umschriebener Behandlungsansatz führt häufig nicht zu den gewünschten Effekten. Aus diesen Gründen ist meistens eine multimodale Therapie notwendig, d.h., die Kombination verschiedener Behandlungsmethoden. Entsprechend fordern die Behandlungsleitlinien, die in letzter Zeit publiziert wurden, ein multimodales Vorgehen unter Einbeziehung von Psychotherapie, psychosozialen Interventionen und Pharmakotherapie (American Academy of Child and Adolescent Psychiatry 1997, Taylor et al. 1998, Deutsche Gesellschaft für Kinder- und Jugendpsychiatrie und Psychotherapie 2003, 2006, Stellungnahme zur Aufmerksamkeitsdefizit-/Hyperaktivitätsstörung 2006).

2.5.1. Psychotherapeutisches Vorgehen

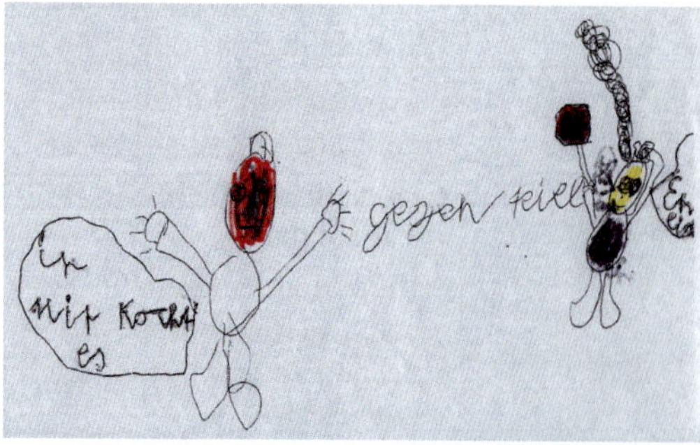

Abb. 2.12: "In mir kocht es".

Jan hat in seiner Selbstdarstellung ausdrücken wollen, wie er unter Druck steht, und dass es notwendig ist, ein Ventil zu finden. Entsprechend sollten Aufklärung und Beratung der Eltern und des Kindes/Jugendlichen am Anfang jeder Behandlung stehen. Den Betroffenen ist dabei zu vermitteln, dass ihre Probleme ernst genommen werden und entsprechende Möglichkeiten der Abhilfe bestehen. Nur so ist die notwendige Therapiemotivation sowie Compliance zu erreichen. Hierzu gehören Informationen über mögliche pathogenetische Faktoren und Ursachen der Symptomatik, aufrechterhaltende Faktoren und Angaben zum Verlauf sowie Prognose. Bereits diese gründliche Aufklärung und Einbeziehung der Eltern führt zu einer Verminderung der Symptomatik. Auch das Kind sollte über die Hintergründe und die Auswirkungen der Störung in altersangemessener Weise aufgeklärt werden. Hierzu gehört auch, dass das Kind zur Selbstbeobachtung angeleitet wird und dadurch therapeutische Interventionen sowohl in der Schule als auch zu Hause von ihm leichter umgesetzt werden können. Stimmen die Eltern zu, ist eine Zusammenarbeit mit den Lehrern anzustreben. Trotz zunehmender Informationen über Ursachen und Behandlungsmöglichkeiten des ADHS bestehen eine ganze Reihe von Fehleinschätzungen, so dass die Beratung der Lehrer und adäquate pädagogische Strategien in der Schule den Therapieerfolg entscheidend unterstützen.

Bei den verhaltenstherapeutischen Interventionen wird zwischen eltern-, patienten- und schul-/kindergartenzentrierten Maßnahmen unterschieden.

Die Wirksamkeit von Elterntrainings und die Langzeitstabilität dieser Effekte wurde in mehreren Studien nachgewiesen (Kazdin 1997). Pelham und Mitarbeiter (1988) überprüften die Wirksamkeit einer 5-monatigen verhaltenstherapeutischen Behandlung in der Familie, wobei die Therapieeffekte eine hohe Variabilität aufwiesen. Die Kombination von einem Eltern-Training mit Selbstinstruktionstraining erwies sich bei der Verminderung der ADHS in der Familie einem unimodalen Vorgehen als überlegen. Die Effekte des Elterntrainings und der Kombinationsbehandlung ließen sich auch noch drei Monate nach Behandlungsende nachweisen. In der MTA-Studie wurde hingegen gezeigt, dass Eltern-Trainings die ADHS in der Familie zwar deutlich reduzieren, eine medikamentöse Behandlung jedoch tendenziell wirkungsvoller ist (Swanson 2001, MTA Cooperative Group 1999a, b).

Ausgehend von Barkley (1989) muss das Ziel von Eltern-Trainings darin bestehen, die dysfunktionalen Regelkreise durch folgende Strategien zu unterbrechen:

- den Aufbau positiver Eltern-Kind-Interaktionen
- die Anwendung positiver Verstärkung zur Verminderung umschriebener Verhaltensprobleme
- den geplanten Einsatz von negativen Konsequenzen, wenn positive Verstärkung nicht hinreichend erfolgreich ist

Die von Barkley (1998) entwickelten Ansatzpunkte eines Elterntrainings wurden im Rahmen eines eigenen Therapieprogramms für Kinder mit Hyperkinetischem und Oppositionellem Problemverhalten (THOP) adaptiert und erweitert (Döpfner et al. 2002b).

Das Eltern-Kind-Programm besteht aus 21 Behandlungsbausteinen, in denen zwei Interventionsformen miteinander verknüpft sind:

- familienzentrierte Interventionen
- kindzentrierte Interventionen

Bei den familienzentrierten Interventionen steht die Arbeit mit den Eltern im Mittelpunkt, und das Kind wird je nach Behandlungsbaustein, Problematik und Alter unterschiedlich stark integriert. Je älter das Kind ist, um so stärker wird es in die familienzentrierten Interventionen einbezogen. Die familienzentrierten Interventionen stellen das Kernstück des Eltern-Kind-Programmes dar. Sie können mit wenigen Ausnahmen auch unabhängig von den kindzentrierten Interventionen durchgeführt werden. Die familienzentrierten Interventionen des Eltern-Kind-Programmes leiten die Eltern von Kindern mit oppositionellen und/oder hyperkinetischen Verhaltensauffälligkeiten zur Durchführung von Maßnahmen in der Familie an, die dazu dienen, die Eltern-Kind-Beziehung zu verbessern und problematische Verhaltensweisen des Kindes in der Familie zu vermindern.

Bei den kindzentrierten Interventionen steht die therapeutische Arbeit mit dem Kind im Mittelpunkt, die Eltern werden jedoch auch hier einbezogen. Die kindzentrierten Interventionen werden nicht unabhängig von den familienzentrierten Ansätzen durchgeführt. Sie bestehen erstens aus den Geschichten von "Wackelpeter & Trotzkopf", in denen die Inhalte der einzelnen Behandlungsbausteine mit dem Kind erarbeitet werden. Die Bearbeitung der Geschichten dauert in der Regel etwa 20 Minuten und wird mit den familienzentrierten Interventionen verbunden. Darüber hinaus gibt es Behandlungsbausteine, in denen der Therapeut mit dem Kind intensiv allein arbeitet und beispielsweise ein Spieltraining bzw. ein Selbstinstruktionstraining durchführt.

Die 21 Therapiebausteine des Eltern-Kind-Programmes sind in folgende Themenkomplexe aufgeteilt:

- Die ersten vier Einheiten werden immer durchgeführt. Sie dienen der Problemdefinition, der Entwicklung eines Störungskonzeptes und der Behandlungsplanung. Zunächst werden die Verhaltensprobleme des Kindes definiert, die Gegenstand der Therapie sein sollen. In den folgenden Bausteinen wird ein gemeinsames Störungskonzept erarbeitet, das neben den Verhaltensauffälligkeiten des Kindes familiäre Belastungen sowie psychische Probleme und Temperamentsmerkmale der Eltern berücksichtigt. Aus diesem Störungskonzept werden die Behandlungsziele abgeleitet, die sich nicht nur auf die Verhaltensprobleme des Kindes, sondern auch auf andere Probleme in der Familie oder einzelner Familienmitglieder beziehen können.
- Die Bausteine des zweiten Themenkomplexes dienen der Förderung positiver Eltern-Kind-Interaktionen. Sie sind indiziert, wenn in der Interaktion zwischen Eltern und Kind negativkontrollierende Elemente dominieren und die Eltern-Kind-Beziehung stark beeinträchtigt ist. Die Aufmerksamkeit von Eltern und Kind wird in diesen Einheiten auf positive Interaktionsanteile gelenkt, und durch spezielle Spielzeiten wird der Anteil der positiven Eltern-Kind-Interaktionen erhöht.
- Die Therapiebausteine des dritten Themenkomplexes sollen den Eltern helfen, impulsives und oppositionelles Verhalten durch pädagogischtherapeutische Interventionen besser zu bewältigen. Die Eltern werden angeleitet, ihrem Kind wirkungsvolle Aufforderungen zu geben, sich bei angemessenem Verhalten des Kindes ihm positiv zuzuwenden, eine hinreichende Kontrolle für das Kind aufzubauen und bei problematischem Verhalten angemessene negative Konsequenzen zu setzen. Im wesentlichen werden also allgemeine Erziehungspraktiken eingeübt und auf dem Hintergrund verhaltenstheoretischer Konzepte auf die spezifische Problematik angewandt.
- In den folgenden Einheiten werden spezielle verhaltenstherapeutische Methoden eingeführt. Sie dienen der Verminderung von umschriebenen Verhaltensproblemen und dem Aufbau angemessener Verhaltensalternativen. Sie finden hauptsächlich bei Problemen Anwendung, die sich durch die pädagogisch-therapeutischen Interventionen nicht hinreichend vermindern ließen.
- Interventionen zur Verminderung von spezifischen Verhaltensproblemen werden im fünften Block zusammengefasst. Ein Spieltraining dient der Verbesserung von Spielintensität und Spielproduktivität hauptsächlich bei Vorschulkindern mit hyperkinetischen Störungen. Das Selbstinstruktionstraining ist für Kinder im Schulalter konzipiert und dient der Verbesserung von reflexivem, planvollem Arbeitsverhalten. In einem weiteren Baustein werden mit dem Kind Möglichkeiten der Selbstbeobachtung und Selbstkontrolle erarbeitet, die ergänzend zu verschiedenen anderen familienzentrierten Interventionen eingesetzt werden können. Weitere Bausteine zielen auf die Verminderung von Problemen während der Hausaufgabenzeit und thematisieren die Übertragung der Interventionen auf außerfamiliäre Situationen. Schließlich wird in der letzten Einheit mit den Eltern erarbeitet, wie sie künftig Probleme eigenständig bewältigen können.

Problemdefinition, Entwicklung eines Störungskonzeptes und Behandlungsplanes
• Definition der Verhaltensprobleme des Kindes in der Familie • Erarbeitung der Elemente eines gemeinsamen Störungskonzeptes • Entwicklung eines gemeinsamen Störungskonzeptes • Behandlungsziele und Behandlungsplanung
Förderung positiver Eltern-Kind-Interaktionen und Eltern-Kind-Beziehungen
• Fokussierung der Aufmerksamkeit auf positive Erlebnisse mit dem Kind • Aufbau positiver Spielinteraktionen
Pädagogisch-therapeutische Interventionen zur Verminderung von impulsivem und oppositionellem Verhalten
• Entwicklung effektiver Aufforderungen • Soziale Verstärkung bei der Beachtung von Aufforderungen • Soziale Verstärkung bei nicht störendem Verhalten • Aufbau wirkungsvoller Kontrolle • Natürliche negative Konsequenzen
Spezielle operante Methoden
• Entwicklung von Token-Systemen • Anpassung von Token-Systemen • Response-Cost (Verstärkerentzug) • Auszeit
Interventionen bei spezifischen Verhaltens-hproblemen
• Spieltraining • Selbstinstruktionstraining • Selbstmanagement • Verminderung von Verhaltensproblemen bei den Hausaufgaben • Verminderung von Verhaltensproblemen in der Öffentlichkeit

Tab. 2.11: Bausteine des Therapieprogramms für Kinder mit Hyperkinetischem und Oppositionellem Problemverhalten (THOP) (Döpfner et al. 2002).

In der Regel werden nicht alle Einheiten in dieser Abfolge bearbeitet, sondern können entsprechend der individuellen Problemkonstellation zusammengestellt werden. Der allgemeine Ablauf einer Therapiesitzung gestaltet sich wie folgt:

- Zunächst werden die in der vorangegangenen Sitzung besprochenen Inhalte noch einmal zusammengefasst und die Ergebnisse der dabei erarbeiteten und zwischenzeitlich durchgeführten Interventionen analysiert.
- Daran schließt die neue Einheit an: Häufig werden die neu zu erarbeitenden Methoden vom Therapeuten demonstriert, wenn nötig im Rollenspiel eingeübt.
- Danach wird eine spezifische Intervention entwickelt, die bis zur folgenden Sitzung erprobt werden soll. Die wichtigsten Regeln einer jeden Einheit werden anhand eines Elternleitfadens zusammengefasst.
- Die Eltern protokollieren die Ergebnisse der Intervention in der Familie anhand von speziellen Tagebüchern oder Protokollbogen.

Den Ablauf einer typischen Behandlungsstunde fasst Abb. 2.13 zusammen. Ausgehend von den Problemlisten werden konkrete Ziele und Interventionen anhand eines Eltern-Leitfadens durchgesprochen und Therapieaufgaben sowie Interventionen für die Umsetzung zu Hause vorbereitet (Döpfner et al. 1999). Die familienzentrierten Interventionen des Eltern-Kind-Programmes leiten somit die Eltern von Kindern mit ADHS zur Durchführung von strukturierten pädagogischen Maßnahmen im häuslichen Umfeld an.

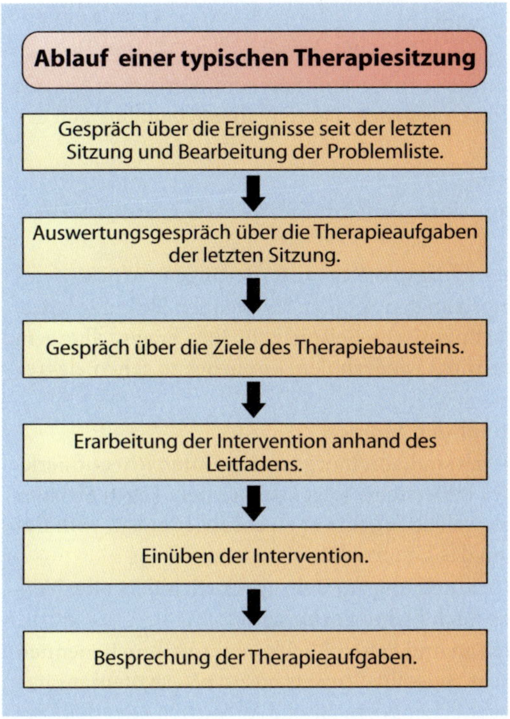

Abb. 2.13: Ablauf einer typischen Therapiesitzung mit Eltern und Kind (Döpfner et al. 1999).

Interventionen im Kindergarten/ in der Schule

Treten hyperkinetische oder oppositionelle/aggressive Auffälligkeiten des Kindes und Jugendlichen im Unterricht auf, dann können Interventionen in der Schule (einschließlich Aufklärung und Beratung der Eltern) in Kombination mit kognitiver Therapie des Kindes indiziert sein. Verschiedene Studien belegen, dass sich Auffälligkeiten im Kindergarten und in der Schule durch die Anwendung verschiedener Verstärkersysteme (Token-Systeme) verringern lassen. Auch im Rahmen der *Multimodal-Treatment-Study* (MTA Cooperative Group 1999a, b) konnte die Wirksamkeit verhaltenstherapeutischer Interventionen auf hyperkinetische, aggressive und internale Symptome im Unterricht belegt werden. Allerdings war die Stimulanzienbehandlung der Verhaltenstherapie bei der Reduktion der Aufmerksamkeitsstörung im Unterricht überlegen. Die Wirksamkeit der schulzentrierten Interventionen aus dem Therapieprogramm für Kinder mit hyperkinetischem und oppositionellem Problemverhalten (THOP) wurde im Rahmen einer Studie zur Wirksamkeit multimodaler Therapie überprüft. Die Effektivität dieser schulzentrierten Interventionen konnte in mehreren Einzelfallstudien gezeigt werden (Döpfner et al. 1996, 1997a, Frölich et al. 2002a, b).

Analog zu den Bausteinen und dem Vorgehen des Eltern-Kind-Programmes sind Interventionen in der Schule bzw. im Kindergarten umsetzbar:

- Zunächst werden gemeinsam mit der Erzieherin/Lehrerin (dem Erzieher/Lehrer) die therapierelevanten Verhaltensauffälligkeiten des Kindes eingegrenzt und definiert. Informationen zur Problematik des Kindes werden vermittelt, ein gemeinsames Störungskonzept aufgebaut und Interventionsstrategien abgeleitet. Organisatorische Aspekte (Unterrichtsorganisation, Möblierung des Gruppenraumes im Kindergarten, Sitzordnung) werden thematisiert.
- Danach werden pädagogisch-therapeutische Strategien diskutiert und erarbeitet, die durch wirkungsvolle Aufforderungen, durch positive Aufmerksamkeit bei angemessenem Verhalten und durch negative Konsequenzen bei auffälligem Verhalten auf eine Verminderung der Verhaltensprobleme im Kindergarten bzw. in der Schule abzielen.
- Schließlich werden spezielle operante Techniken, vor allem Verstärkersysteme (Token-Systeme) und *Response-Cost*-Verfahren eingesetzt, vor allem dann, wenn die Problematik sich durch pädagogisch-therapeutische Interventionen nicht hinreichend vermindern lässt.
- Wenn ein Spieltraining (bei Kindergartenkindern) bzw. ein Selbstinstruktionstraining (bei Schulkindern) durchgeführt wurde, werden Erzieher/Lehrer darüber informiert und Möglichkeiten der Weiterführung bzw. einer Adaptation im Kindergarten oder im Unterricht diskutiert.

Zur Durchführung der Interventionen im Kindergarten oder in der Schule ist es hilfreich, wenn mindestens ein Besuch des Therapeuten dort erfolgt ist. Hierbei ist es besonders informativ, das Kind während der Unterrichts- bzw. Spielsituation zu beobachten und diese Informationen in die weitere Therapieplanung einfließen zu lassen. Die weiteren Interventionen im Kindergarten/in der Schule können auch telefonisch erarbeitet werden. Spätestens wenn Probleme bei der Umsetzung der Interventionen vor Ort auftreten, sollte ein erneuter direkter Kontakt stattfinden.

1. Gestalten Sie Ihren Unterricht so stimulierend wie möglich!
Vermeiden Sie so gut wie möglich Aufgaben mit geringer extrinsischer oder intrinsischer Reizintensität, da hierdurch Aufmerksamkeitsprobleme beim Schüler vorprogrammiert sind. Versuchen Sie, das Reizniveau v.a. bei wichtigen Aufgabenstellungen oder Anweisungen gezielt anzuheben, um sich der Aufmerksamkeit des/der Schüler(s) zu versichern.

2. Binden Sie den Schüler aktiv in Ihren Unterricht ein!
Richten Sie vornehmlich Fragen an den Schüler, die eine aktive Antwort seinerseits hervorrufen. Hiermit erhöhen Sie seine Aufmerksamkeit.

3. Führen Sie komplexe Aufgabenstellungen auf ihre wichtigsten Kernanforderungen zurück!
Geben Sie einfache, klare und verständliche Anweisungen an den Schüler. Verwenden Sie kurze Sätze, wenn Sie den Schüler ansprechen. Geben Sie möglichst plastische Beispiele für Ihre Fragestellungen. Lassen Sie den Schüler Ihre Frage oder Anweisung unbedingt wiederholen, um sicher zu gehen, dass er sie verstanden hat.

4. Entwickeln Sie möglichst viele Verhaltensroutinen für den Schüler!
Denken Sie daran, dass Routinen für den Schüler hilfreich sind, um morgens den Unterricht aufmerksam und strukturiert beginnen, aber auch während des Unterrichts folgen zu können. Legen Sie zum Beispiel mit dem Schüler zusammen ganz konkret fest, welche Schritte er zu absolvieren hat, vom Betreten des Klassenzimmers am Morgen bis zum Beginn des Unterrichts.

5. Geben Sie stets eine unmittelbare und eindeutige Rückmeldung auf Beiträge des Schülers oder Verhaltensweisen während des Unterrichts und loben Sie auch kleine Fortschritte!
Sprechen Sie den Schüler immer mit dem Namen direkt an und halten Blickkontakt zu ihm. Benennen Sie in knappen Worten Ihre Einschätzung seiner Antwort. Sie sollten bereits positive Verhaltensansätze oder korrekte Teilantworten loben. Kritisieren Sie in sachlicher Form falsche Antworten oder den Unterricht störende Verhaltensweisen.

6. Planen Sie voraus für kritische Unterrichtsübergänge!
Übergänge von einer zur anderen Aktivität (z.B. von der Pause in den Unterricht) sind kritische Punkte für eine erhöhte Ablenkbarkeit des Schülers. Fokussieren Sie Ihre Aufmerksamkeit v.a. auf diese Übergänge. Besprechen Sie mit dem Schüler im voraus seine an diesen Stellen immer wieder auftretenden Verhaltensprobleme und legen Sie mit ihm konkret fest, wie diese Situation von ihm bewältigt werden kann (z.B. gleich nach dem ersten Pausenklingeln zurück an den Platz zu gehen, sich hinsetzen, den Arbeitsplatz frei räumen und nur die für die nächste Unterrichtsstunde benötigten Materialien hervorholen).

7. Wählen Sie den richtigen Arbeitsplatz für den Schüler!
Setzen Sie den Schüler niemals in einen Teil des Klassenzimmers, in dem Sie sein Verhalten nicht unmittelbar kontrollieren können oder in dem er einer erhöhten Ablenkbarkeit ausgesetzt ist (z.B. Platz am Fenster mit Blick auf den Pausenhof). Setzen Sie ihn auch niemals neben ein anderes Kind mit (ähnlichen) Verhaltensproblemen. Der beste Arbeitsplatz ist in unmittelbarer Nähe zum Lehrer, an dem Sie die Möglichkeit haben, durch vereinbarte Zeichen, Blickkontakt oder Legen der Hand auf die Schulter des Schülers sein (Stör-)Verhalten unmittelbar zu unterbrechen.

8. Helfen Sie dem Schüler, sich selbst zu organisieren!
Leiten Sie den Schüler darin an, seine Arbeit besser zu organisieren, indem Sie ihn z.B. beauftragen, sich Erinnerungskärtchen zu schreiben ("Ich höre mir die Aufgabenstellung des Lehrers zunächst an. Danach gehe ich Schritt für Schritt vor. Am Ende überprüfe ich nochmals, ob ich alles richtig gemacht habe."). Sorgen Sie dafür, dass der Schüler ein Hausaufgabenheft führt, das er Ihnen und der Mutter jeden Tag vorlegen muss. Halten Sie trotzdem für alle Fälle immer Ersatzmaterial bereit, falls der Schüler wichtige Arbeitsutensilien vergessen haben sollte. Hiermit vermeiden Sie unnötige Reibungsverluste während Ihres Unterrichts.

9. Setzen Sie zusammen mit allen Schülern allgemeingültige Regeln gegen Störverhalten während des Unterrichts fest und verbinden Sie diese mit sofortigen Konsequenzen! Diskutieren Sie mit der gesamten Klasse angemessene Regeln für einen störungsfreien Ablauf des Unterrichts und legen Sie nachfolgend die vier wichtigsten (zwei zum Sozialverhalten, zwei zum Arbeitsverhalten) als verbindlich für alle Schüler fest. Verbinden Sie die Regeln immer mit angemessenen und möglichst sofort ausführbaren Sanktionen bei Regelverstößen. Lassen Sie die Regeln durch die Klasse auf ein Poster schreiben und befestigen Sie dieses für alle gut leserlich über der Tafel. Versuchen Sie einmal pro Woche mit den Schülern über das Ge- oder Misslingen des Regelverhaltens zu sprechen und wandeln Sie Regeln eventuell ab.
10. Kanalisieren Sie den Bewegungsdrang des Schülers! Versuchen Sie, den Bewegungsdrang des Kindes in sinnvolle Tätigkeiten einzubinden, z.B. ihm bestimmte Arbeiten im Stehen zu gestatten und in der Pause für angemessene Bewegung zu sorgen.

Tab. 2.12: Didaktische Leitsätze zum Unterricht mit hyperkinetischen Schülern im Unterricht (nach Frölich et al. 2002a).

Pädagogische und didaktische Maßnahmen im Schulunterricht sollten nach Möglichkeit mit den Lehrern so besprochen werden, dass eine Umsetzung im schulischen Alltag möglich ist. Hierbei ist vor allem auf folgende Aspekte zu achten (Frölich et al. 2002a, b):

- Die Erzeugung eines angemessenen Aktivierungsniveaus während des Unterrichts, das weder eine Über- noch Unterreizung des hyperkinetischen Kindes zulässt.
- Die Kanalisierung des motorischen Bewegungsdrangs der Kinder mittels eines ausreichenden Wechsels von Phasen körperlicher Betätigung und Ruhe.
- Es ist außerdem zu berücksichtigen, dass bei hyperkinetischen Kindern auf der Handlungsebene keine ausreichende Verzögerung zwischen Reizstimulus und der darauf folgenden Reaktion erreicht werden kann und somit kein Abgleich von zufließenden Informationen mit bereits im Arbeitsgedächtnis vorhandenen "Handlungsskripten" möglich ist. Zudem ist die Fähigkeit zum "inneren sprachlichen Dialog" mit sich selbst beeinträchtigt. Deshalb kann das eigene Verhalten nicht zufriedenstellend kontrolliert werden und problemlösendes Denken wird behindert. Schließlich ist die Fähigkeit zur Analyse und Resynthese von Informationen defizitär und in der Folge auch das Verständnis komplexerer Sachzusammenhänge (Barkley 1997).

In der schulpädagogischen Arbeit mit dem Kind müssen diese Voraussetzungen der Denk- und Handlungsabläufe in Rechnung gestellt und die vorhandenen Defizite in geeigneten didaktischen Maßnahmen abgemildert oder kompensiert werden. Die Schwierigkeit liegt allerdings darin, hierbei einerseits den kurrikularen Anforderungen einer Regelschule gerecht zu werden, sowie andererseits einen möglichst individuellen Umgang mit dem hyperkinetischen Kind in den Gruppenkontext der Schulklasse zu integrieren. Aus diesem Grund bietet sich zunächst die Auswahl didaktisch-präventiver Maßnahmen an, die prinzipiell für alle Schüler im Unterricht Anwendung finden können, die aber zugleich dazu geeignet sind, insbesondere die Ausdauer- und Konzentrationsfähigkeit des hyperkinetischen Kindes zu erhöhen, seine Ablenkbarkeit vermindern, es darin zu unterstützen, auch komplexe Aufgabenstellungen reflektierter zu bearbeiten und schließlich die ihm eigene motorische Hyperaktivität angemessen zu kanalisieren.

In Tab. 2.12 sind diesbezüglich zehn handlungsleitende Regeln formuliert, die als Leitsätze für die Unterrichtsführung betrachtet werden können. Nach den Erfahrungen aus den von uns durchgeführten Interventionen sollte gerade dieser Ansatz in kleinen Gruppen von Lehrerkollegen durchgeführt werden, aus dem sich ein gewinnbringender gegenseitiger Erfahrungsaustausch entwickeln kann (Frölich et al. 2002a).

Pädagogisch-therapeutische Interventionen im Unterricht

Auch die Wirksamkeit verhaltenstherapeutischer Maßnahmen im Unterricht bei hyperkinetischen Kindern wurde mehrfach nachgewiesen. Die praktische Erfahrung zeigt allerdings, dass Lehrer beträchtliche Schwierigkeiten damit haben, Verstärkersysteme für einzelne Kinder in den Regelschulunterricht zu implementieren. Einmal, weil sie der Ansicht sind, eine Sonderbehandlung des Schülers gegenüber der Klasse nicht vertreten zu können, zum anderen, weil sie sich durch den damit verbundenen Mehraufwand an Arbeit überfordert fühlen. Schließlich wird eingewandt, dass die innerhalb der Schule zur Verfügung stehenden Verstärkermöglichkeiten eingeschränkt sind.

Als aus unserer Sicht praktikabel hat sich deshalb die Verbindung von Verstärkertechniken mit einer Einbeziehung des Elternhauses erwiesen Hierfür eignen sich sogenannte Tagesbeurteilungen von der Schule (Döpfner et al. 1998). Zusammen mit den Eltern werden maximal drei bis vier für das Kind individuell relevante Problemverhaltensweisen im Unterricht formuliert und korrespondierend hierzu konkrete Verhaltensziele festgesetzt (z.B. *"Ich schaffe es auch noch in der letzten Schulstunde, aufmerksam zu bleiben"*). Das Kind muss nach Ende der Schulstunde oder des Vormittags seine Tagesbeurteilung dem Lehrer vorlegen, der die Qualität der Leistung einschätzt und eine zuvor festgelegte Punktzahl vergibt. Das Kind kann nachfolgend unter Vorlage der Tagesbeurteilung zu Hause je nach Umsetzung der Verhaltensziele im Unterricht seine erreichten Punkte in einen Verstärker eintauschen. Diese Methode erweist sich aus mehreren Gründen als vorteilhaft: Der Lehrer fühlt sich nicht zu einer Sonderbehandlung des Kindes gezwungen. Die Kooperation zwischen Schule und Elternhaus sowie regelmäßige Informationen über das Verhalten und den Leistungsstand des Kindes werden erkennbar gestärkt und schließlich kann zu Hause aus einer Vielfalt von Verstärkern ausgewählt und damit die Attraktivität des Systems für den Schüler erhöht werden.

Unter dem Gesichtspunkt einer potenziellen Überlastung des Lehrers durch verhaltenstherapeutische Maßnahmen im Unterricht bieten sich Elemente des Peer Teachings als eine weitere sinnvolle Alternative an, d.h., dass nicht ein einzelner Schüler, sondern die gesamte Klasse oder eine Schülergruppe für ein bestimmtes Zielverhalten verstärkt wird (Kohler und Strain 1990). Nach unserer Erfahrung kann vor allem die Bildung von Schülerpaaren, die gemeinsam einen Arbeits- oder Verhaltensauftrag erhalten, als wirksam erachtet werden. Ein positiver Nebeneffekt der Maßnahme kann darin gesehen werden, dass der hyperkinetische Schüler hierdurch die Möglichkeit erhält, sich aus seiner häufig beobachteten sozialen Isolation innerhalb des Klassenverbandes zu befreien. Bei der von uns präferierten Methode des Peer-Teachings wird dem hyperkinetischen Schüler ein verhaltensunauffälliges Kind als Partner zur Seite gestellt, wobei die gegenseitige Akzeptanz eine Grundvoraussetzung darstellt. Nachfolgend erhält das Paar einen oder zwei Aufträge, z.B. sich gegenseitig an die Hausaufgaben zu erinnern oder sich auf die Einhaltung von zuvor vereinbarten Verhaltensweisen bei Auftreten von Konflikten aufmerksam zu machen. Die Qualität der erbrachten Leistung wird abschließend zu fest vereinbarten Zeitpunkten vom Lehrer eingeschätzt und es kann hierfür auch eine Verstärkervergabe erfolgen.

Kognitive Therapie des Kindes/Jugendlichen

Verhaltenstherapeutische Interventionen beim Kind bzw. Jugendlichen versuchen, die Kernsymptomatik zu verbessern. Dabei sind im Vorschulalter aufgrund des Entwicklungsstandes Selbstinstruktionstrainings und Selbstmanagement kaum anwendbar. Hier sollte durch ein Spieltraining die Steigerung von Beschäftigungsintensität sowie -ausdauer erreicht und durch eine enge Einbeziehung der Mutter Interaktionsstörungen verringert und angemessene pädagogische Maßnahmen erleichtert werden.

Das sich auf Meichenbaum und Goodman (1971) sowie Douglas (1975) zurückführende Selbstinstruktionstraining soll dem Kind helfen, seinen impulsiven Denk- und Handelsstil besser zu kontrollieren. Mit Hilfe von Selbstinstruktionskarten werden die einzelnen Problemschritte eingeübt und versucht, diese in den Alltag des Kindes zu übertragen und zu integrieren. Im deutschsprachigen Raum legten Lauth und Schlottke (1999) ein umfassendes Behandlungsprogramm vor. Das Selbstinstruktionstraining ist auch ein Bestandteil des Therapieprogramms für Kinder mit hyperkinetischem und oppositionellem Problemverhalten (THOP, Döpfner et al. 1998). Allerdings sprechen die empirischen Ergebnisse zur Wirksamkeit von Selbstinstruktionsverfahren nur für einen geringfügigen Erfolg. Insbesondere gelang es kaum, einen Transfer von der Therapie bzw. Laborsituation auf den schulischen Bereich herzustellen. Dies bedeutet, dass sich die Behandlungseffekte auf Alltagssituationen nur bedingt generalisieren lassen und z.B. die Problematik bei der Hausaufgabenbewältigung oder in der Schule nicht ausreichend verbessern (Abikoff 1987). Lauth und Mitarbeiter (1996) erreichten durch eine Kombination von Selbstinstruktionstraining mit operanten Verfahren und Elterngesprächen eine Verbesserung in den Bereichen der Aufmerksamkeitsleistung sowie des hyperkinetischen Verhaltens in der Schule sowie in der Familie. Selbstmanagementmethoden sollen dem Kind eine erfolgreiche und angemessene Situationsbewältigung ermöglichen und ihm helfen, Fehlverhalten zu registrieren und abzustellen. Die bislang vorliegenden Studien zur Selbstbeobachtung oder in Kombination mit Selbst- und Fremdverstärkung weisen darauf hin, dass ihre Integration in einen Behandlungsplan, der auch Stimulanzien einschließt, die Wirkung insgesamt erhöht. In einer differenzierten Auswertung der MTA-Studie konnten Jensen et al. (2001) feststellen, dass in Abhängigkeit der Komorbiditätsprofile die verschiedenen Subgruppen unterschiedlich auf die Behandlungsmaßnahmen ansprachen. Kinder mit begleitenden Angststörungen sowie Störungen des Sozialverhaltens profitierten am meisten aus einer kombinierten Behandlung, die Medikation und Verhaltenstherapie einschloss. Hierbei handelte es sich sowohl um Selbstinstruktion als auch Selbstmanagementansätze. Selbstmanagement in Verbindung mit Selbstinstruktion ist nach Frölich und Mitarbeitern (2000) sowohl im Urteil der Lehrer als auch der Eltern effektiv.

Die aktuelle Literatur legt folgende Einschätzung verhaltenstherapeutischer Maßnahmen nahe:

- Die Wirksamkeit von Eltern-Training und Interventionen in der Familie (Kontingent-Management, Eltern-Kind-Kommunikationstraining) in der Reduktion von expansivem Verhalten ist sehr gut belegt. Langzeiteffekte sind teilweise belegt.
- Die Wirksamkeit von Interventionen in der Schule/im Kindergarten (Kontingent-Management) ist sehr gut belegt. Langzeiteffekte sind teilweise belegt.

Die Wirksamkeit kognitiver Interventionen, vor allem des Selbstinstruktionstrainings, ist nicht hinreichend belegt worden, vereinzelt werden positive Effekte berichtet. Die Wirksamkeit von intensiven Sommerferienprogrammen mit sozialem Kompetenztraining und Kontingentmanagement ist belegt.

Neurofeedback

In den letzten Jahren hat sich das Neurofeedback als ein vielversprechender Ansatz in der Behandlung aufmerksamkeitsgestörter hyperaktiver Kinder erwiesen. Dabei hat sich bei diesem verhaltenstherapeutisch fundierten Verfahren, das über gelernte Modifikation von neurophysiologischen Parametern eine Verbesserung der ADHS-Kernsymptome anstrebt, die Evidenzbasis deutlich verbessert (Holtmann et al. 2004). Das Neurofeedback beruht auf dem Prinzip des operanten Konditionierens: Erwünschtes neuronales Verhalten, z.B. die Produktion von schneller EEG-Aktivität bei gleichzeitiger Unterdrückung langsamerer Aktivität, wird durch die Darbietung angenehmer, leicht wahrnehmbarer und verständlicher Rücksignale verstärkt (Holtmann et al. 2004). Die durch das Feedback erreichten kurzfristigen Verbesserungen entsprachen dabei in drei kontrollierten Studien denen einer Stimulanzienbehandlung sowohl hinsichtlich der Kernsymptomatik als auch der neuropsychologischen Ebene. In der Studie von Monastra et al. (2002) hielten die Effekte über eine Woche an, jedoch fehlen zum jetzigen Zeitpunkt noch angemessene Nachuntersuchungen, um Langzeitwirkungen des Feedback und die Notwendigkeit und Effizienz von Auffrischsitzungen einschätzen zu können. Erst dann ist eine Beurteilung der ökonomischen Aspekte des EEG-Feedbacks nach Holtmann et al. (2004) sinnvoll, weil die Trainingsphase mit einem hohen Betreuungsaufwand verbunden ist. Dennoch könnte das EEG-Feedback ein weiterer wichtiger Baustein in der Behandlung aufmerksamkeitsgestörter hyperaktiver Kinder im Rahmen eines multimodalen Behandlungskonzeptes werden (Heinrich et al. 2006, Holtmann und Stadler 2006).

2.5.2. Pharmakotherapie

Die medikamentöse Behandlung von Hyperkinetischen Störungen hat in den letzten Jahren auch in der Bundesrepublik Deutschland deutlich zugenommen (Schubert et al. 2001, 2003, 2004). Untersuchungen in den Vereinigten Staaten - basierend auf den Daten des *National Ambulatory Medical Care Survey* (NAMCS) für die Jahre 1990 bis 1995 - ergaben für diesen Zeitraum einen 2,3-fachen Anstieg in der Diagnosestellung bei den 5-18-Jährigen und einen 2,6-fachen Anstieg der Zahl der Kinder, denen Methylphenidat verordnet wurde (Robinson et al. 1999).

Diese Daten konnten sowohl in regionalen wie auch in nationalen Stichproben repliziert werden (Safer et al. 1996). Auch die in der letzten Zeit erfolgte Zunahme der Stimulanzientherapie mit Methylphenidat bzw. Dextroamphetamin bei Adoleszenten mit Aufmerksamkeitsstörungen ist in den Vereinigten Staaten gut belegt (Garland 1998). Im europäischen Raum lässt sich dieser Trend für die letzten Jahre ebenfalls nachweisen (Buitelaar und Bergsma 2000). Diese Entwicklung, die sich auch mit einer deutlichen Zunahme von entsprechenden Veröffentlichungen in der Fach- und in der Laienpresse niederschlägt, wird von Experten kontrovers bewertet. Während kritisch vor einem Fehlgebrauch bzw. einer Medikalisierung psychosozialer Probleme gewarnt wird, steht dem die hohe Wirksamkeit und die positive Beeinflussung der schulischen und sozialen Entwicklung gegenüber (Leuzinger-Bohleber et al. 2006).

Die europäischen Leitlinien und die Leitlinien der Deutschen Gesellschaft für Kinder- und Jugendpsychiatrie und -psychotherapie sowie die kinder- und jugendpsychiatrischen Berufsverbände empfehlen bei der Behandlung von Hyperkinetischen Störungen eine multimodale Therapie, bei der die Pharmakotherapie ein zentrales Element darstellt (Taylor et al. 2004, Döpfner et al. 2007). Nach der Stellungnahme der Bundesärztekammer (2005) sollte sich die Behandlung im wesentlichen auf drei Maßnahmenbündel stützen: Psychoedukation, Verhaltenstherapie und die medikamentöse Behandlung, wobei die Durchführung in der Regel ambulant und in einem interdisziplinären Ansatz erfolgen sollte.

Eine primäre Pharmakotherapie ist immer dann indiziert, wenn eine stark ausgeprägte situationsübergreifende ADHS mit krisenhafter Zuspitzung, z.B. drohende Umschulung in eine Sonderschule, massive Belastung der Eltern-Kind-Beziehung oder ausgeprägte Konflikte im schulischen Bereich, vorliegt (Döpfner et al. 2007). Die Ausprägung und Schwere der Symptomatik und die hierdurch ausgelösten Konflikte in Schule und Familie stellen somit die wesentliche Indikation für eine primäre Pharmakotherapie dar (Banaschewski et al. 2008) (☞ Abb. 2.14).

Psychostimulanzien sind im allgemeinen die Medikation der ersten Wahl. Ihre Effektivität bei relativ geringen Nebenwirkungen ist in vielen Studien gesichert.

Einteilung der verschiedenen Psychostimulanzien aufgrund ihrer chemischen Struktur

Psychostimulanzien werden chemisch in Amphetamin-Derivate (MPH und Amphetamine) und Nicht-Amphetamin-Derivate (Pemolin etc.) eingeteilt.

Die Amphetamin-Derivate bestehen aus klinischer Sicht aus drei hauptsächlichen Gruppen:

- **Methylphenidat**
  (z.B. Concerta®, Equasym®, Focalin®, Medikinet®, Medikinet retard®, Equasym Retard®, Metadate®, Metadate-CD®, Methylin®, Ritalin®, Ritalin-SR®, Ritalin-LA®)
- **Dextroamphetamin**
  (z.B. Dexedrine®, Dexedrine Spansule®, Dextrostat®)
- **D/L-Amphetaminsalze**

Die drei genannten Gruppen werden in verschiedenen Freisetzungsformen mit unterschiedlicher Wirkdauer hergestellt (Übersicht bei Sevecke et al. 2004):

- als **schnell freisetzende Form**
  (engl. *Immediate Release*; im Folgenden "IR" genannt)
- als **verzögernd freisetzende Retard-Form**
  (engl. *Sustained Release* oder *Extended Release* im Folgenden "SR" genannt)
- sowie als **Kombination** beider in einer Tablette (engl. *Immediate Release + Sustained Release*; im Folgenden "IR + SR" genannt)

Für das Methylphenidat gibt es zudem noch eine **besonders langwirksame Form** (engl. *Extended Release*; im Folgenden "MPH-ER" genannt), welche aber auch eine schnell wirksame Komponente (MPH-IR) enthält.

Focalin® ist d-Methylphenidat (d-MPH) und ein aktives Isomer des MPH. Der Wirkmechanismus ist gleich, allerdings soll die Hälfte der sonst üblichen Dosierung ausreichend sein.

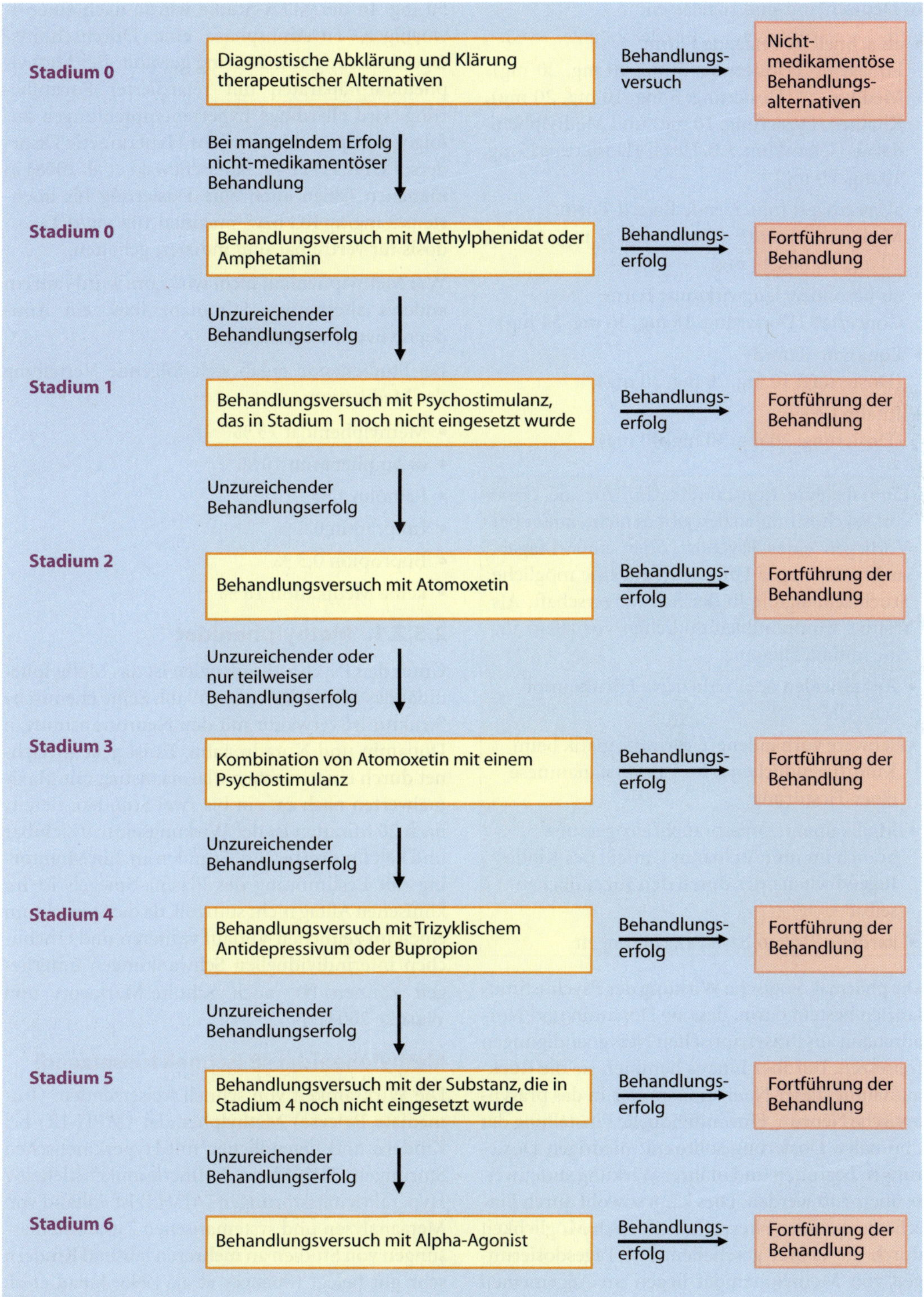

Abb. 2.14: Medikamentöser Behandlungsalgorithmus der ADHS nach Pliszka et al. 2006.

In Deutschland sind zugelassen:

- als schnell freisetzende Form: Equasym® (Dosierung: 5 mg, 10 mg, 20 mg), Medikinet® (Dosierung: 5 mg, 10 mg, 20 mg), Ritalin® (Dosierung: 10 mg) und Methylphenidat als Generikum, z.B. Hexal (Dosierung: 5 mg, 10 mg, 20 mg)
- als verzögert freisetzende Retard-Form: Medikinet retard® (Dosierung: 5 mg, 10 mg, 20 mg, 30 mg, 40 mg)
- als besonders langwirksame Form: Concerta® (Dosierung: 18 mg, 36 mg, 54 mg).
- Equasym Retard® (Dosierung: 10 mg, 20 mg, 30 mg)
- Ritalin LA® (Dosierung: 20 mg, 30 mg, 40 mg)

Eine absolute Kontraindikation für die Gabe von Psychostimulanzien gibt es nicht, außer bei Vorliegen einer Psychose oder einer Magersucht oder wegen Hinweisen auf eine mögliche Fruchtschädigung in der Schwangerschaft. Als relative Kontraindikation gelten vor allem für eine initiale Therapie:

- Anfallsleiden oder reduzierte Hirnkrampfschwelle
- schwere vorhandene Ticsymptomatik beim Kind/Jugendlichen oder Familienanamnese einer Ticstörung
- Medikamentenmissbrauch/Drogenmissbrauch im unmittelbaren Umfeld des Kindes/Jugendlichen oder durch den Jugendlichen selbst
- kardiale Risiken bzw. Erkrankungen

Die pharmakologische Wirkung der Psychostimulanzien besteht darin, dass sie Dopamin und Noradrenalin aus präsynaptischen Nervenendigungen freisetzen. Darüber hinaus hemmen sie die Rückaufnahme dieser Neurotransmitter in das präsynaptische Neuron. Eine individuelle Einstellung der optimalen Dosierung sollte mit niedrigen Dosierungen beginnen und in ihrer Wirkung stufenweise überprüft werden. Dies kann sowohl durch Einschätzungen der Eltern als auch nach Möglichkeit durch die Lehrer geschehen. Die Tagesdosierungen von Methylphenidat liegen im Allgemeinen unter 1 mg/kg Körpergewicht bzw. überschreiten auch bei Jugendlichen selten eine Tagesdosis von 50 mg. In der MTA-Studie wurde nach einer 4-wöchigen Titrationsphase eine Durchschnittstagesdosierung von 30,5 mg gewählt. Bei Methylphenidatpräparaten mit retardierter Formulierung wird allerdings Expertenempfehlungen zufolge (European Network for Hyperkinetic Disorders; EUNETHYDIS; Banaschewski et al. 2008) in manchen Fällen auch eine Dosierung bis höchstens 2 mg/kg KG bzw. maximal 108 mg/d Tagesdosis für vertretbar und indiziert gehalten.

War Methylphenidat nicht wirksam, wurde auf ein anderes alternatives Stimulanz bzw. ein Antidepressivum umgestellt.

Bei Studienende ergab sich folgende Verteilung der Medikation:

- Methylphenidat 73 %
- d-Amphetamin 10 %
- Pemolin 1 %
- Imipramin 0,3 %
- Bupropion 0,3 %
- keine Medikation 18 %

2.5.2.1. Methylphenidat

Unter den Psychostimulanzien ist das Methylphenidat das Mittel der ersten Wahl. Seine chemische Struktur ist verwandt mit den Neurotransmittern Dopamin und Noradrenalin. Es ist gekennzeichnet durch einen raschen Plasmaanstieg mit Maximalwerten nach ca. ein bis zwei Stunden. Bereits nach 20 Minuten ist der Wirkungseintritt sichtbar und hält für drei bis fünf Stunden an. Ein Monitoring mit Bestimmung des Plasma-Spiegels ist im klinischen Alltag nicht sinnvoll, da die Spiegel zum einen im zeitlichen Verlauf variieren und erheblichen interindividuellen Schwankungen unterliegen können (☞ auch Schulte-Markwort und Warnke 2004).

Methylphenidat-IR (schnell freisetzend)

Die Wirksamkeit von schnell freisetzendem (Immediate Release) Methylphenidat (MPH-IR) bei Kindern und Jugendlichen mit Hyperkinetischen Störungen (HKS) bzw. Aufmerksamkeitsdefizit-/Hyperaktivitätsstörungen (ADHS) ist anhand von Metaanalysen und systematischen Zusammenfassungen von Studien an mehreren tausend Kindern sehr gut belegt (Spencer et al. 1996, Jadad et al. 1999, Übersicht: Sevecke et al. 2004). Die Substanz reduziert die Kernsymptome der Aufmerksamkeitsstörung, der Hyperaktivität und der Impulsivität. Die Responder-Rate liegt bei ca. 75 %. Effektstärkeberechnungen belegen die ausgeprägten Behandlungseffekte. Im Vergleich zu Placebo liegen die Effektstärken bei 0,8-1,0 für Verhaltensmaße (Veränderung von Hyperaktivität, impulsivem, störendem und abgelenktem Verhalten im Unterricht) und bei 0,6-0,8 für kognitive Maße wie Aufmerksamkeitsstörungen oder kognitive Impulsivität (Pliszka et al. 2000a, 2000b, Lord und Paisley 2000, ☞ Döpfner und Lehmkuhl 2002). Obwohl die Halbwertzeit von MPH zweieinhalb bis vier Stunden beträgt, vermindert sich die klinische Wirkung individuell unterschiedlich schnell. So lässt die Wirkung mitunter bereits nach drei Stunden nach (Pelham et al. 1990). Nach den Leitlinien der American Academy of Child and Adolescent Psychiatry (2002) ist bei ungefähr 15 % der medikamentös behandlungsbedürftigen Patienten eine einmalige Gabe von schnell freisetzendem MPH ausreichend. Nach der Kölner Multimodalen Interventionsstudie liegt diese Rate in Deutschland (vermutlich aufgrund eines anderen Schulsystems ohne Ganztagesbeschulung) noch höher (Döpfner und Lehmkuhl 2002, Döpfner et al. 2004). Bei den übrigen Patienten hingegen legt das klinische Bild eine Mehrfachgabe oder die Gabe eines Retard-Präparates nahe.

Wirksamkeit von Methylphenidat-IR

- Behandlung ist nur wirksam, solange sie durchgeführt wird. Eine Langzeitbehandlung (meist über Jahre) ist notwendig, um die positiven Effekte aufrechtzuerhalten
- Langzeiteffekte sind wenig untersucht. Eine bessere Prognose von ausschließlich mit Methylphenidat behandelten Kindern nach Absetzen der Medikation konnte nicht nachgewiesen werden
- Stimulanzien sind keine Wundermittel. Durch Medikamente lernt das Kind nichts dazu. Sie vermeiden lediglich die Auftretenswahrscheinlichkeit problematischer Verhaltensweisen. Zugleich ist aber aus klinischer Erfahrung zu betonen, dass die Wirkung der Medikation bei den Betroffenen durch die verbesserte Ausschöpfung ihrer intellektuellen Resourcen ganz beträchtliche sekundäre motivationale Effekte auf das Lernverhalten haben kann
- Kompetenzdefizite von Kindern mit hyperkinetischen Störungen erfordern zusätzliche Interventionen, z.B. bei zugleich vorliegenden Teilleistungsproblemen
- Die Medikation kann die Wirksamkeit anderer Interventionen steigern

Bei der Durchführung der Medikation und bei der Beurteilung der Veränderungen ist der rasche Wirkungseintritt und -abfall zu beachten, um ggf. Mehrfachgaben bzw. eine Retard-Gabe zu verordnen.

Behandlungseffekte mit Methylphenidat

- beginnen 30-45 Minuten nach Einnahme
- bleiben 2-4 Stunden auf maximalem Niveau
- nach 3-7 Stunden deutliche Verminderung der Effekte

Aufgrund der geringen Halbwertszeit und dadurch nicht anhaltenden längerfristigen Wirkung ist bei einigen Kindern eine mehrmalige Gabe von Methylphenidat-IR pro Tag oder die Verordung eines Retard-Präparats notwendig. Die erneute Gabe kann nach vier Stunden sowohl in der Schule erfolgen als auch über den Tag verteilt in regelmäßigen Abständen von drei bis vier Stunden, wobei die letzte Gabe möglichst nicht nach 16.00 Uhr erfolgen sollte, da in manchen Fällen Einschlafstörungen auftreten können. Mitunter können jedoch auch Einschlafstörungen durch eine späte Gabe verbessert werden.

Mehrmalige Gabe von Methylphenidat-IR pro Tag

- ausgeprägtes hyperkinetisches Verhalten am späten Schulvormittag oder am Nachmittag mit deutlichen Schwierigkeiten bei den Hausaufgaben kann eine erneute Gabe notwendig machen
- in vielen Fällen können Verhaltensprobleme in der Familie mit Verhaltenstherapie soweit vermindert werden, dass eine Stimulanziengabe am Nachmittag nicht notwendig ist

Da die klinische Erfahrung zeigt, dass eine hohe individuelle Variabilität bezüglich der Response auf die einzelnen medikamentösen und psychotherapeutischen Maßnahmen besteht, ist eine individuelle Titration von Methylphenidat immer notwendig, um eine optimale Einstellung im Einzelfall zu gewährleisten. Deshalb sollten die Effekte sowohl in der Schule als auch zu Hause durch standardisierte Fragebögen überprüft werden. In einem hierzu entwickelten Wochenbeurteilungsbogen für Eltern und Lehrer wird diese Austestungsphase der medikamentösen Therapie genau dokumentiert, um eine optimale Einstellung zu gewährleisten (☞ Abb. 2.15).

Einstellung mit Methylphenidat

Wie sollte idealerweise eine Einstellung mit Methylphenidat erfolgen? Ein systematisches Vorgehen ist in verschiedene Schritte zu unterteilen und sollte eine möglichst engmaschige Kontrolle beinhalten (☞ Döpfner et al. 2000a):

- Der Arzt schließt Kontraindikationen aus:
  - Ticstörungen (relative Kontraindikationen)
  - kardiale Risiken bzw. Erkrankungen
  - erniedrigte Hirnkrampfschwelle (relative Kontraindikationen)
  - Medikamenten- oder Substanzabusus im Umfeld des Kindes
- Der Arzt/Therapeut klärt die Eltern über Wirkungen und unerwünschte Wirkungen auf.
- Der Arzt/Therapeut klärt das Kind über den geplanten Behandlungsversuch und das Medikament auf.
- Der Arzt/Therapeut nimmt - bei Einverständnis der Eltern - Kontakt mit dem Klassenlehrer auf, klärt ihn über die Medikation und den geplanten Behandlungsversuch auf.
- Der Arzt/Therapeut vereinbart mit dem Lehrer für die kommenden Wochen die Durchführung spezieller Wochen-Beurteilungen (Wochen-Beurteilungsbogen für Eltern und Lehrer).
- In den ersten Wochen wird keine Medikation verabreicht (*baseline*).
- In den beiden folgenden Wochen: Anfangsdosierung von 5-10 mg morgens.
- In den darauffolgenden Wochen kann die Dosierung wöchentlich um 5 bis 10 mg gesteigert werden, solange noch erhebliche Auffälligkeiten in der Schule auftreten, keine unerwünschten Wirkungen beobachtbar sind und die maximale Dosierung noch nicht erreicht ist.
- Der Arzt/Therapeut überprüft die Effekte anhand des Wochen-Beurteilungsbogens für Eltern und Lehrer und klärt das Auftreten von unerwünschten Wirkungen ab. Falls die Wirksamkeit der Medikation sehr schnell bereits wieder nachlässt, z.B. im Laufe des Schulvormittags oder sehr früh am Nachmittag, besteht in einem 2. Schritt auch die Möglichkeit, den Symptomverlauf über einen Tagesprofilfragebogen sowohl aus Sicht der Eltern als auch der Lehrer zu überprüfen (☞ Abb. 2.15) (Döpfner et al. 2006).
- Eine längerfristige Behandlung, zunächst für den Zeitraum von sechs bis neun Monaten, sollte dann empfohlen werden, wenn sich in dem kontrollierten Versuch eindeutige Effekte nachweisen ließen und keine ausgeprägten unerwünschten Nebenwirkungen auftraten.
- Zur Verlaufskontrolle sollte der Wochen-Beurteilungsbogen für Eltern und Lehrer etwa alle zwei Monate von dem Lehrer auch dann beurteilt werden, wenn keine weiteren psychotherapeutischen Interventionen mehr durchgeführt werden.
- Falls eine ausgeprägte ADHS-Symptomatik des Kindes in der Familie persistiert, kann die Wirkung einer bis zweier zusätzlicher Medikamentengaben um die Mittagszeit und am Nachmittag in der Familie in gleicher Form überprüft bzw. auf ein Retardpräparat umgestellt werden (☞ dort).

Wochen-Beurteilungsbogen für Eltern und Lehrer

zur Austestung medikamentöser Therapie

Name des Kindes/Jugendlichen: *Frank*	Alter: *9 J*	Datum:		
Beurteilt von: O Vater	O Mutter	⊗ Lehrer/in	O Erzieher/in	O Anderen:
Name:				

Beurteilen Sie bitte das Verhalten des Kindes zum Ende der Woche. Tragen Sie hinter jede Feststellung eine Zahl in die entsprechende Spalte ein.	Woche						
Teil A: Conners-Bogen	1	2	3	4	5	6	7
Beurteilungs-Skala: 0 überhaupt nicht; 1 ein wenig; 2 ziemlich; 3 sehr stark	Datum						
	03/05	*10/05*	*17/05*	*24/05*	*02/06*	*09/06*	
01. Ist unruhig oder übermäßig aktiv	*3*	*3*	*2*	*3*	*1*	*2*	
02. Ist erregbar oder impulsiv	*3*	*2*	*2*	*3*	*2*	*1*	
03. Stört andere Kinder	*2*	*2*	*3*	*2*	*1*	*1*	
04. Beendet angefangene Aufgaben nicht (kurze Aufmerksamkeitsspanne)	*2*	*3*	*1*	*2*	*1*	*2*	
05. Ist ständig zappelig	*3*	*2*	*2*	*3*	*1*	*1*	
06. Ist unaufmerksam oder ablenkbar	*2*	*2*	*2*	*2*	*2*	*1*	
07. Seinen Forderungen muss sofort nachgekommen werden. Kann nicht abwarten, ist rasch enttäuscht	*1*	*1*	*0*	*3*	*2*	*0*	
08. Hat Wutausbrüche und explosives oder unüberlegtes Verhalten	*0*	*1*	*1*	*1*	*0*	*1*	
09. Weint schnell	*2*	*0*	*0*	*1*	*3*	*0*	
10. Hat abrupte Stimmungsschwankungen	*2*	*0*	*0*	*1*	*1*	*1*	
Teil B: Problemliste - Verhaltensprobleme des Kindes							
Beurteilungs-Skala (Fragen 1-4) – Wie häufig trat das Problemverhalten auf? 0 nie; 1 einmal; 2 2-3 Mal; 3 tägl.; 4 mehrm. tägl.; 5 ständig							
1. *stört durch ständiges Aufstehen*	*5*	*5*	*3*	*4*	*1*	*1*	
2. *ist in allem ab der 3. Stunde sehr unkonzentriert*	*4*	*4*	*4*	*3*	*2*	*3*	
3. *arbeitet kaum aktiv mit*	*4*	*5*	*4*	*4*	*3*	*4*	
4. *bekommt Streit mit Kindern, greift sie an*	*3*	*2*	*2*	*2*	*1*	*2*	
5. Wie problematisch war das Verhalten des Kindes insgesamt? Kein Problem 0 1 2 3 4 5 6 7 8 9 Es hätte nicht schlimmer sein können	*7*	*6*	*5*	*5*	*3*	*3*	
Teil C: Wird vom Arzt/Psychologen ausgefüllt – Teil A: Summe Conners	*20*	*16*	*13*	*20*	*14*	*10*	
Teil B: Summe Problemliste (1-4)	*16*	*16*	*13*	*12*	*7*	*10*	
Dosierung (mg)	*Ø*	*Ø*	*10*	*10*	*15*	*15*	
Andere Auffälligkeiten oder zusätzliche Bemerkungen bitte auf der Rückseite							

Arbeitsblatt T05: Wochenbeurteilungsbogen für Eltern und Lehrer

Abb. 2.15: Wochenbeurteilungsbogen für Eltern und Lehrer (Döpfner et al. 2000a). Individuelle Einträge von Eltern und Lehrkräften sind *kursiv* gedruckt.

- Falls die Medikation nur für den Schulvormittag verabreicht wird, erfolgt am Wochenende und in den Ferien in der Regel keine Medikation. Falls durch die Medikation auch Auffälligkeiten des Kindes in der Familie vermindert werden, kann die Tabletteneinnahme auch an Wochenenden und in den Ferien erfolgen.
- Auslassversuch nach sechs, spätestens nach neun Monaten (aber nicht kurz vor Beginn oder kurz nach Ende der Ferien) inklusive Kontrolle von Blutdruck, Pulsfrequenz, Körpergröße und Körpergewicht, Tics, Appetit, Affekt und anderen Nebeneffekten.
- Bei deutlicher (meist wachstumsbedingter) Gewichtszunahme kann eine entsprechende Anpassung der Dosierung, d.h. Erhöhung notwendig sein.

Um festzustellen, wie gut die Ansprechbarkeit auf Methylphenidat ist, sollten die entsprechenden Beurteilungsbögen für Eltern, Lehrer bzw. Erzieher sowie auch ein Selbstbeurteilungsbogen für Kinder ab dem 11. Lebensjahr in regelmäßigen Abständen ausgefüllt und aufgrund dieser Ergebnisse die weitere Medikation überdacht werden (☞ Abb. 2.16).

Zusammenfassend lässt sich feststellen, dass die individuelle Titration von Methylphenidat ein wesentlicher Bestandteil einer fachgerechten Behandlung ist und entsprechend gründlich und zeitaufwendig durchgeführt werden sollte.

Individuelle Titration von Methylphenidat:

- Große Unterschiede in der jeweils optimalen Dosierung
- Zunächst Beginn mit geringer Gabe von 5-10 mg pro Tag
- In wöchentlichen Abständen wird die Dosierung in Abhängigkeit von den Effekten gesteigert
- Die maximale Tagesdosis von 1 mg/kg Körpergewicht oder 60 mg sollte nicht überschritten werden
- In der Regel liegen Tagesdosierungen zwischen 0,3-0,7 mg/kg Körpergewicht. Tagesdosierungen von 30-40 mg werden kaum überschritten
- Aufgrund der interindividuellen Variabilität in der Reaktion auf Stimulanzien ist eine individuelle Einstellung in einem kontrollierten Behandlungsvorgehen unverzichtbar

Methylphenidat-Retardpräparate

Obwohl die Halbwertszeit von Methylphenidat (MPH) 2 ½ bis 4 Stunden beträgt, vermindert sich die klinische Wirkung doch individuell recht unterschiedlich nach drei bis sieben Stunden (Pelham et al. 1990), so dass bei einigen Patienten eine einmalige Gabe von schnell freisetzendem MPH durchaus ausreichend sein kann. Bei einem erheblichen Anteil der Patienten nimmt die ADHS-Symptomatik nach frühmorgendlicher Gabe häufig schon im Verlauf des späten Schulvormittags wieder zu, so dass auch die Hausaufgabenzeit in der Familie dann erheblich belastet sein kann. In solchen Fällen und auch, wenn die ADHS-Symptomatik erhebliche Beeinträchtigungen im Freizeitbereich nach sich zieht, ist eine mehrfache Gabe von schnell freisetzendem MPH oder die Verabreichung eines Retard-Präparats indiziert. In Deutschland sind die Präparate Concerta®, Medikinet retard®, Equasym retard® und Ritalin LA® zugelassen, die anderen unten aufgeführten Präparate sind über die Auslandsapotheke erhältlich.

Methylphenidat-SR (Sustained Release) und Methylphenidat-IR+SR (Immediate Release + Sustained Release)

Retard-Präparate mit verzögert freisetzendem MPH sind in den USA und einigen anderen Staaten schon seit längerem verfügbar und haben sich insgesamt als genauso wirkungsvoll erwiesen wie nicht retardierte Methylphenidatformulierungen (King et al. 2004). Allerdings sind diese Präparate deutlich teurer als schnell freisetzendes Methylphenidat.

▶ Medikinet Retard®

Eine 20 mg-Tablette Medikinet Retard® enthält zu gleichen Teilen jeweils 10 mg MPH-IR und 10 mg MPH-SR. Durch diese im Vergleich zu Ritalin-SR® veränderte Galenik soll sowohl eine schnell einsetzende sofortige als auch eine länger anhaltende Wirkdauer (etwa 8 Stunden) gewährleistet sein. Damit ist in der Regel eine einmalige morgendliche Gabe zumindest für den Schulalltag ausreichend, und Wirkung und Nebeneffekte klingen vor den Abendstunden wieder ab (Döpfner et al. 2004). Bei der morgendlichen Einnahme ist darauf zu achten, dass sie nach dem Frühstück zu erfolgen hat.

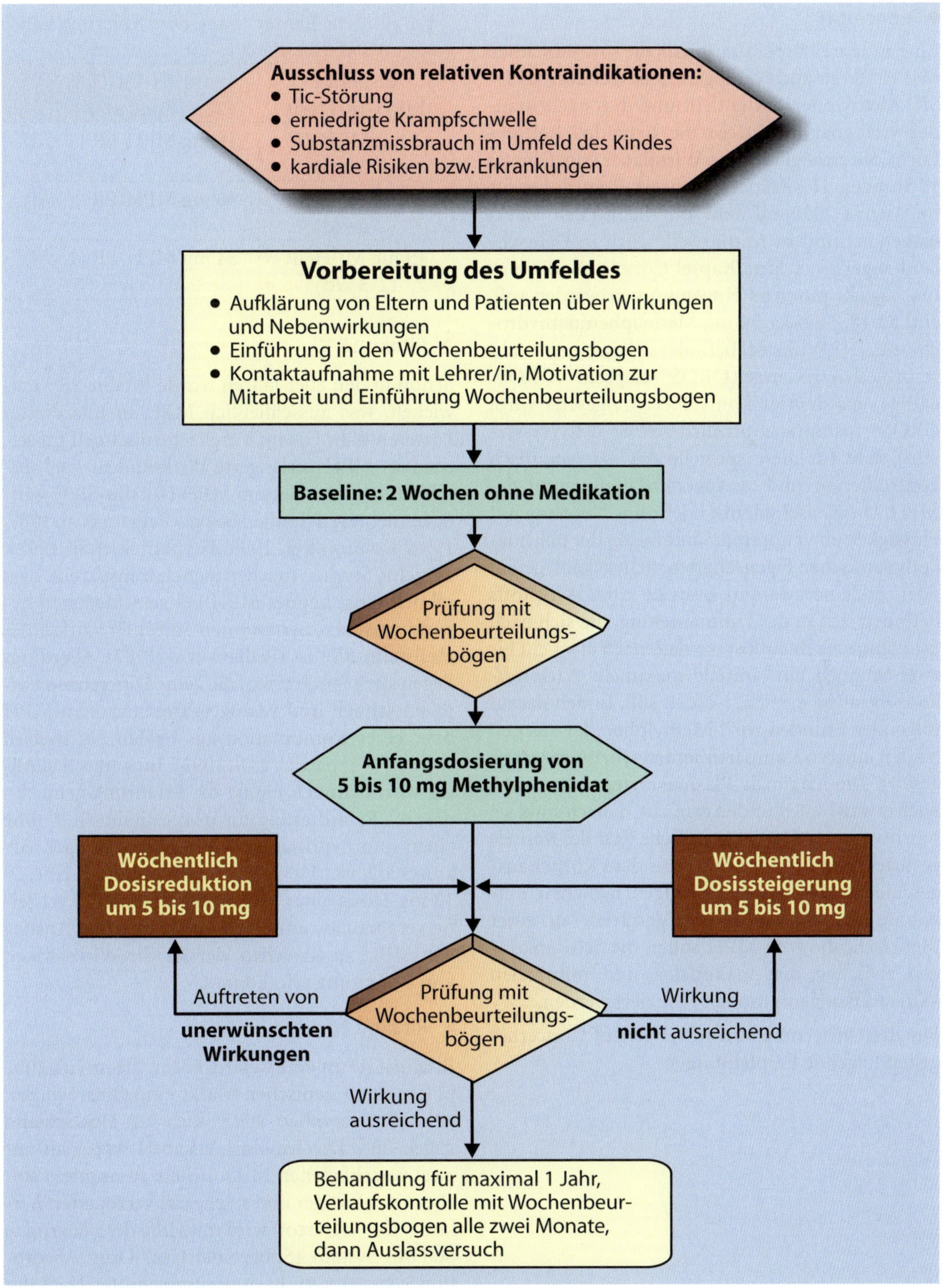

Abb. 2.16: Individuelle Titration von Methylphenidat.

Concerta®

Eine andere Zubereitungsform, die sowohl schnell (MPH-IR) als auch verzögert freisetzendes (MPH-SR) Methylphenidat enthält und dies nacheinander verfügbar macht, ist die Extended Release-Form. Sie ermöglicht eine Wirkdauer von 6 bis zu 12 Stunden. Das Präparat Concerta® wurde bereits im August 2000 auf dem amerikanischen Markt eingeführt und ist mittlerweile auch in Deutschland zugelassen. Eine Kapsel Concerta®, die einmal täglich morgens eingenommen werden soll, enthält 18, 36 oder 54 mg Methylphenidathydrochlorid. Der Wirkstoff befindet sich in einem nicht resorbierbaren Gerüst (OROS®-Kapseln = OROS-MPH), aus dem er kontrolliert freigesetzt wird. OROS® (osmotic controlled-release delivery system) steht für diese spezielle Art der osmotisch kontrollierten und verzögerten Freisetzung des MPH. Die Kapsel soll mit oder ohne Nahrung mit Flüssigkeit eingenommen und wegen der pharmakodynamischen Eigenschaften nicht gekaut, geteilt oder zerkleinert werden. Etwa 22 % des Wirkstoffs befinden sich in der Ummantelung, die sich nach Einnahme rasch auflöst, so dass nach etwa ein bis zwei Stunden eine initiale maximale Wirkstoffkonzentration erreicht werden soll. In den darauf folgenden Stunden wird Methylphenidat aus den beiden inneren Kompartimenten schrittweise freigesetzt. Die maximale Plasmakonzentration wird nach etwa 6 bis 8 Stunden erreicht, danach sinkt sie schrittweise ab. Der nicht lösliche Rest des Kapselgerüstes wird über den Stuhl aus dem Körper ausgeschieden. Bei einer einmaligen täglichen Einnahme von Concerta® im Vergleich zu einer Mehrfachgabe vom MPH sollen die Schwankungen zwischen den maximalen und minimalen Wirkstoffkonzentrationen reduziert werden.

Für die Umsetzung von MPH-IR auf Concerta® gelten folgende Empfehlungen:

Empfohlene Umrechnung der Dosierung von MPH-IR auf MPH-ER (Concerta®)	
Bisherige MPH-IR-Dosis	MPH-ER-Dosis (Concerta®)
5 mg MPH-IR (2-3 x/d)	18 mg MPH-ER (1 x/d)
10 mg MPH-IR (2-3 x/d)	36 mg MPH-ER (1 x/d)
15 mg MPH-IR (2-3 x/d)	54 mg MPH-ER (1 x/d)

Ritalin-SR®

Schon in den 80er Jahren wurde Ritalin-SR® entwickelt, was ausschließlich MPH in retardierter Form enthält. Die im Vergleich zu schnell freisetzendem MPH verlängerte Wirksamkeit von ausschließlich retardiertem MPH (Ritalin-SR®) wurde in mehreren Studien belegt (Pelham et al. 1987, 1990, Kollins et al. 1998, Fitzpatrick et al. 1992). Einzelne Studien machen jedoch transparent, dass schnell freisetzendes MPH bei verschiedenen hyperkinetischen Symptomen mitunter wirksamer als Ritalin-SR® ist (Pelham et al. 1987). Allerdings liegen auch Studien vor, die keine Differenzen zwischen schnell und verzögert freisetzendem MPH bzw. einer Kombination aus beiden nachweisen können (Fitzpatrick et al. 1992). Im klinischen Alltag wird dennoch häufig die Erfahrung gemacht, dass die Retardierungsform von Ritalin-SR® ohne einen sofort wirksamen MPH-Anteil weniger wirkungsvoll ist. Deswegen wird mitunter eine 5-10 mg-Dosis eines MPH-IR-Präparates gleichzeitig verabreicht, um einen initialen steilen Anstieg von MPH zu erreichen, der für die Wirksamkeit von Bedeutung sein könnte.

Ritalin-LA®

Ritalin-LA® ist eine Retard-Form, die im Juli 2002 in den amerikanischen Markt eingeführt worden ist seit Dezember 2007 auch in Deutschland zugelassen. Die Ritalin-LA-Kapsel setzt sich aus zwei verschiedenen Mikropellets zusammen, solche mit sofortiger und solche mit verzögerter Wirkung. Der Wirkstoff wird mit Hilfe des neuartigen SODAS-System (Spheroidal Oral Drug Absorption System) zweiphasisch ausgeschüttet. Nach der Freisetzung des MPH-IR ist die erste maximale Plasmakonzentration nach 2,1 Stunden erreicht. Es kommt dann nach 5,6 Stunden zu einem zweiten noch höheren Anstieg der Plasmakonzentration durch die verzögerte Freisetzung des MPH-SR (Markowitz et al. 2003) (☞ Abb. 2.17a). Die Gabe von 20 mg Ritalin LA® entspricht somit pharmakologisch der Gabe von 2 x 10 mg MPH-IR im Abstand von ca. vier Stunden. Die Einnahme von Ritalin LA® kann nahrungsunabhängig erfolgen, d.h., die Wirkung von Ritalin LA® ist auch dann gesichert, wenn nur wenig oder gar nicht gefrühstückt wird. Tagesdosen von 2 mg/kg können z.T. notwendig sein.

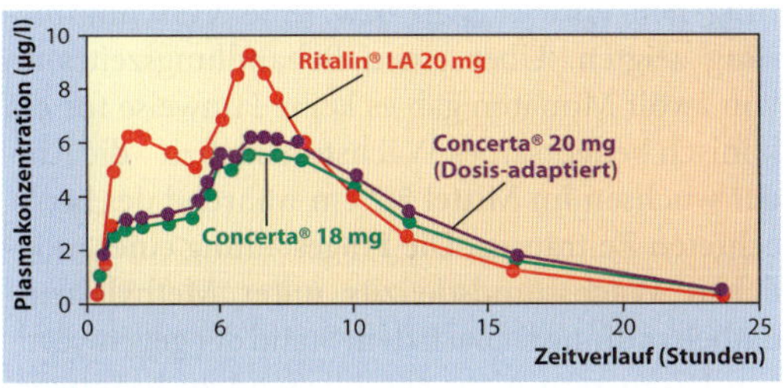

a

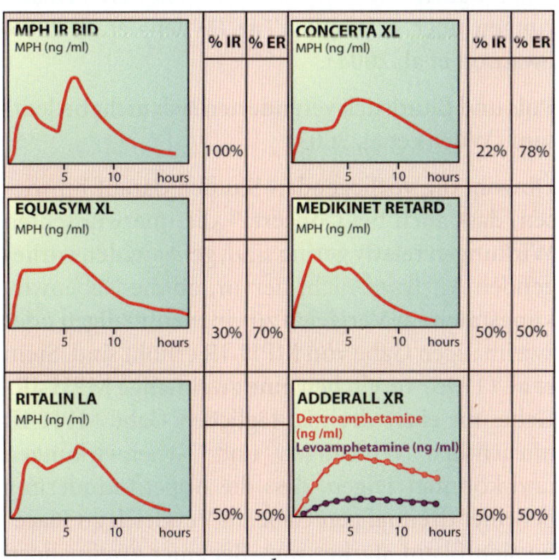

b

Abb. 2.17a+b: **a**) Mittlere Konzentrationsprofile von DL-threo-Methylphenidat nach Gabe von Ritalin LA® 20 mg und Concerta® 18 mg bei gesunden Erwachsenen (Markowitz et al. 2003).
b) Blutplasma-Spiegel von nicht retardiertem Methylphenidat (2malige Gabe) sowie der analysierten langwirksamen Methylphenidat- und Amphetamin-Präparate (aus Banaschewski et al. 2006).

▶ Equasym Retard® (Metadate-CD®)

Eine Kapsel Metadate-CD® enthält 20 mg Methylphenidathydrochlorid mit 30 % (6 mg) sofort freisetzenden (MPH-IR) und 70 % (14 mg) verzögert freisetzenden (MPH-SR) Perlen (Greenhill et al. 2002). Die Studien zur Bioverfügbarkeit weisen auf ähnliche Eigenschaften wie Medikinet retard® hin (González et al. 2002, Pentikis et al. 2002). Das Präparat ist in den USA weit verbreitet.

Studienlage zu den MPH-Retard-Präparaten

Sevecke et al. (2004) sowie Banaschewski et al. (2006, 2008a, b) fassen die Ergebnisse der Studien zu MPH-Retard-Präparaten in Übersichten zusammen. Ihre Schlussfolgerungen ergeben, dass Retard-Präparate einen hohen Stellenwert in der Behandlung von ADHS einnehmen, jedoch die schnell freisetzenden Präparate nicht vollständig ersetzen. Eine individuelle klinische differenzielle Indikationsstellung ist notwendig.

▶ Ritalin-LA®

Das Präparat Ritalin-LA® wurde zum einen in einer doppelblinden randomisierten Studie im Vergleich zu Placebo (Lyseng-Williamson und Keating 2002) und zum anderen im Vergleich zu Concerta® (Lopez et al. 2003) untersucht. Ritalin-LA® zeigt einen schnelleren und höheren Plasmaanstieg innerhalb der ersten vier Stunden im Vergleich zu Concerta® und infolge dessen auch bessere klinische Effekte, gerade in der Schulzeit. In einer weiteren klinischen Studie wurde die Wirksamkeit von verschiedenen Dosierungen von Ritalin LA® im Vergleich zu Concerta® untersucht. In einem Zeitfenster bis zu acht Stunden waren 40 mg Ritalin LA® gegenüber 36 mg Concerta signifikant überlegen. Die beschriebenen Unterschiede zwischen Ritalin-LA® und Concerta® glichen sich während des beobachteten Zeitraums zwischen der 4. und 8. Stunde an. Ein weiterer Vergleich des Zeitfensters von 8-12 Stunden wurde nicht durchgeführt. Es ist anzunehmen, dass die Wirkdauer von Ritalin-LA® eher der Wirkdauer einer zweimaligen Gabe von MPH-IR (10-10-0 mg) entspricht. Mit dem zweigipfligen Tagesprofil imitiert Ritalin LA die zweimalige IR-Gabe über den Tag, so dass die Umstellung auf Ritalin LA unproblematisch erfolgen kann. Ritalin LA-Kapseln enthalten keine Lactose und sind leicht zu öffnen, so dass es auch bei Lactose-Intoleranz bzw. Schluckschwierigkeiten gegeben werden kann.

Medikinet retard®

Medikinet retard® ist ein seit 2005 in Deutschland zugelassenes Retard-Präparat, das MPH-IR mit MPH-SR kombiniert, im Verhältnis 1:1 mit einer Wirkdauer von ca. 7 Stunden. Im Vergleich zu Placebo konnte sowohl eine deutliche Wirkung bei der Verminderung der ADHS-Symptomatik nach dem Urteil der Lehrer am Vormittag (Döpfner et al. 2003) als auch im Elternurteil am Nachmittag belegt werden (Sinzig et al. 2004). Darüber hinaus ließen sich auch aggressive Verhaltensweisen vermindern (Döpfner et al. 2004). In einer weiteren Studie konnte eine vergleichbare Wirksamkeit einer einmaligen Morgengabe Medikinet retard® und einer zweimaligen Gabe MPH-IR belegt werden (Döpfner et al. 2004). Dabei ließ sich eine Wirkdauer bis mindestens 16.00 Uhr nachweisen.

Im Nebenwirkungsprofil sind MPH-SR und MPH-IR+SR mit einer zweimaligen Gabe von MPH-IR klinisch vergleichbar (Whitehouse et al. 1980, Pelham et al. 1987, 1990, Fitzpatrick et al. 1992). Im Vergleich zu Placebo treten vor allem Appetitminderungen und Schlafprobleme häufiger auf (Pelham et al. 1990, Fitzpatrick et al. 1992).

Concerta®

Aus den Studien geht hervor, dass MPH-ER (Concerta®) eine Wirkdauer von bis zu 12 Stunden hat und in der Effektivität einer dreimaligen Gabe von MPH-IR entspricht (Perwien et al. 2004, Wolraich et al. 2001), wobei morgens u.U. mit MPH-IR kombiniert werden muss, um einen raschen Wirkungseintritt zu erreichen. In einer Studie von Perwien et al. (2004) musste z.B. eine um 20 % höhere Dosis verabreicht werden, um die gleiche Wirkung zu erzielen. Die Wirksamkeit von MPH-ER ist über einen longitudinalen Zeitraum von 12 Monaten belegt (Wilens et al. 2003).

Das Präparat ist im Allgemeinen gut verträglich. Die beobachteten unerwünschten Wirkungen beschränken sich zumeist auf die im Zusammenhang mit Methylphenidat bekannten Beschwerden. Die Schlafqualität, das Schlafverhalten und die Appetitentwicklung während der Behandlung mit MPH-ER wurden in einer 12-monatigen Langzeitstudie beobachtet (Wilens et al. 2003). Demzufolge hat eine einmal tägliche Einnahme von MPH-ER ähnliche Auswirkungen auf den Schlaf und den Appetit der Kinder, wie eine dreimal tägliche Einnahme von MPH-IR. Bei beiden Medikationsformen wurde ein leichter Appetitverlust beobachtet, insgesamt jedoch scheint die Appetitminderung vorübergehend zu sein. Das mittlere Körpergewicht stieg insgesamt altersentsprechend innerhalb des beobachteten Gesamtzeitraums um 2,6 kg an, vorübergehend reduzierte es sich jedoch in den ersten drei Monaten um 0,1 kg (Wilens et al. 2003). Der Einfluss von MPH-ER auf Ticstörungen scheint im Vergleich zu MPH-IR nicht erhöht zu sein: Über 60 % Kinder mit entsprechender Vorgeschichte zeigten eine Verbesserung oder ein Verschwinden der Tics, während je 6 % eine Ticstörung neu entwickelten bzw. eine Verschlimmerung zeigten. Über einen Behandlungszeitraum von zwölf Monaten gab es keine Hinweise für ein klinisch bedeutsames Wachstumsdefizit - die Kinder wuchsen im Mittel 5,2 cm während des beobachteten Zeitraums. Die Fragestellung eines möglichen Wachstumdsdefizits unter Methylphenidatbehandlung ist nach dem Stand der gegenwärtigen Diskussion nicht abschließend zu beantworten, möglich erscheint dies v.a. bei höheren Dosierungen über 1,5 mg/kg/Tag (Wilens et al. 2005, Swanson et al. 2004).

Puls und Blutdruck veränderten sich nicht bedeutsam (Wilens et al. 2003).

Obwohl die vorliegenden Studien darauf hinweisen, dass auch bei Concerta® die unerwünschten Wirkungen relativ gering sind, geht aus den vorliegenden Analysen nicht hervor, ob die Nebenwirkungsraten im Vergleich zu einer einmaligen oder zweimaligen Gabe von MPH-IR erhöht sind. Stein et al. (1996) verglichen eine zweimalige MPH-IR-Gabe mit einer dreimal täglichen Gabe MPH-IR hinsichtlich Wirkungen und Nebenwirkungen und konnten zeigen, dass die Appetitminderung bei einer dreimaligen Gabe im Vergleich zu Placebo signifikant stärker war. Bei einer zweimaligen Gabe konnten jedoch keine signifikanten Unterschiede gefunden werden. Im Einfluss auf die Schlafdauer unterschied sich die zweimal tägliche von der dreimal täglichen Gabe nicht signifikant.

Ritalin-SR®

Das klassische Retard-Präparat Ritalin-SR® wurde in mehreren Studien untersucht. Während einige Untersuchungen (Fitzpatrick et al. 1992, Whitehouse et al. 1980) die Wirkung von Ritalin-SR® und einer zweimaligen Gabe von MPH-IR für Verhaltensmaße und kognitive Maße als vergleichbar beschreiben, belegen andere Studien vergleichsweise einen schnelleren Wirkeintritt und eine höhere Responderrate von MPH-IR (Pelham et al. 1987, Kollins et al. 1998). In der klinischen Anwendung wird Ritalin-SR® häufig mit MPH-IR kombiniert, um sowohl gute unmittelbare Effekte durch das schnelle Anfluten als auch eine verlängerte Wirkdauer zu erzielen.

Neuere Präparate kombinieren daher MPH-IR mit MPH-SR innerhalb einer Kapsel bzw. Tablette. In den USA sind mit Metadate-CD® und Ritalin-LA® zwei Präparate dieser neuen Generation auf dem Markt.

▶ Equasym Retard® (Metadate-CD®)

Metadate-CD® wurde von Greenhill und Mitarbeitern (2002) in einer doppelblinden randomisierten Studie an einer großen Stichprobe untersucht. Danach konnten Effekte auf die ADHS-Symptomatik sowohl im Lehrer- als auch im Elternurteil nachgewiesen werden. Die Effektstärken im Lehrerurteil lagen bei 0,8 und damit in dem für MPH üblichen Bereich; im Elternurteil lagen sie deutlich darunter. Seit September 2006 ist Equasym Retard® in Deutschland erhältlich. Bei der 2-Phasen-Freisetzung werden 30 % der Substanz initial und 70 % verzögert abgegeben. Die Wirkdauer liegt bei ca. 8 Stunden. Gegenüber Concerta® hat sich Equasym Retard während der ersten 4-5 Stunden nach Einnahme bei vergleichbaren Dosierungen als wirksamer erwiesen (Swanson et al. 2004).

Vorteile von Retard-Präparaten

Die Vorteile von Retard-Präparaten gegenüber mehrfachen Gaben von schnell freisetzendem MPH liegen auf der Hand:

- Eine mehrfache Gabe pro Tag entfällt und damit wird die Kontinuität der Medikamenten-Einnahme verbessert. Ein großer Vorteil liegt darin, dass eine erneute Gabe am späteren Schulvormittag entfällt, die von dem Patienten eigenständig vorgenommen werden muss.
- Dadurch, dass Retard-Präparate nicht in der Schule eingenommen werden müssen, reduziert sich die Stigmatisierung des Kindes oder des Jugendlichen erheblich, was einen erheblichen Vorteil für die Einnahmecompliance darstellt.
- Gegenüber schnell freisetzenden Methylphenidatpräparaten und die damit im Tagesverlauf verminderten Symptomschwankungen reduziert sich die Unfallgefahr in erheblichem Ausmaß (Kemner und Wan 2004; Lage und Hwang 2004).
- Möglicherweise weisen Präparate mit verzögerter Wirkung eine geringere Missbrauchsgefahr aufgrund ihrer tendenziell langsamer einsetzenden Wirkung auf (Kollins et al. 1998; Volkow et al. 2004).
- Durch eine kontinuierlichere Abgabe von MPH in den Retard-Präparaten lassen sich möglicherweise unerwünschte Schwankungen im Verhalten vermeiden und auch Rebound-Phänomene, die gelegentlich klinisch berichtet werden (in Studien bisher aber nicht bestätigt wurden), treten möglicherweise seltener auf.
- Bei der Auswahl von Retard-Präparaten sollte auf die sich aus den im Tageszeitverlauf unterschiedlichen Blutplasmaspiegel und die dadurch unterschiedlichen Tagesprofile geachtet werden. In Abhängigkeit von der Symptomatik und der notwendigen Wirkdauer sollte individuell das passende Präparat ausgewählt werden. Die verschiedenen Präparate unterscheiden sich in ihrer Galenik sowie im Anteil der schnell freigesetzten Komponenten: bei Ritalin LA®, Medikinet retard® und bei Adderall XR® sind es jeweils 50 %, bei Equasym retard® sind es 30 % und bei Concerta® sind es 22 %.

Nachteile von Retard-Präparaten

Folgende potenzielle Nachteile von Retard-Präparaten sollten bedacht werden (Döpfner und Lehmkuhl 2003):

- Die Austestung von Stimulanzieneffekten scheint mit schnell freisetzendem MPH leichter zu sein, da dabei genauer dosiert werden kann.
- Im Tagesverlauf kann man möglicherweise mit unterschiedlichen Dosierungen von schnell freisetzendem MPH den individuellen Tagesanforderungen besser gerecht werden (z.B. nachmittags die Hälfte der Vormittagsdosis).
- Eine längere Wirkdauer kann auch mit einer längeren Dauer unerwünschter Wirkungen einhergehen. Das könnte besonders bei Appetitminderung relevant sein. Hier wird klinisch die Erfahrung gemacht, dass sich der Appetit bei einmaliger Gabe von schnell freisetzendem MPH zwar noch nicht zum Mittagessen einstellt, wohl aber zum Abendessen. Bei Retard-Präparaten, insbesondere den besonders lang wirksa-

men Formen MPH-ER, kann diese Nebenwirkung länger andauern. Bei Schlafstörungen werden sehr unterschiedliche Erfahrungen gemacht und auch in Studien belegt. Wenn auch ein Teil der Kinder mit ADHS durch schnell freisetzendes MPH am Abend besser einschlafen kann, bleibt doch eine Subgruppe, die auf MPH mit Schlafstörungen reagiert. Dies könnte bei Retard-Präparaten, besonders MPH-ER, möglicherweise häufiger der Fall sein.

- Die zunächst höheren Kosten der Retard-Präparate wurden nach Einführung der gemeinsamen Festbetragsgruppe um bis zu 45 % gesenkt und die kurzwirksamen IR-Präparate um bis zu 15 % angehoben. Damit ist die preisliche Spanne deutlich geringer geworden, was den Einsatz von Retard-Präparaten auch im Hinblick auf die begrenzten Arzneimittelbudgets erleichtert.

Nahrungsunabhängigkeit und Frühstücksverhalten

Nach Angaben ihrer Eltern frühstücken nur die Hälfte der Kinder mit ADHS täglich in ausreichender Menge. Ein Großteil der Eltern hält daher eine nahrungsunabhängige Wirkung der ADHS-Medikation für wichtig (Oehler 2007). Als Hauptgrund für das unregelmäßige Frühstück geben die Eltern Hektik und Stress sowie wechselnden Appetit an. Aufgrund der durch ADHS bedingten Unterbrechungen musste in einer Studie von Oehler bei knapp der Hälfte der Kinder morgens zusätzliche Zeit für das Frühstück eingeplant werden. In der Gruppe der unter 10-Jährigen war der Zeitbedarf aus diesem Grund bei 58 % der Kinder erhöht. In diesem Zusammenhang spielt die Retard-Technologie der verfügbaren Methylphenidat-Präparate eine relativ große Rolle. Bei nüchterner Einnahme kann die Retardierung verloren gehen. Pharmakokinetische Untersuchungen belegen, dass dies insbesondere bei Ritalin LA sowie Concerta nicht der Fall ist. So konnten Schulz und Mitarbeiter (2007) in einer Vielzahl von Parametern nachweisen, dass Ritalin LA eine zuverlässige Behandlungsmöglichkeit unabhängig von der Nahrungsaufnahme darstellt.

Pragmatischer Vorschlag für die Praxis: ein sequenzielles Vorgehen

Wenn man die Chancen und die Nachteile von Retard-Präparaten einander gegenüberstellt, so lässt sich eine optimale Austestung und medikamentöse Einstellung durch eine schrittweise Titration erreichen. Auch die neuen Leitlinien der American Academy of Child and Adolescent Psychiatry (2002) empfehlen eine schrittweise Austestung mit MPH in wöchentlichem Rhythmus und schlagen nach einer Baseline zwei Gaben täglich beginnend mit jeweils 5 mg schnell freisetzendem MPH vor. Durch die Markteinführung von Medikinet Retard® 5 mg/Kps. ist mittlerweile aber auch eine kleinschrittige Titrierung mit einem verzögert freisetzendem Präparat möglich. Grundsätzlich stellen natürlich auch Kosten-Effektivitätsüberlegungen einen Gesichtspunkt dar in der Wahl eines schnell freisetzenden oder retardierten Präparats und hier schneiden die schnell freisetzenden Methylphenidatpräparate deutlich günstiger ab (Banaschewski et al., 2008). Außerdem sollte von vornherein bedacht werden, in welchem pädagogischen Setting die Anwendung der Medikation erfolgen soll und wie gut die zu erwartende Medikamentencompliance ist. Bei einer Ganztagesbeschulung oder zu erwartender Stigmatisierung des Patienten durch Mehrfachgabe am Tag kann es sinnvoll sein, sofort mit einem retardierten Methylphenidat zu beginnen (Banaschewski et al. 2008).

Abb. 2.18 zeigt in einem Entscheidungsbaum den Ablauf einer sequenziellen Austestung (☞ Döpfner und Lehmkuhl 2003). Dieser Entscheidungsbaum stellt eine von mehreren denkbaren und klinisch nützlichen Vorgehensweisen dar. Er beruht auf internationalen und nationalen Studien zur Wirksamkeit der verschiedenen Präparate, sowie auf klinischen Erfahrungen und Erwägungen; er bedarf aber einer weiteren empirischen und klinischen Überprüfung und sollte daher zunächst als ein erster Vorschlag verstanden werden.

Zur Überprüfung der Effekte von MPH empfehlen sowohl die deutschen als auch die US-amerikanischen Leitlinien (Döpfner und Lehmkuhl 2000, American Academy of Child and Adolescent Psychiatry 2002) den Einsatz von Lehrer- und Elternfragebögen zur Erfassung von ADHS im wöchentlichen Abstand. Dazu eignen sich im deutschen Sprachraum speziell zur Austestung von Methylphenidat entwickelte Bögen (Döpfner et al. 2000, ADHS-Report 1) oder auch der Fremdbeurteilungsbogen für Hyperkinetische Störungen, FBB-HKS (Döpfner und Lehmkuhl 2000, Döpfner et al. 2006).

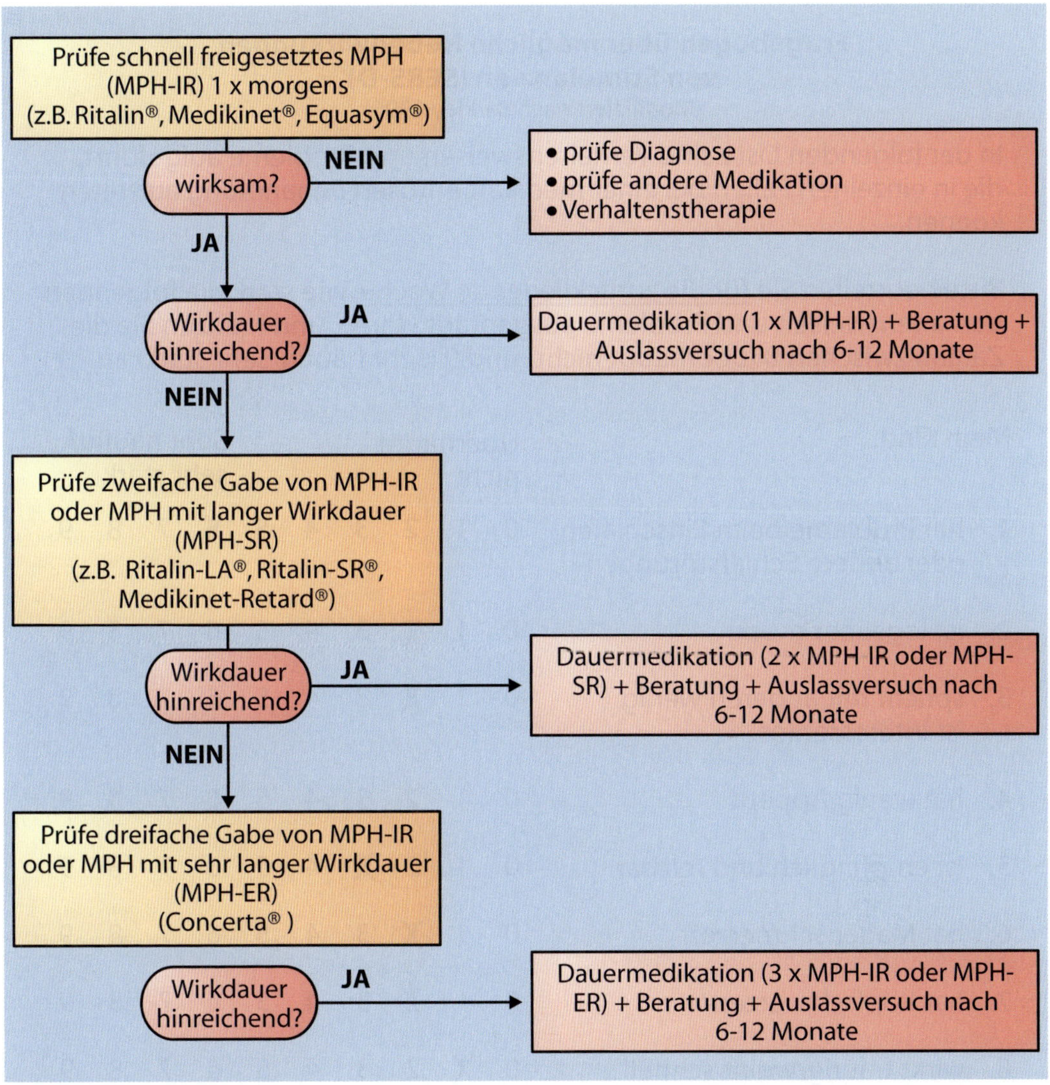

Abb. 2.18: Entscheidungsbaum zur Austestung von Methylphenidat mit unterschiedlicher Wirkdauer (Döpfner und Lehmkuhl 2003).

Eine schrittweise Aufdosierung erleichtert eine systematische Einstellung und Austestung der medikamentösen Einstellung (☞ Abb. 2.19, Tab. 2.13).

▶ 1. Baseline

Eltern und Lehrer beurteilen die ADHS-Symptomatik des Kindes in der vorangegangenen Woche anhand von Beurteilungsbögen; außerdem werden potenzielle Nebeneffekte der Stimulanzientherapie erfasst.

▶ 2. Austestung mit schnell freisetzendem Methylphenidat (MPH-IR)

Beginnend mit 5 mg (bei jüngeren Kindern) oder 10 mg (bei älteren Kindern) werden die Effekte im wöchentlichen Rhythmus anhand von Lehrer- und eventuell auch Elternurteilen geprüft und unerwünschte Wirkungen erfasst. Bei mangelnden Effekten wird MPH in 5-10 mg-Schritten gesteigert, falls sich keine gravierenden Nebeneffekte einstellen. Dabei sollte eine Tagesdosis von 1 mg/kg Körpergewicht (oder 60 mg pro Tag) beziehungsweise Einzeldosen von 25 mg nicht über-

Fragebogen über mögliche Nebenwirkungen von Stimulanzien (SERS-D)

(Modifiziert nach Barkley 1995)

In der folgenden Liste sind Verhaltensweisen und Probleme aufgeführt, die in einzelnen Fällen bei einer medikamentösen Behandlung auftreten können.

Bitte beurteilen Sie für die zurückliegende Woche, wie stark die folgenden Verhaltensweisen und Probleme ausgeprägt waren, und kreuzen Sie die Zahlen zwischen 0 (überhaupt nicht) und 9 (sehr häufig/sehr stark) an.

Mein Kind...	Überhaupt nicht						Sehr häufig/ sehr stark			
1. hat Probleme beim Einschlafen oder andere Schlafstörungen	0	1	2	3	4	5	X	7	8	9
2. ist tagsüber müde	0	1	X	3	4	5	6	7	8	9
3. spricht mit anderen wenig, ist interessenlos	0	1	X	3	4	5	6	7	8	9
4. hat wenig Appetit	0	1	2	3	4	5	6	7	X	9
5. ist empfindlich und reizbar	0	1	2	X	4	5	6	7	8	9
6. hat Magenschmerzen	0	1	X	3	4	5	6	7	8	9
7. hat Kopfschmerzen	0	1	X	3	4	5	6	7	8	9
8. wirkt traurig, weint schnell	0	X	2	3	4	5	6	7	8	9
9. ist ängstlich	0	X	2	3	4	5	6	7	8	9
10. hat nervöse Zuckungen oder Tics	0	1	2	X	4	5	6	7	8	9

Abb. 2.19: Fragebogen über mögliche Nebenwirkungen von Stimulanzien mit typischem Symptomprofil (SERS-D aus Döpfner et al. 2000).

Substanz	Handelsname (Handelsform)	Durchschnittl. Wirkdauer/ Dosis (h)	mg/ kg KG	Dosierung/ Tag ca.	Anzahl der Einzelgaben
Methylphenidat mit schneller Freisetzung	Ritalin (Tbl., 10 mg) Medikinet (Tbl., 5, 10, 20 mg) Equasym (Tbl., 5, 10, 20 mg) Methylphenidat Hexal, ratiopharm, TAD (Tbl., 5, 10, 20 mg)	3-4	0,3-1,0	10-40 mg max. 60 mg	1-3
Methylphenidat mit modifizierter Freisetzung	Medikinet Retard (Kaps. 5, 10, 20, 30, 40 mg) Concerta (Kps., 18, 36, 54 mg) Equasym Retard (Kaps. 10, 20, 30 mg)	6-8 8-10 8-10	0,3-1,0 0,3-1,0 0,3-1,0	max. 60 mg max. 54 mg max. 60 mg	1 1 1
Ritalin LA	Ritalin LA (Kaps. 20, 30, 40 mg)	8-10	0,3-1,0	max. 60 mg	1
d-l-Amphetamin	Amphetaminsaft oder Kapseln (Rezeptur erforderlich)	4-5	0,1-0,5	5-20 mg max. 40 mg	1-3
Atomoxetin	Strattera (Kps., 10, 18, 25, 40, 60 mg)	24	0,5-1,2	18-60 mg, max. 100 mg bei mehr als 70 kg KG	1-2

Tab. 2.13: In Deutschland zugelassene Präparate zur Behandlung von ADHS.

schritten werden. Falls die Eltern von einer erheblichen ADHS-Symptomatik am Nachmittag berichten und die Gesamtsituation sehr belastend ist, kann auch initial mit einer zweifachen Gabe begonnen werden, wie es in den amerikanischen Leitlinien generell empfohlen wird. Da in Deutschland hauptsächlich die Beschulung am Vormittag stattfindet, gibt es eine gute Begründung von diesem amerikanischen Schema zunächst abzuweichen. Lässt sich in der Austestphase keine Wirksamkeit von MPH erkennen, so sollte noch einmal die Diagnose überprüft werden und ansonsten müssen alternative (pharmakologische und/oder psychologische) Behandlungsmaßnahmen eingeleitet werden. Falls eine einmalige Gabe von schnell freisetzendem MPH eine hinreichende Wirkdauer erzielt, kann diese Dosis als Dauermedikation in Verbindung mit weitergehender Beratung fortgeführt werden. Erste Auslassversuche sollten nach sechs bis zwölf Monaten eingeleitet werden.

▶ 3. Austestung mit Methylphenidat mit langer Wirkdauer (MPH-SR)

Eine Austestung mit verzögert freisetzendem Methylphenidat (MPH-SR) mit einer Wirkdauer von etwa 8 Stunden beziehungsweise einer zweimaligen Gabe von schnell freisetzendem Methylphenidat (MPH-IR) ist dann indiziert, wenn die einmalige Gabe von Methylphenidat sich zwar als wirkungsvoll erwiesen hat, die Wirkdauer jedoch zeitlich begrenzt ist und nicht ausreicht, da eine zweite Gabe von Psychostimulanzien in der Schule häufig vergessen wird bzw. auf Schwierigkeiten stößt. Typischerweise wird in solchen Fällen von den Lehrern berichtet, dass die ADHS-Symptomatik im Laufe des späteren Schulvormittages wieder zunimmt oder die Eltern berichten von weiterhin sehr ausgeprägten ADHS-Symptomen am frühen Nachmittag. Auf die Vorteile der Retard-Präparate gegenüber der zweimaligen Gabe von schnell freisetzendem MPH wurde bereits hingewiesen.

▶ 4. Austestung mit Methylphenidat mit sehr langer Wirkdauer (MPH-ER)

Eine vermutlich eher kleine Gruppe von Kindern und Jugendlichen wird möglicherweise von einem verzögert freisetzendem Methylphenidat mit einer Wirkdauer von etwa 8 Stunden nicht hinreichend profitieren und weiterhin erhebliche ADHS-Symptome am späten Nachmittag bzw. Abend aufweisen und dadurch unter deutlichen Beeinträchtigungen im familiären Zusammenleben, im Freizeitbereich sowie im Kontakt mit anderen Kindern und Jugendlichen leiden. Häufig können solche Probleme durch begleitende Beratung und verhaltenstherapeutische Interventionen nachhaltig gemindert werden, in einigen Fällen wird dies jedoch nicht ausreichen und eine medikamentöse Abdeckung bis in die Abendstunden wünschenswert sein. In solchen Fällen kann eine Behandlung mit Concerta® oder einer dreifachen Gabe von schnell freisetzendem MPH notwendig sein. Auf Nebenwirkungen, insbesondere Appetitminderung und Schlafbeeinträchtigungen, sollte besonders geachtet werden.

2.5.2.2. Andere Psychostimulanzien

Neben dem Methylphenidat stehen als Stimulanzien noch weitere Amphetamin-Derivate, aber auch Nicht-Amphetamin-Derivate zur Verfügung. Zu den Amphetamin-Derivaten gehören das Dextroamphetamin und die D/L-Amphetaminsalze, welche hauptsächlich in den USA eingesetzt werden und ebenfalls effektive Stimulanzien (Pelham et al. 1990) darstellen. Die entsprechenden Dosierungen sind der Tabelle (☞ Tab. 2.13) zu entnehmen. Diese Präparate sind jedoch in Deutschland nicht zugelassen.

Dextroamphetamin

Dextroamphetamin (D-Amphetamin) ist das reine rechtsdrehende Isomer, das pharmakologisch wesentlich aktiver ist als das L-Isomer. D-Amphetamin ist wie Methylphenidat ein indirekter Dopamin-Agonist, jedoch mit einer verlängerten Halbwertszeit von 4-5 Stunden. Die klinische Wirkung setzt nach 30-60 Minuten ein, erreicht ihr Maximum nach etwa zwei Stunden und hält für etwa vier bis sechs Stunden an. Es sind eine schnell freisetzende (Dextroamphetamin-IR [5 mg]) sowie eine verzögert freisetzende Form (Dexedrine Spansule® [5, 10, 15 mg]) erhältlich (James et al. 2001). Frühere Studien haben jedoch ein ausgeprägteres Nebenwirkungsprofil im Vergleich zu den anderen Stimulanzien wie Methylphenidat belegt (Safer et al. 1976). Demzufolge kam es nicht zu einem breiten Einsatz von Dexedrine®. Eine neuere Studie von James und Mitarbeitern (2001) weist ebenfalls auf leicht erhöhte Nebenwirkungsraten bei Dextroamphetamin hin. Trotzdem stellen die genannten Präparate eine Alternative zur Methylphenidatbehandlung - z.B. bei Non-Response - dar.

D/L-Amphetaminsalze

Bei den D/L-Amphetaminsalzen handelt es sich jeweils um das Racemat aus dem D- und L-Isomer. Bereits seit 1971 sind Amphetaminsalze in den USA unter dem Handelsnamen Obetrol® als Mittel zur Gewichtsreduktion erhältlich.

Adderall®

Seit Mitte der 90er Jahre ist Adderall® auf dem amerikanischen Markt als Medikament bei ADHS zugelassen. Adderall® (5, 10, 20, 30 mg) ist eine Mischung von 75 % rechts- und 25 % linksdrehendem Amphetamin (d- (dextro-) und l- (levo-) Amphetamin). Die beiden Isomere haben unterschiedliche Eigenschaften, in der Kombination jedoch einander ergänzende Effekte. Arnold et al. (1978) untersuchten die beiden Isomere in mehreren Studien - sowohl in Tierversuchen als auch in Untersuchungen mit Schulkindern: Es zeigten sich für beide Isomere sowohl Responder als auch Nonresponder, so dass eine Isomerenkombination weiterhin sinnvoll erschien.

Empirischen Studien zufolge hat Adderall® eine längere Halbwertzeit als Ritalin® (Swanson et al. 2000). Bei einem Vergleich zwischen Adderall® und MPH-IR genügte eine einmalige morgendliche Einnahme von Adderall® bei 70 % der Patienten im Vergleich zu 15 % der Patienten, bei denen eine einmalige MPH-IR-Gabe ausreichte (Pliszka et al. 2000c). Die Effekte einer einmaligen morgendlichen Einnahme von Adderall® sind mit den Effekten einer zweimaligen Gabe MPH-IR vergleichbar (Pelham et al. 1999a). Adderall hat im Vergleich zur MPH-IR die zweifache Potenz (Pelham et al. 1999b).

Adderall-XR®

Adderall-XR® [10, 20, 30mg] ist eine Zwei-Komponenten extended-release Form (SLI381-Kapseln). Eine Kapsel Adderall-XR® enthält, jeweils im Verhältnis von 1:1, sofort freisetzbare und verzögert freisetzbare Wirkstoffkomponenten. Die verzögert wirkenden Kapseln geben über einen Zeitraum von 4 bis 6 Stunden nach oraler Aufnahme kontinuierlich die Amphetaminsalze frei. Studien zur klinischen Wirksamkeit belegen, dass Adderall-XR® als einmalige Gabe die gleichen Effekte hat wie eine zweimalige Gabe des sofort wirksamen Adderall® (Mc Cracken et al. 2003).

Pemolin

Pemolin (Tradon®, Cylert®) soll als Nicht-Amphetamin-Derivat in seiner Wirkung dem Methylphenidat vergleichbar sein, wobei die Wirkdauer gegenüber MPH-IR erhöht ist (Pelham et al. 1990). Es traten jedoch hepatotoxische Komplikationen auf. Seit 1975 sind 13 Fälle mit derartigen Nebenwirkungen insbesondere im Kindesalter beschrieben worden (Spencer et al. 1996: 6 Studien, Pliszka et al. 2000 a, b). Aus diesem Grund ist Pemolin kein Medikament der ersten, sondern allenfalls der dritten Wahl. Bei einer Verschreibung gelten besondere Kontrollen der Laborparameter. Aufgrund dieser Problematik hat Pemolin eine geringe klinische Relevanz. Allerdings konnten in einer neueren kontrollierten randomisierten Studie mit Jugendlichen gute Effekte von Pemolin auf die Kernsymptomatik der Aufmerksamkeitsdefizit-/Hyperaktivitätsstörung nachgewiesen werden, während keine Besserung im Bereich der Sozialstörung zu verzeichnen war.

2.5.2.3. Wirksamkeitsprofil von Psychostimulanzien bei Kindern mit ADHS

Die Studien zur Wirksamkeit von Psychostimulanzien lassen sich wie folgt zusammenfassen (Döpfner und Lehmkuhl 2002b):

Kurzzeit-Effekte

- Kurzzeit-Wirksamkeit von Psychostimulanzien (Methylphenidat, D-/L-Amphetamin, Pemolin) vor allem bei Kindern mit ADHS (meist kombinierter Subtypus) im Alter von 6-12 Jahren ist sehr gut belegt (Spencer et al. 1996a: 5899 Patienten, 161 Studien)
- ca. 75 % Responder, Effektstärken 0,8-1,0 bei Verhaltensmaßen; 0,6-0,8 bei kognitiven Maßen im Vergleich zu Placebo (Pliszka et al. 2000, Lord und Paisly 2000)
- wegen hoher interindividueller *response*-Variabilität (Wirkungen und unerwünschte Wirkungen) auf unterschiedliche Dosierungen optimiert eine individuelle Titrierung die Therapie (MTA 1999)
- D-Amphetamin(D-AMP) ist vermutlich ähnlich wirksam wie Methylphenidat (MPH), die Substanzen sprechen aber teilweise unterschiedliche Patienten an (38 % gleich effektiv, 35 % besser mit D-AMP; 26 % besser mit MPH) (Lord und Paisly 2000)
- D-/L-Amphetamin (Adderall® ist ebenso wirksam wie MPH (Pliszka et al. 2000, Pelham et al. 1999)

Es wird häufig diskutiert, ob in allen Altersbereichen eine Psychostimulanzienbehandlung angemessen und effektiv ist. Generell ist zu sagen, dass sie auch im Vorschulalter ab dem 4. Lebensjahr möglich ist, wobei ihre Effektivität etwas geringer ausfällt als im Grundschulalter und die Nebenwirkungsrate höher ist (Connor 2002). Die aktuell beste Grundlage zur Wirksamkeit von Methylphenidat im Vorschulalter gibt die Preschool ADHD Treatment Study (PATS) (Greenhill et al. 2006). Die durchschnittliche optimale Dosierung lag bei 0,7 mg/kg KG und damit unter der optimalen Dosierung in der MTA Studie. Im Vergleich zur MTA-Studie wurde eine höhere Rate an emotionalen Auffälligkeiten berichtet (Weinerlichkeit, Irritabilität). Auch scheint die mit bis zu einem Drittel der behandelten Fälle auftretende Rate von Therapieabbrüchen wegen Nebenwirkungen oder Verschlechterung des Verhaltens relativ hoch zu sein; wie in einer Folgestudie nachgewiesen werden konnte (Vitiello et al. 2007). Schließlich war bei den behandelten Kindern die Wachstumsrate deutlich niedriger (Swanson et al. 2006).

Darüber hinaus konnte gezeigt werden, dass verhaltenstherapeutische Interventionsansätze, die insbesondere eine Verbesserung der Mutter-Kind-Interaktion zum Ziel haben, die Notwendigkeit einer Medikation deutlich verringern. Für das Jugendalter liegen ebenfalls gute Erfahrungen mit Psychostimulanzien vor. Andererseits ist die Indikation hier besonders kritisch zu überprüfen. Zum einen muss die Diagnose eindeutig belegt werden, wobei sich die Symptome bis in das Vorschulalter zurückverfolgen lassen. Zum anderen sollte ein Drogenkonsum ausgeschlossen und das psychosoziale Umfeld besonders beachtet und, wenn möglich, mit einbezogen werden.

Effekte in verschiedenen Altersgruppen und Langzeit-Effekte

- Die Kurzzeit-Wirksamkeit von Psychostimulanzien im Jugendalter ist belegt (Spencer et al. 1996; 7 Studien: mittlere bis starke Effekte). Es gibt Hinweise auf äquivalente Effekte im Kindes- und im Jugendalter (Smith et al. 1998).
- Kurzzeit-Wirksamkeit von Psychostimulanzien im Kindergartenalter (3-6 Jahre) ist vermutlich geringer (Spencer et al. 1996: 5 Studien: geringe bis starke Effekte); wobei auch gute Effekte belegt werden (Musten et al. 1997).
- Solange Stimulanzien eingenommen werden, werden Effekte zumindest über einen Zeitraum von 12-24 Monaten aufrecht erhalten (Gillberg et al. 1997, Hechtmann und Abikoff 1995, MTA 1999).

Da bei etwa zwei Dritteln aller Kinder mit Hyperkinetischen Störungen auch eine komorbide Symptomatik besteht, muss diese bei der Entscheidung, ob und welche Medikation durchgeführt wird, in die Überlegungen mit einbezogen werden. Ticstörungen sollten hierbei in ihrem Verlauf besonders beobachtet werden, da sie sich unter Psychostimulanzien verbessern oder verschlechtern können. Anfallsleiden verlangen ebenfalls eine gründliche Abwägung unter Einbeziehung der EEG-Parameter. Auch Kinder mit geistiger Behinderung sprechen z.T. gut auf Psychostimulanzien an, wenn bei ihnen die Kernsymptomatik der Hyperkinetischen Störung vorliegt.

Effekte bei komorbiden Störungen (Döpfner und Lehmkuhl 2002b)

- Bei Kindern mit komorbiden Tics können sich, vor allem bei höheren Dosen (Castellanos et al. 1997, Gadow et al. 1995b), Ticsymptome verschlechtern oder unverändert bleiben oder verbessern (Gadow et al. 1999; Nolan et al. 1999). Spencer et al. (1996): in 5 kontrollierten Studien in 11 % der Fälle Verschlechterung von Tics.
- Bei Kindern mit komorbidem Anfallsleiden, die unter antikonvulsiver Medikation anfallsfrei sind, ist MPH wirksam (70 % Responder). Im Beobachtungszeitraum wurden keine Anfälle und keine Verschlechterung von EEG-Parametern beobachtet. Bei Kindern mit Anfallsleiden verschlechterte sich die Anfallssituation teilweise (Gross-Tsur et al. 1997, Feldmann et al. 1989) (kleine Stichproben).
- Kinder mit ADHS und komorbider geistiger Behinderung zeigen unter MPH Symptomminderung, die teilweise vergleichbar sind mit nicht retardierten Kindern, allerdings lassen sich stärkere unerwünschte Wirkungen beobachten (Weinerlichkeit) (Handen et al. 1990, 1992). Spencer et al. 1996a: in 7 von 10 kontrollierten Studien mittlere bis gute *response.*
- Bei Kindern mit komorbider Angststörung ist die Wirksamkeit von MPH kontrovers, einige Studien verweisen auf verminderte Effekte oder auf höhere Placebo-*response*-Raten hin (Pliszka 1989, Tannock et al. 1995), neuere Studien bei sorgfältiger Titrierung jedoch nicht (MTA 1999b, Diamond et al. 1999). Spencer et al. (1996): 3 Studien keine Unterschiede, 6 Studien geringere *response* bei komorbider Angststörung.

2.5.2.4. Unerwünschte Wirkungen von Psychostimulanzien bei Kindern mit ADHS

Das Spektrum der unerwünschten Wirkungen umfasst sowohl negative psychische als auch somatische Reaktionen. In der MTA-Studie traten bei 46 % keine, bei 50 % milde, bei 11 % stärkere und bei 3 % der behandelten Kinder starke Nebenwirkungen auf. Wird über entsprechende Beschwerden geklagt, lassen sich diese durch Änderungen der Dosierung oder der Verabreichungszeiten sowie der Wahl der Stimulanz verringern. Selten machen die Nebenwirkungen einen Abbruch der Behandlung notwendig. Dies ist vor allem dann der Fall, wenn eine erhöhte Stimmungslabilität und Weinerlichkeit vorliegen.

In der folgenden Tabelle sind die häufigsten unerwünschten Wirkungen unter Psychostimulanzien aufgeführt (☞ Tab. 2.14).

- Appetitminderung
- Übelkeit
- Schlafprobleme
- Kopfschmerzen
- Bauchschmerzen
- dosisabhängige Puls- und Blutdruckerhöhung
- Schwindel
- *rebound*-Hyperaktivität bei Nachlassen der Wirkung
- Irritierbarkeit
- Dysphorie
- Weinerlichkeit und sozialer Rückzug
- Blässe und Ringe unter den Augen
- Auslösung oder Verschlechterung bestehender Ticstörung
- Auslösung oder Exazerbation psychotischen Geschehens im Hochdosisbereich
- vorübergehende Wachstumsverlangsamung bei normaler Endgröße

Tab. 2.14: Unerwünschte Wirkungen unter Psychostimulanzien (Döpfner et al. 2000).

Wichtig ist die Information, dass in den ersten ein bis zwei Wochen nach Beginn der Medikation häufiger Nebenwirkungen wie Schlafstörungen und Appetitverminderung zu beobachten sind, die sich jedoch im Verlaufe der weiteren Behandlung deutlich verringern. Eine von den Eltern häufig angesprochene und befürchtete Abhängigkeit von den Stimulanzien besteht nicht. Verschiedene empirische Studien konnten zeigen, dass durch die Stimulanzientherapie das Risiko eines späteren Medikamentenmissbrauchs oder Drogenkonsums nicht erhöht wird, vielmehr sinkt das Risiko durch eine bessere Integration in das schulische und berufliche Umfeld. Auch Toleranzentwicklung bzw. Wirkungsverlust und damit notwendige Dosiserhöhungen entstehen nicht. Allerdings ist darauf zu achten, dass sich eine höhere Tagesdosis mit zunehmendem Alter und einem höheren Gewicht ergeben kann.

Auch eine Verringerung des Wachstums, die diskutiert wird, konnte bislang nicht eindeutig nachgewiesen werden. Vielmehr kann es in wenigen Fällen zu einer Wachstumsverlangsamung kommen, wobei die Endgröße nicht beeinflusst wird.

In einer Stellungnahme der Deutschen Gesellschaft für Kinder- und Jugendpsychiatrie, Psychosomatik und Psychotherapie zu fraglichen kardialen Risiken der Stimulanziengabe wird festgestellt, dass Kinder vor einer Behandlung mit Psychostimulanzien körperlich zu untersuchen sind. Eine Blutdruck- und Pulsmessung sowie eine gründliche ärztliche Erhebung der Vorgeschichte, die explizit nach körperlicher Belastbarkeit fragt, nach Episoden von Müdigkeit und Erschöpfung oder Brustschmerzen unter Belastung wird ausdrücklich angeraten (Nissen 2006). Ebenfalls soll nach Herzerkrankungen des Patienten und zusätzlich bei Erhebung der Familienanamnese nach plötzlich aufgetretenen, ungeklärten Todesfällen und Herzerkrankungen von Angehörigen gefragt werden. Wenn einer dieser Befunde auffällig ist bzw. eine Angabe bejaht wird, soll die Überweisung zu einem Kinderkardiologen erfolgen (Fegert und Hebebrand 2006).

Manche Eltern berichten über ein deutliches Nachlassen der Psychostimulanzienwirkung am Nachmittag und in diesem Zusammenhang über ein überschießendes hyperaktives und impulsives Verhalten ihrer Kinder. Ein solches "*rebound*-Phänomen" kann meistens durch eine Veränderung des Dosierungsschemas sowie der Wahl einer anderen Verabreichungsform beeinflusst werden.

Ein sorgfältiges Monitoring der Psychostimulanzienbehandlung sieht eine regelmäßige Erfassung der unerwünschten Wirkungen vor. Hierzu existieren eine Reihe von Erhebungsinstrumenten u.a. von Barkley (1995) (Döpfner et al. 2006).

2.5.2.5. Selektive Noradrenalin-Wiederaufnahmehemmer

Atomoxetin (ATMX, Strattera®) ist ein selektiver Noradrenalin-Wiederaufnahmehemmer und wirkt über eine hochselektive Hemmung des präsynaptischen Noradrenalintransporters. Die Substanz hat eine relativ geringe Affinität zum Serotonin 5-HT- und zum Dopamin-Transporter (Taylor et al. 1987; Witcher et al. 2003). In den USA, Argentinien, Australien, der Dominikanischen Republik, Mexiko und Peru ist Atomoxetin für die Therapie von ADHS bei Kindern, Jugendlichen und Erwachsenen zugelassen worden; in Europa ist die Substanz seit Sommer 2004 in England und seit Anfang 2005 in Deutschland verfügbar. Der Zulassung in den USA gingen zahlreiche Studien voraus, die ca. rund 4.000 Kinder, Heranwachsende und Erwachsene mit ADHS einschlossen (Übersicht von Sevecke et al. 2005 a, 2005b).

Obwohl die meisten der betroffenen Kinder und Jugendlichen bislang mit Methylphenidat behandelt werden, ergeben sich Grenzen der Stimulanzientherapie. Diese bestehen zum einen in der fehlenden oder nicht ausreichenden Wirksamkeit bei einigen Patienten (etwa 20 bis 30 %) sowie Nebenwirkungen wie Schlafstörungen, Appetitlosigkeit, Reizbarkeit und Kopfschmerzen und eine mögliche Verstärkung motorischer Tics, Anspannung und Agitation. Aus Sicht der Eltern kann es auch zu erhöhter Reizbarkeit und dysphorischen Stimmungen kommen. Die erschwerten Verordnungsbedingungen (BTMG) und die Gefahr des Missbrauchs durch Dritte stellen weitere Einschränkungen dar.

Da Atomoxetin nicht zur Gruppe der Stimulanzien gehört und die chemische Struktur mit keiner suchterzeugenden Substanz verwandt ist, finden sich keine Hinweise auf Missbrauchspotenzial oder Abhängigkeit. In den klinischen Studien waren ebenfalls keine abhängigkeitstypischen Effekte erkennbar (Lehmkuhl et al. 2007).

Pharmakologie

ATMX wirkt über eine hochselektive Hemmung des präsynaptischen Noradrenalintransporters. So erhöhen sich - nach tierexperimentellen Untersuchungen - die Noradrenalinkonzentration (und indirekt die Dopaminkonzentration) im präfrontalen Kortex; im Striatum und Nucleus accumbens verändert sich der Dopaminspiegel nicht.

Atomoxetin wird nach oraler Einnahme schnell resorbiert. Die Verfügbarkeit wird durch die Nahrung nur minimal beeinflusst, so dass es zu den Mahlzeiten eingenommen werden kann. Die absolute Bioverfügbarkeit beträgt nach oraler Einnahme normalerweise 63 %. Die maximale Plasmakonzentration wird ein bis zwei Stunden nach der Einnahme erreicht. Die Halbwertzeit beträgt vier bis fünf Stunden. Über das Cytochrom-p450-2D6-Isoenzym erfolgt in der Leber der Abbau. Die Ausscheidung geschieht größtenteils als 4-Hydroxyatomoxetin-O-Glucuronid über die Niere (> 80 %) und über die Faeces (< 17 %). Ein geringer Teil der Bevölkerung gehört zu den langsamen Metabolisierern mit einer reduzierten Enzymaktivität von CYP2D6 und einer in Folge dessen langsameren Elimination. Es können bis zu fünffach erhöhte Plasmaspitzenkonzentrationen und eine deutlich verlängerte Plasmahalbwertzeit von bis zu 24 Stunden auftreten (Guengerich et al. 1995).

Dosierungsempfehlung

Bei Kindern und Jugendlichen bis zu 70 kg Körpergewicht soll initial mit einer Dosis von ca. 0,5 mg/kg begonnen werden. Nach einer Zeit von mindestens sieben Tagen kann auf 1,2 mg/kg bis zum Erreichen der Steady-State-Dosis gesteigert werden (Michelson et al. 2001, 2003). Die Gabe kann als morgendliche Einmaldosis bzw. als zweimal tägliche Gabe morgens und am späten Nachmittag oder frühen Abend erfolgen. Bei Kindern und Jugendlichen sollte die Gesamtdosis 1,8 mg/kg KG oder 100 mg pro Tag nicht überschreiten. Bei Personen über 70 kg Körpergewicht ist die empfohlene Anfangsdosis 40 mg/d, die empfohlene Zieldosis beträgt 80 mg/d. Die Einnahme erfolgt als Einzelgabe entweder morgens, bei Müdigkeit als Nebenwirkung kann auch eine zweimalige Gabe am Morgen und am späten Nachmittag/frühen Abend erfolgen (Banaschewski et al. 2008). Eine Einzelgabe am Abend ist womöglich verträglicher, aber dagegen weniger wirksam (Kelsey et al. 2005). Atomoxetin kann sofort abgesetzt werden, ein Ausschleichen der Dosis ist nicht erforderlich.

Die klinischen Zeichen einer Überdosierung können Unruhe, Pulsbeschleunigung, Schwindel, Übelkeit, Kopfschmerzen, aber auch Lethargie sein.

Wirksamkeit bei Kindern und Jugendlichen

Die therapeutische Wirksam- und Verträglichkeit von Atomoxetin bei der Behandlung von ADHS bei Kindern und Jugendlichen im Alter von 6-18 Jahren wurde in mehreren randomisierten, doppelblinden, placebokontrollierten Studien überprüft. Die Effektstärken liegen bei etwa 0,7 (Kratochvil 2002, 2003) und sind damit beinahe so hoch wie bei Methylphenidat (☞ Döpfner und Lehmkuhl 2002).

In zwei multizentrischen placebokontrollierten Studien mit insgesamt 291 ADHS-Patienten im Alter von 6-16 Jahren wies Atomoxetin gute Wirksamkeit und Verträglichkeit bei einer Wirkdauer von 4-12 Stunden auf (Spencer et al. 2002).

Die Auswertung einer Subgruppe dieser Multicenterstudie von 51 Mädchen im Alter von 7-13 Jahren belegte die Wirksamkeit von Atomoxetin auch bei ADHS-Patientinnen (Biederman et al. 2002). In einer offenen Dosierungsstudie an Kindern von 7-14 Jahren ließen sich im Vergleich zu Erwachsenen deutlichere medikamentöse Effekte bei geringen klinischen Nebenwirkungen nachweisen (Spencer et al. 2001).

In einer randomisierten Doppelblindstudie bei 297 Kindern und Jugendlichen zwischen 6 und 18 Jahren zeigte sich Atomoxetin in der Reduktion von ADHS-Symptomen und in der Verbesserung sozialer Fähigkeiten gegenüber Placebo deutlich überlegen (Michelson et al. 2001).

Um die Wirkung und Verträglichkeit bei jüngeren Kindern zu überprüfen, wurde eine placebokontrollierte Doppelblindstudie an 323 Grundschülern (6-7 Jahre) durchgeführt (Kratochvil et al. 2003). Es zeigte sich bei einer guten Verträglichkeit eine deutliche Überlegenheit von Atomoxetin gegenüber Placebo. Als häufigste Nebenwirkung wurden Kopfschmerzen und Appetitminderung angegeben. Brown und Mitarbeiter (2002) wiesen in ihrer Doppelblindstudie an 296 Kindern und 120 Jugendlichen im Alter von 6-18 Jahren eine gleich hohe Responserate bei Kindern und Jugendlichen nach.

Zur Überprüfung der Wirksamkeit einer morgendlichen Einmaldosis wurde eine randomisierte Doppelblindstudie an 170 Schülern (6-16 Jahre) durchgeführt. Es ließen sich deutliche medikamentöse Effekte auch bei einer Einmaldosis bis zum späten Nachmittag/frühen Abend nachweisen (Michelson et al. 2002).

Eine offene multizentrische Studie in den USA und in Kanada verglich die Wirksamkeit von Atomoxetin und Methylphenidat bei 228 Kindern. In der 10-wöchigen ambulanten Behandlungsphase zeigten beide Präparate eine vergleichbare Wirksamkeit, wobei die Studie jedoch nicht doppelblind und die Methylphenidatgruppe relativ klein (n = 44) war. Bei einer generell guten Verträglichkeit kam es bei der Behandlung mit Atomoxetin jedoch häufiger zu Übelkeit sowie Müdigkeit (Kratochvil et al. 2002). In einer placebokontrollierten Doppelblindstudie von Newcorn et al. (2008) wurde die Wirkung von Atomoxetin mit langwirksamem Methylphenidat hinsichtlich der Effektivität verglichen. Die Responder-Raten lagen für Atomoxetin bei 45 %, für retardiertes Methylphenidat bei 56 % und betrugen für Placebo 24 %.

Eine 18-wöchige Doppelblinduntersuchung an 148 Kindern und Jugendlichen von 7-17 Jahren mit komorbider Tic- bzw. Tourettestörung untersuchte den Einfluss von Atomoxetin auf die Ticsymptomatik (McCracken et al. 2003). Bei einer täglich zweimaligen Gabe von 0,5-1,5 mg/kg KG Atomoxetin kam es nicht zu einer Verschlimmerung der Tic- bzw. Tourettestörung, sondern sogar eher zu einer Verbesserung.

Es liegen bislang mehrere Untersuchungen zu den Langzeitwirkungen bzw. Nebenwirkungen von Atomoxetin über einen Zeitraum von bis zu 2 Jahren vor, in denen eine gute Verträglichkeit, eine Abnahme der Nebenwirkungen sowie kein negativer Effekt auf das Wachstum nachgewiesen werden konnte (Spencer et al. 2003, Wernicke et al. 2002). Es kam auch längerfristig zu einer Symptomreduktion sowie zu einer verbesserten psychosozialen Anpassung.

Perwin und Mitarbeiter (2003) beschrieben für die zweijährige Behandlung von 104 Kindern und Jugendlichen (6-17 Jahre) mit ADHS einen stabilen Gewinn an Lebensqualität. Sie fanden in diesem Zeitraum 10 % Non-Responder, über die Nebenwirkungen werden keine Angaben gemacht.

Wirkdauer von Atomoxetin

Die Halbwertzeit von ATMX beträgt 5-7 Stunden. Zur Überprüfung der Wirksamkeit bei morgendlicher Einmaldosierung wurde eine randomisierte Doppelblindstudie an 170 Schülern (6-16 Jahre) durchgeführt. Auch bei Einmaldosierung ließen sich die medikamentösen Effekte bis zum späten Nachmittag/frühen Abend nachweisen. Die errechnete Effektstärke (0,71) entsprach der in früher durchgeführten Studien mit einer zweifachen täglichen Gabe (Michelson et al. 2002). Eine Untersuchung von Kelsey und Mitarbeitern (2003, 2004) wies bei einer morgendlichen Einmaldosierung Effekte bis zum Abend und sogar bis zum darauf folgenden Morgen nach.

Wirksamkeit bei komorbiden Störungen

Es gibt vorläufige Hinweise, dass ATMX auch ängstliche und oppositionelle Symptome sowie Ticstörungen reduziert (Übersicht: Sevecke et al. 2005 a,b).

Krachtovil und Mitarbeiter (2003) untersuchten in einer 8-wöchigen randomisierten Doppelblindstudie 173 Kinder (7-17 Jahre) mit ADHS und einer komorbiden affektiven Störung. Die Medikamentenkombinationen ATMX und Placebo bzw. ATMX und Fluoxetin zeigten ähnliche Wirkungen, so dass demzufolge ATMX auch als Monotherapie bei Kindern und Jugendlichen mit einer ADHS und komorbider Angststörung wirksam zu sein scheint. Dieser Befund wurde nochmals bestätigt in der Studie von Sumner et al. (2005) bei einer mittleren Effektstärke von 0,5 für die Angstsymptome.

Die Studienlage zu komorbiden Depressionen scheint dagegen keine Effektivität bei einer Major Depression zu erkennen (Banaschewski et al. 2008).

Bei Kindern mit einer ADHS und einer komorbiden oppositionellen Störung erwies sich ATMX - insbesondere in geringen Dosen - für beide Störungsbilder wirksam (Newcorn et al. 2003). Dieser Befund wird auch gestützt durch eine Studie von Newcorn et al. (2005) bei einer ermittelten Effektstärke von 0.39. In einer europäischen Studie zeigte sich dagegen keine Wirksamkeit (Bangs et al. 2006).

Stimulanzien können vorbestehende Ticstörungen verschlechtern bzw. hervorrufen. Eine 18-wöchige Doppelblindstudie mit ATMX an 148 Kindern und Jugendlichen im Alter von 7-17 Jahren mit ADHS und komorbider Tic- bzw. Tourettestörung untersuchte den Einfluss von ATMX auf diese komorbide Symptomatik (Mc Cracken et al. 2003, Spencer et al. 2008)). Bei einer zweimaligen Dosis von 0,5-1,5 mg/kg KG/d ATMX kam es nicht zu einer Verschlechterung, sondern eher zu einer Verbesserung der Tic- bzw. Tourettesymptomatik (Effektstärke 0,3). Auch andere Studien kommen zu einem ähnlichen Ergebnis (Allen et al. 2005; Roesner et al. 2006).

Bei Kindern und Jugendlichen mit ADHS und oppositionellen Symptomen reduzierten 1,8 mg/kg KG sowohl die Aufmerksamkeits- als auch die oppositionellen Symptome. Es kam zu einer Verbesserung im sozialen und familiären Kontext (Newcorn et al. 2003).

Nebenwirkungen

Die Tolerabilität von Atomoxetin wurde in mehreren klinischen Studien evaluiert und die verfügbaren Daten lassen keine gravierenden Nebenwirkungen erkennen. Unterschiede bezüglich der Nebenwirkungen zwischen langsamem und schnellem Metabolisieren wurden nicht beobachtet. Die am häufigsten angegebenen unerwünschten Wirkungen von Atomoxetin sind eine Verminderung des Appetits, dann folgen Abdominalbeschwerden, Müdigkeit und Schwindel und Stimmungsschwankungen (Reizbarkeit, Aggressivität, Wutausbrüche). Diese Nebenwirkungen wurden als mild bis moderat eingestuft und traten vor allem zu Therapiebeginn auf. Auswirkungen auf das Längenwachstum wurden nicht beobachtet, genauso wenig ein Missbrauchspotential (Spencer et al. 2005). Bei erwachsenen Patienten konnten sexuelle Funktionsstörungen und Harnverhalt beobachtet werden. Atomoxetin führte des weiteren zu einem geringfügigen, jedoch klinisch inapparenten Anstieg des kardiovaskulären Tonus (Wernicke et al. 2002, 2003). Angaben zum Verlauf fehlen bislang. Am häufigsten unter den schwerwiegenden Ereignissen wurden zerebrale Krampfanfälle beschrieben. Bislang ist aber nicht sicher, ob Atomoxetin die Ursache darstellt für eine verringerte Anfallschwelle, insofern besteht auch weiter keine Indikation für die Ableitung eines EEG vor oder unter der Behandlung. Suizidgedanken traten selten auf, bei nur 0,44 % der behandelten Personen, allerdings statistisch signifikant unterschiedlich gegenüber Placebo (0 %). Insofern sollte auf das mögliche Auftreten von depressiven Symptomen oder Suizidalität unter der Behandlung geachtet werden.

Die Warnhinweise bezüglich einer möglichen Hepatotoxizität sind vergleichbar mit den Risiken bei einer Stimulanzienbehandlung und in solchen Fällen sollte die Behandlung unverzüglich beendet werden. Regelmäßige Kontrollen der Leberparameter werden nicht empfohlen. Da die Behandlung mit Atomoxetin zu Blutdruck- und Herzfrequenzerhöhungen führen kann, sollten diese Parameter vor Beginn der Therapie, bei Dosiserhöhungen und regelmäßig während der Therapie kontrolliert werden. Nicht signifikante Verlängerungen des QT-Intervalls wurden beobachtet. Diese Beobachtungen sollten in Form einer regelmäßigen EKG-Kontrolle aber nur bei Personen erfolgen, bei denen eine QT-Zeit-Verlängerung bereits vor der Behandlung vorliegt oder familienanamnestisch bekannt ist (Banaschewski et al. 2008).

Insgesamt ist das Nebenwirkungsprofil von Atomoxetin ähnlich dem von Methylphenidat. Patienten, die mit Atomoxetin behandelt wurden, berichten über vergleichsweise mehr Übelkeit und Schwindel, während mit Methylphenidat behandelte Patienten häufiger über Schlafprobleme klagten (Krachtovil et al. 2002).

Zu den weiteren unerwünschten Effekten von Atomoxetin zählen Mundtrockenheit, Schlafstörungen, Verstopfung, Schwindelanfälle, Ermüdung, Dyspepsie und Stimmungsschwankungen. Weiter sind Urinretention und eine sexuelle Dysfunktion bei erwachsenen Patienten beobachtet worden. Diese unerwünschten Effekte reduzieren sich jedoch während der ersten Behandlungsmonate. Atomoxetin kann zu einer Mydriasis führen, weswegen es nicht bei Patienten mit einem Engwinkelglaukom angewendet werden sollte. Überempfindlichkeitsreaktionen sind äußerst selten (Wernicke et al. 2002, 2003).

Langzeitwirkung

Die bisherigen Studien zu den Langzeitwirkungen von Atomoxetin beschränken sich auf eine Behandlung mit einem Anwendungszeitraum von maximal 2 Jahren. Auch gibt es keine placebokontrollierten Langzeitbehandlungsdaten, die den Effekt von Atomoxetin auf das Körperwachstum (Körperlänge und Körpergewicht) untersuchen. In den 18- bzw. 24-monatigen offenen Langzeitstudie (Wernicke et al. 2002, Spencer et al. 2003) zeigte sich, dass es zu einer leichten Gewichtszunahme kam bzw. dass das Längenwachstum der normalen Wachstumskurve entsprach.

Jedoch sind weitere Untersuchungen hierzu insbesondere über die Effektivität und die Nebenwirkungen von Atomoxetin im Verlauf notwendig.

Wirksam- und Verträglichkeit von Atomoxetin und Methylphenidat bzw. Amphetaminsalzen im Vergleich

Die bisher verfügbaren Untersuchungen weisen darauf hin, dass die therapeutischen Effekte von ATMX geringer zu sein scheinen als die von MPH und Amphetamin (Faraone et al. 2006). So erwies sich Concerta in der Beeinflussung der Kernsymptome der ADHS Atomoxetin als überlegen (Wigal et al. 2005). In einer Vergleichsstudie zwischen Adderall XR und Atomoxetin erwies sich das Amphetaminsalz signifikant überlegen auf der Beurteilungsskala Hyperaktivität (Wigal et al. 2005). Hinsichtlich der Normalisierungsraten und der Anzahl der notwendigen Behandlungen (NNT) sind die Unterschiede etwas geringer ausgeprägt. Zugleich kann von Vorteil sein, dass die Effekte von Atomoxetin den ganzen Tag über anhalten (Kelsey et al. 2004) und etwa 40 % derjenigen Kinder, die nicht auf Methylphenidat ansprachen, erfolgreich mit Atomoxetin behandelt werden können.

Die mittlere Effektstärke einer Meta-Analyse von 62 MPH-Studien an 2900 Kindern und Jugendlichen lag bei 0,78 im Lehrer- und bei 0,54 im Elternurteil (Schachter et al. 2001), für ATMX wurden Effektstärken von 0,7 bzw. von 0,6-0,8 (Sutton et al. 2004) angegeben. Allerdings wurden beispielsweise im Rahmen der MTA-Studie auch deutlich höhere Effektstärken für MPH nachgewiesen (Döpfner et al. 2004).

In einer randomisierten multizentrischen Studie in den USA und in Kanada wurde die Wirksamkeit von ATMX und MPH bei 228 Kindern überprüft. In der 10-wöchigen ambulanten Behandlungsphase zeigten beide Präparate eine vergleichbare Wirksamkeit, wobei zu berücksichtigen ist, dass die Studie nicht doppelblind durchgeführt wurde und die MPH-Gruppe relativ klein ($n = 44$) war. Bei einer generell guten Verträglichkeit kam es bei der Behandlung mit ATMX jedoch häufiger zu Übelkeit und Müdigkeit (Kratochvil et al. 2002). Zwei weitere Doppelblindstudien mit ATMX und MPH (in sog. Validierungsarmen) versus Placebo zeigten für beide Substanzen eine gute Wirksamkeit auf die Symptome Unaufmerksamkeit und Hyperaktivität/Impulsivität bei guter Verträglichkeit (Spencer et al. 2002). Allerdings war die Stichprobengröße in den MPH-Armen zu gering, um statistische Aussagen über den direkten Vergleich der Substanzen zu machen. Der Wirkungseintritt von ATMX ist im Vergleich zu MPH deutlich langsamer und die maximale Wirkung und damit der klinische Effekt stellt sich erst nach mehreren Wochen ein, hält jedoch über 24 Stunden an. MPH hingegen wirkt relativ schnell, so dass der klinische Effekt innerhalb von 14 Tagen beurteilbar ist (Sevecke et al. 2004).

Arzneimittelinteraktionen

Wenn CYP2D6-Hemmer - wie z.B. Paroxetin und Fluoxetin - zeitgleich mit ATMX verabreicht werden, sollte eine vorsichtige Anpassung der ATMX-Dosis erfolgen, da es aufgrund der verzögerten Biotransformation zu einem Anstieg der ATMX-Konzentration im Plasma kommen kann (Belle et al. 2002). Es sollte in diesen Fällen mit einer niedrigen ATMX-Dosis begonnen und nur unter Beobachtung weiter gesteigert werden. Außerdem sollte keine gleichzeitige Applikation von ATMX mit einem Monoaminooxidase-Hemmer erfolgen, da sonst das Risiko für eine hypertensive Krise ansteigen könnte.

Die gleichzeitige Gabe von MPH und ATMX im Rahmen einer Umstellung der Medikation ist ungefährlich und ruft keine weiteren unerwünschten Effekte hervor.

2.5.2.6. Umstellung von Methylphenidat auf Atomoxetin

Das Dosierungsschema bei Kindern und Jugendlichen, die bislang nicht medikamentös behandelt wurden, sieht eine Aufdosierung in zwei Schritten vor. In der ersten Woche sollte mit ca. 0,5 mg Atomoxetin pro kg/KG gestartet und in der 2. Woche auf die Erhaltungsdosis von 1,2 mg Atomoxetin pro kg/KG erhöht werden. Wenn von einer Behandlung mit Psychostimulanzien auf Atomoxetin umgestellt wird, wird folgendes Vorgehen empfohlen (Lehmkuhl et al. 2007):

- Wenn aus unterschiedlichen Gründen eine Umstellung von erfolgreicher oder teilweise erfolgreicher Stimulanzientherapie auf Atomoxetin notwendig wird, muss während der Neueinstellung im Interesse der Betroffenen temporär nicht auf den Effekt der Stimulanzien verzichtet werden. Die Wirkung von Atomoxetin (Strattera®) baut sich langsam auf und zeigt ihre volle Wirkung somit erst nach vier bis sechs Wochen. Daher ist eine überlappende Medikation mit beiden Substanzen sinnvoll, um diesen Zeitraum abzudecken (☞ Prasad und Steer 2008).
- Eine solch überlappende Einstellung ist möglich, weil die simultane Gabe von Stimulanzien und Atomoxetin das Risiko unerwünschter kardiovaskulärer oder anderer Wirkungen nicht erhöht. Eine erfolgreiche gemeinsame Behandlung mit beiden Substanzen hat sich als effektiv und gut handhabbar erwiesen.
- Inzwischen haben verschiedene Kliniker positive Erfahrungen mit dieser Möglichkeit gemacht, so dass es eine Gruppe von Kindern gibt, die von einer solchen simultanen Behandlung profitiert, ohne dass die Indikationskriterien hierfür bislang ausreichend charakterisiert sind. Ziel der überlappenden Einstellung auf Atomoxetin ist aber eine Monotherapie. Hierbei bemisst sich die Reduktion von Stimulanzien an der Wahrscheinlichkeit des Wirkungseintritts von Atomoxetin, also an der Geschwindigkeit der Aufdosierung.
- Vor einer solchen Einstellung sind Körpergröße, Gewicht, Blutdruck und Pulsfrequenz neu zu bestimmen, außerdem ist nach kardiovaskulären Vorerkrankungen, Hyperthyreose, Tachykardien und Erkrankungen mit Leberbeteiligung aktuell und in der Nähe zu fragen.

2.5.2.7. Medikamente der 2. und 3. Wahl

Als Medikamente der 2. und 3. Wahl sind vor allem die trizyklischen Antidepressiva zu nennen. Die Mehrzahl der Studien belegten gute, jedoch mit den Stimulanzien nicht vergleichbare Effekte auf die hyperkinetische Kernsymptomatik. Während die Aufmerksamkeitsdefizite geringer ansprechen, sind Effekte auf komorbide Depressivität und Angst belegt (Spencer et al. 1996, Biederman und Spencer 2000). Da unter Desipramin wegen kardialer Zwischenfälle mehrere Todesfälle aufgetreten sind, ist die Indikation zurückhaltend zu stellen.

Bupropion

Für das Bupropion liegt eine kontrollierte sowie eine Vergleichsstudie mit MPH vor, in denen es sich als effektiv erwiesen hat (Conners 1996, Barrickman et al. 1995).

Clonidin

Clonidin zeigt mittlere Effektstärken, die deutlich geringer ausfallen als diejenigen von MPH (Conner et al. 1999). Bei der Kombination mit MPH traten letale Zwischenfälle auf (Swanson et al. 1996).

MAO-Hemmer

MAO-Hemmer zeigen möglicherweise moderate bis gute Effekte, die in insgesamt bisher vier Studien, davon einer kontrollierten (Spencer 1996), belegt sind.

2.5.2.8. Adaptive Psychopharmakotherapie: Individuelle Therapiepläne

In einem vorläufigen "Appraisal Consultation Document" empfiehlt das Britische National Institute for Clinical Excellence (NICE, März 2005) aufgrund von Wirksamkeit und Kosteneffektivität folgende medikamentöse Therapieoptionen für die Behandlung von ADHS:

- Methylphenidat
- Dexamfetamin
- Atomoxetin

Folgende Faktoren für eine differentielle Indikationsstellung lassen sich aus der bisherigen klinischen Praxis ableiten, ohne dass dieses Vorgehen zum jetzigen Zeitpunkt bereits als ausreichend evidenzbasiert betrachtet werden kann:

- Eine mögliche individuelle Präferenz und damit verbundene bessere Compliance von Patient/Eltern, welche Behandlung können sie besser akzeptieren, bestehen gegenüber einer bestimmten Medikation Bedenken, die nicht ausgeräumt werden können
- Umfang der Symptomatik und Notwendigkeit eines raschen Therapieeffektes. Falls dieser dringend erwünscht wird, z.B. in der Schule oder um familiäre Situationen zu entspannen, stellt sich darüber hinaus die Frage, welchen Tageszeitraum die Medikation abdecken sollte
- Eventuelle Komorbiditäten, z.B. Ticstörungen, Tourette-Syndrom, depressive Episode, Störung des Sozialverhaltens
- Relative Kontraindikation wie cerebrale Anfälle, Missbrauchsgefahr, Lebererkrankungen
- Ein wesentliches Grundprinzip der medikamentösen Einstellung besteht darin, bei der Dosierung so wenig wie möglich und so viel wie notwendig zu wählen, um die vorhandene Problematik ausreichend zu verbessern. Ein genereller Entscheidungsbaum in der Praxis sollte folgende Überlegungen anstellen:
  - Besteht die Notwendigkeit einer medikamentösen Behandlung oder reichen zunächst andere Interventionen wie Psychoedukation und verhaltenssteuernde Maßnahmen aus?
  - Besteht die Indikation für eine Pharmakotherapie, so ist zu entscheiden, ob diese mit Stimulanzien oder mit anderen Substanzen, z.B. mit Atomoxetin, begonnen werden sollte.
  - Ist die Entscheidung für eine Stimulanzientherapie gefallen, ist zwischen den verschiedenen Gruppen (Methylphenidat, Amphetamin) sowie der Wirkdauer der jeweiligen Substanz zu wählen.

2.5.2.9. Psychopharmakotherapie unter Berücksichtigung spezifischer Komorbiditäten

Einen wichtigen Gesichtspunkt stellt die Erstellung einer Behandlungshierarchie dar, d.h. dass im Rahmen des diagnostischen Prozesses zum Vorschein kommen sollte, ob die behandlungsbedürftige Symptomatik eher auf das ADHS fokussiert oder auf das komorbide Störungsbild bezogen sein sollte. Hierbei spielt einerseits der klinische Kontext eine wichtige Rolle, in dem die aktuell im Vordergrund stehende Symptomatik besonders zu beachten ist, da das zentrale Behandlungsziel in der Entlastung des Patienten besteht. Zum anderen sind aber auch pathogenetische Überlegungen zum Entstehen der komorbiden Störungen dringend notwendig. So ist beim Auftreten angstbezogener oder depressiver Auffälligkeiten zu beachten, dass sich diese häufig als Folgerescheinung des ADHS entwickeln z.B. aufgrund anhaltenden Leistungsversagens. In solchen Fällen ist zu überlegen, ob die symptomatische Entlastung nicht eher durch die primäre Behandlung des ADHS erzielt werden kann (Frölich et al. 2009).

Außerdem sollte beim Erstellen des Behandlungsplans nach Möglichkeit das Prinzip der Monotherapie mit der Überlegung verfolgt werden, ob nicht durch eine Stimulanzientherapie auch begleitende komorbide Symptome mit beeinflusst werden können. In vielen Fällen stellt deshalb der Beginn der medikamentösen Behandlung mit einem Psychostimulanz weiterhin den Goldstandard dar (Pliszka et al. 2006).

Schließlich muss natürlich darauf hingewiesen werden, dass für eine Kombination von Psychostimulanzien mit anderen psychotropen Substanzen nur ein wenig gesicherter empirischer Erfahrungshintergrund vorliegt. Dies gilt v.a. für Serotonin-Wiederaufnahmehemmer, denen der vorliegenden Studienbasis zufolge bei Kindern- und Jugendlichen eine geringere Wirksamkeit zukommt (Cohen 2007) und deren Einsatz eine große klinische Erfahrung des Behandlers erfordert. Besonders ist hier auf das potentielle Risiko unerwünschter Wirkungen wie Suizidalität oder eines Symptomswitchs in eine manische Phase bei vorliegender Depression zu achten (Fegert und Herpertz-Dahlmann, 2004). Festzuhalten ist in jedem Fall, dass sich der behandelnde Arzt in den meisten Fällen im sogenannten "off-label use" befindet und dementsprechend unbedingt eine ausführliche Patienteninformation zu erfolgen hat.

ADHS und Depression

Bezüglich der Pharmakotherapie von ADHS und Depression besteht nur eine geringe empirische Evidenz (Pliszka et al. 1998), insbesondere für die Wirksamkeit von Stimulanzien (Pliszka 2003).

Im Regelfall wird die Behandlung zunächst mit einem Psychostimulanz begonnen werden, da durch deren leicht stimmungsaufhellende Wirkung neben der zugrundeliegenden ADHS-Kernsymptomatik eine antidepressive Wirkung erzielt werden kann (Pliszka et al. 2006).

Erst nach ausreichender Behandlung des im Vordergrund stehenden Störungsbildes, hier also der ADHS, unter verschiedenen Dosierungen und unter gegebenenfalls erfolgtem Wechsel des gewählten Psychostimulanz (z.B. Wechsel von Methylphenidat auf Amphetamin) (Pliszka et al. 2006) sollte die Kombination mit einem Antidepressivum erwogen werden.

Aufgrund der derzeitigen Studienlage lässt sich die Indikation für Atomoxetin zur Behandlung einer komorbiden Depression nicht stellen (Bangs et al. 2005; AACAP Practice Parameter/Depression, 2007). Möglicherweise könnte Atomoxetin aber die bei ADHS auftretenden Stimmungsschwankungen, die mit einer erhöhten Depressivität einhergehen, verbessern sowie die allgemeine Lebenszufriedenheit und das Wohlbefinden der Patienten (Prasad et al. 2006 a, b).

Nur bei einer Minderzahl von Patienten, bei denen eine ausgeprägte und im klinischen Vordergrund stehende Depression besteht, sollte zunächst ein Antidepressivum eingesetzt werden. Insgesamt kann festgestellt werden, dass die medikamentöse Behandlung depressiver Störungen im Kindes- und Jugendalter mit Serotonin-Wiederaufnahmehemmern, v.a. Fluoxetin, in placebokontrollierten Studien als signifikant wirksam betrachtet werden kann (Emslie et al. 1997; Emslie et al. 2002; Treatment for Adolescents with Depression (TADS) Team 2004). Auch in Deutschland besteht seit 2007 eine Zulassung für Fluoxetin zur Behandlung kindlicher Depressionen ab dem Alter von 8 Jahren. Im Texas Children's Medciation Algorithm Project (Hughes et al. 2007) zur medikamentösen Behandlung der Major Depression im Kindesalter werden als Serotonin-Wiederaufnahmehemmer der ersten Wahl neben Fluoxetin, Sertralin (Wagner et al. 2003) und Citalopram (Wagner et al. 2004 a) empfohlen, da für diese Substanzen die Wirksamkeit in kontrollierten Studien nachgewiesen werden konnte. Dagegen fehlen placebokontrollierte Wirksamkeitsnachweise für Paroxetin (Emslie et al. 2006 b), Escitalopram (Wagner et al. 2006) und Venlafaxin (Emslie et al. 2007). Die Ergebnisse sind inkonsistent oder die Nebenwirkungen führten zu einer höheren Abbruchrate (Emslie et al. 2006). Trizyklische Antidepressiva erweisen sich Metaanalysen zufolge als nicht wirksam in der Behandlung kindlicher oder adoleszenter Depressionen (Hazell et al. 2003).

Unter der Gabe von Serotonin-Wiederaufnahmehemmern können vermehrt Suizidgedanken oder parasuizidale Handlungen auftreten. Eine generelle Zunahme der Suizidalität ist nicht belegt. Ein intensives Monitoring hierauf ist v.a. in den ersten Tagen nach Beginn der Behandlung und in der Aufdosierungsphase von fachärztlicher Seite zwingend erforderlich (Hegerl 2007; Fegert und Herpertz-Dahlmann 2005; Holtmann et al. 2006; Leon et al. 2006).

Zur Veranschaulichung eines möglichen Behandlungsalgorithmus dient Abb. 2.20.

Bezüglich des Einsatzes von Stimulanzien und komorbid bestehender Angststörung besteht ein uneinheitliches Bild. Frühere Studien weisen auf eine geringere Wirksamkeit (Tannock et al. 1995; Taylor et al. 1987) sowie eine höhere Nebenwirkungs-

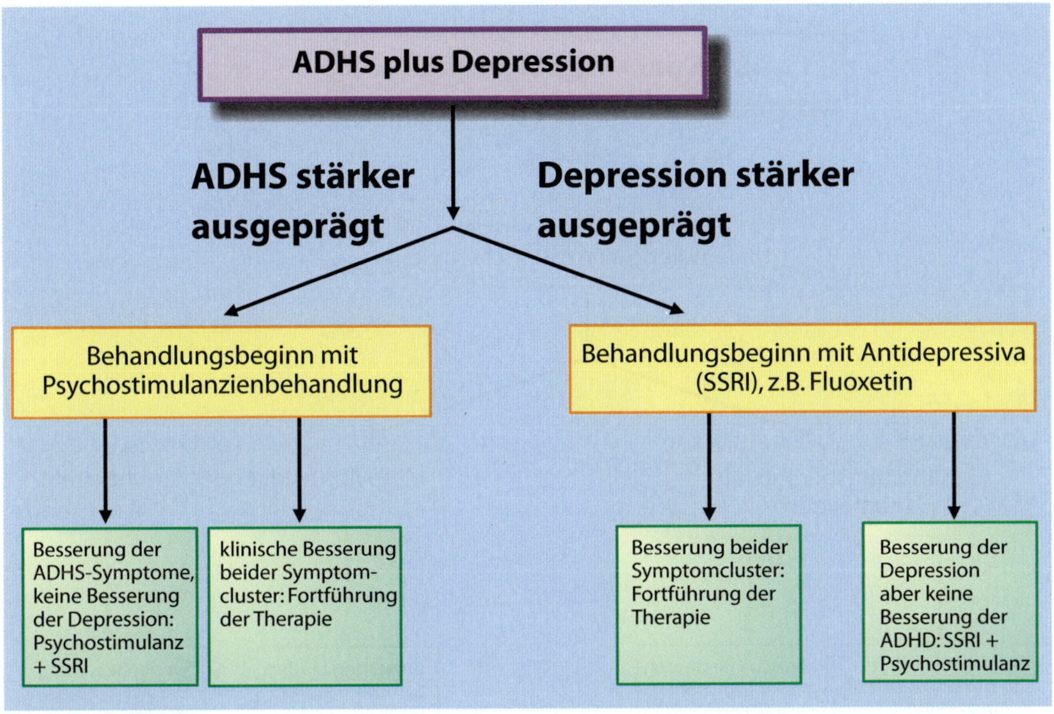

Abb. 2.20: Medikamentöser Behandlungsalgorithmus bei ADHS und komorbidem Vorliegen einer Depression (Frölich et al. 2009)

rate hin (DuPaul et al. 1994; Urman et al. 1995). In anderen, neueren Untersuchungen konnte dies nicht beobachtet werden, so dass der Einsatz von Psychostimulanzien nicht mehr als Kontraindikation betrachtet werden kann (MTA Cooperative Group 1999; Gadow et al. 2002).

Unter Atomoxetin fanden sich deutliche Hinweise für eine Verringerung sowohl der ADHS- als auch der Angstsymptome (Geller et al. 2007; Kratochvil et al. 2006), bei zugleich guter Verträglichkeit. Die Serotonin-Wiederaufnahmehemmer (SSRI) haben sich bei der medikamentösen Behandlung von Angststörungen im Kindes- und Jugendalter als Substanzen der ersten Wahl etabliert (AACAP, Practice Parameter for the Assessment and Treatment of Children and Adolescents With Anxiety Disorders 2007). In verschiedenen doppelblind placebokontrollierten Studien konnte die Effektivität für generalisierte Angststörungen (Rupp 2001, 2003; Rynn et al. 2002), soziale Phobie (Black und Uhde 1994; Wagner et al. 2004), Störungen mit Trennungsangst und selektiven Mutismus (Black und Uhde 1994; Wagner et al. 2004 b) nachgewiesen werden. Für Panikstörungen liegen noch keine placebokontrollierten Studien vor. Spezifische, verbindliche Dosierungsrichtlinien für das Kindes- und Jugendalter liegen nicht vor. Es wird allgemein empfohlen, mit gegenüber Erwachsenen geringeren Dosierungen einschleichend zu starten und diese dann schrittweise in Abhängigkeit der eintretenden Wirksamkeit oder von Nebenwirkungen zu erhöhen (Labellarte et al. 1999).

Zur Veranschaulichung eines möglichen Behandlungsalgorithmus dient Abb. 2.21.

Grundsätzlich sind Psychostimulanzien für den Einsatz bei Patienten mit ADHS und Ticstörungen nicht ungeeignet, da bei den meisten Patienten neueren Untersuchungen zufolge keine Verschlechterung der Ticsymptomatik eintritt, selbst bei längerfristiger Einnahme (Efron et al. 1997, Castellanos 1997, 1999; Biederman et al. 2002; Gadow et al. 1995, 1999, 2007), bei manchen sogar eine Besserung (Gadow et al. 1999). Entsprechend hat die US-amerikanische Tourette-Gesellschaft festgestellt, dass Psychostimulanzien bei der Behandlungsplanung beim Vorliegen beider Störungsbilder berücksichtigt werden sollten (Scahill et al. 2006).

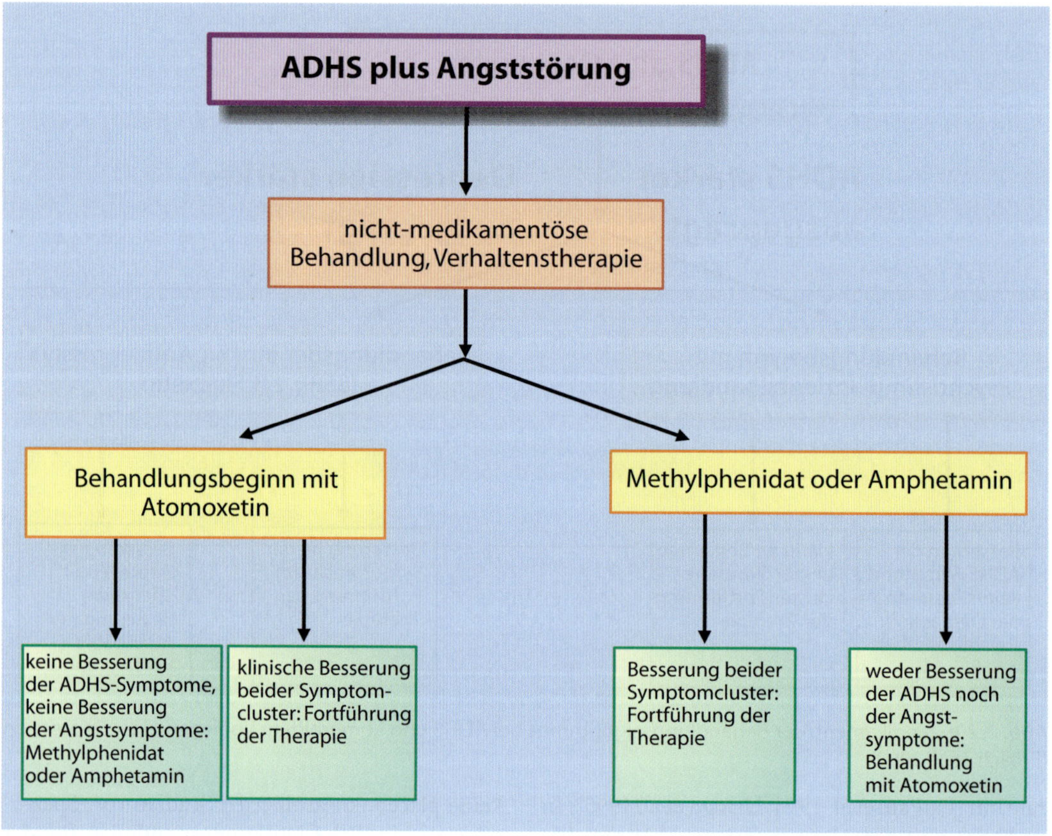

Abb. 2.21: Medikamentöser Behandlungsalgorithmus bei ADHS und komorbidem Vorliegen einer Angststörung (Frölich et al. 2009)

Unter Atomoxetin kommt es zumeist zu keiner Verschlechterung (Allen et al. 2005; McCracken et al. 2003 b). Kasuistiken berichten über eine Symptomzunahme, so dass individuell der Verlauf unter der Medikation kontrolliert werden muss (Lee et al. 2004). Die europäischen Leitlinien zur medikamentösen Behandlung der ADHS empfehlen bei komorbider Ticstörung den Einsatz von Atomoxetin, wenn die Behandlung mit Psychostimulanzien unwirksam blieb (Banaschewski et al. 2006).

Falls mit Atomoxetin ebenfalls keine Verbesserung der Ticsituation erzielt werden kann, ist US-amerikanischen Behandlungsgewohnheiten und -empfehlungen zufolge die Kombination eines α-Agonisten, z.B. Clonidin, mit dem Stimulanz zu erwägen, dessen Effektivität in einer placebokontrollierten Doppelblindstudie nachgewiesen werden konnte sowohl im Hinblich auf die ADHS als auch die Ticsymptome (Tourette's Syndrome Study Group 2002).

Ist auch dieses Vorgehen nicht erfolgreich, sollte das bestehende Psychostimulanz mit einem atypischen Neuroleptikum kombiniert werden, z.B. mit Risperidon in einer Tagesdosierung von 0,5-1,5 mg, verteilt auf zwei Einzeldosierungen (Aman et al. 2002). Die Wirksamkeit auf die Ticsymptome scheint der von konventionellen Neuroleptika wie Pimozid und Haloperidol nicht zurückzustehen bei insgesamt geringeren Nebenwirkungen (Scahill et al. 2003; Gilbert et al. 2004). Auch für neuere atypische Neuroleptika, wie Aripiprazol, Ziprasidon, Olanzapin und Quetiapin liegen positive Behandlungergebnisse vor (Bubl et al. 2006, Sallee et al. 2000; Onofrj et al. 2000; Mukaddes und Abali 2003).

In Deutschland ist derzeit nur Haloperidol und Clonidin zur Behandlung von Ticstörungen zugelassen. Tiaprid, ein substituiertes Benzamid, wirkt als selektiver Dopamin-D2-Rezeptorantagonist und wird den atypischen Neuroleptika zugeordnet. In Deutschland dürfte es die am häufigsten verabreichte Substanz zur Behandlung von Ticstörungen im Kindes- und Jugendalter sein (Müller-Vahl et al. 2004). Die einzige kontrollierte Studie zur Behandlung des Tourette-Syndroms wurde von Eggers und Mitarbeitern vorgelegt und belegte eine signifikante Verminderung der Tics (Eggers et al. 1988). Eine Kombination mit Methylphenidat ist möglich und kann sogar synergistische Wirkungen auf die ADHS-Kernsymptome haben (Rothenberger und Banaschewski 2003). Falls sich Tiaprid als unwirksam erweist, kann Pimozid als konventionelles Neuroleptikum zur Behandlung herangezogen werden, das sich auch im langfristigen Verlauf als wirksam erwiesen hat (Regeur et al. 1986; Sandor et al. 1990).

Zur Veranschaulichung eines möglichen Behandlungsalgorithmus dient Abb. 2.22.

ADHS und aggressive Verhaltensstörungen

Eine im Kontext einer ADHS auftretende, mit hoher Impulsivität einhergehende Aggressivität kann einer spezifischen medikamentösen Zugangsweise bedürfen. Die Impulsivität ist in diesem Zusammenhang auch der Hauptangriffspunkt der Stimulanzien, wodurch deren Wirksamkeit zu erklären ist (Klein et al. 1997). Die Psychostimulanzien bewirken zwar eine signifikante Verringerung der Kernsymptome des Störungsbildes und beeinflussen aggressives Verhalten positiv mit Effektstärken von 0,84 für offene und 0,69 für versteckt aggressi-

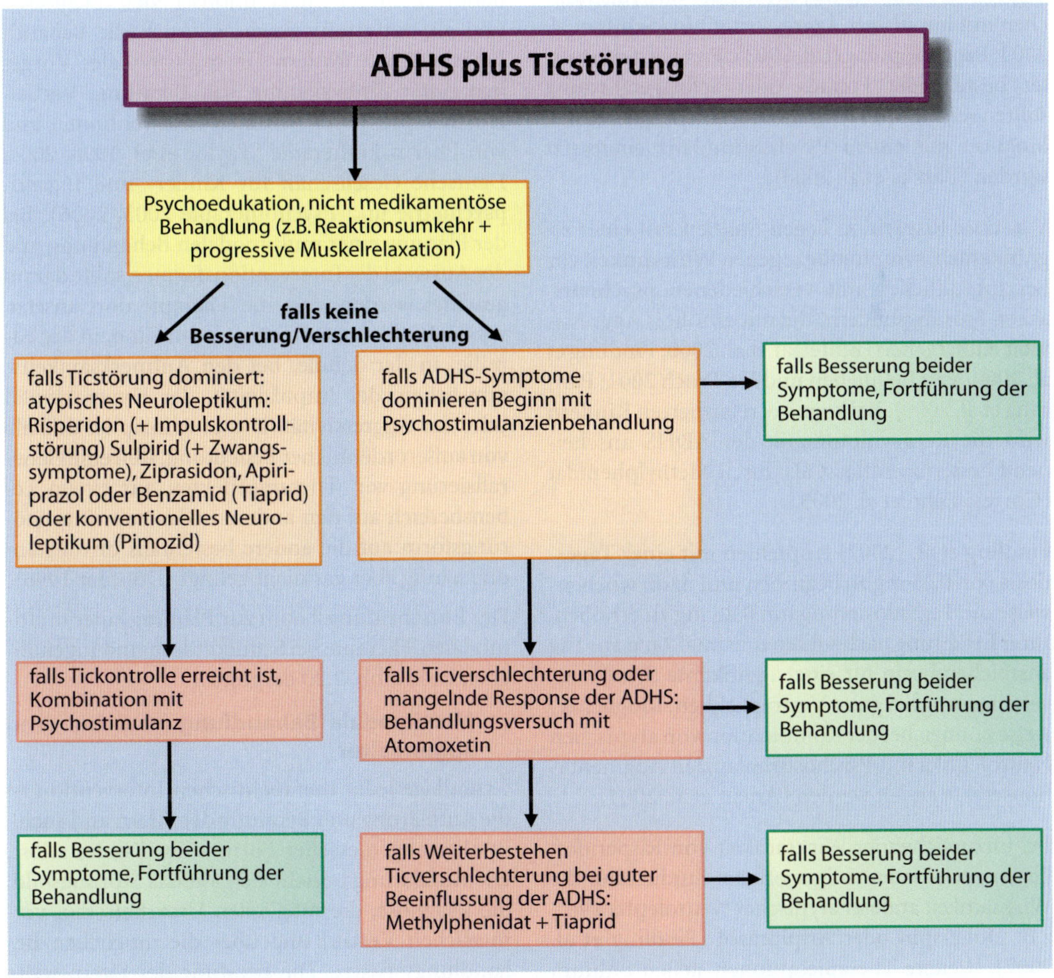

Abb. 2.22: Medikamentöser Behandlungsalgorithmus bei ADHS und komorbidem Vorliegen einer Ticstörung (Frölich et al. 2009).

ve Verhaltensweisen, wie sich z.B. aus einer Metaanalyse von Conner et al. (2002) ergab. Es liegen Berichte darüber vor, dass sowohl Methylphenidat als auch Amphetaminsalze bei Kindern mit einer Störung des Sozialverhaltens effektiv sind (Klein et al. 1997; MTA Cooperative Group 2004; Spencer et al. 2006; Sinzig et al. 2007). Findling empfiehlt deshalb zunächst die Höherdosierung bei bereits eingesetztem Methylphenidat (Findling et al. 2007). Dies könnte auch für Atomoxetin gelten (Newcorn et al. 2005).

US-amerikanische Konsensus- und evidenzbasierte Therapieempfehlungen (TRAAY = Treatment Recomendations for the Use of Antipsychotics for Aggressive Youth) weisen auf die Wirksamkeit von atypischen Neuroleptika bei Kinder und Jugendlichen mit impulsiver Aggressivität hin (Schur et al. 2003; Pappadopulos et al. 2003). Erst bei dann weiter bestehender Fremd- oder Selbstgefährdung sollten schließlich atypische Neuroleptika in Kombination mit einem Psychostimulanz eingesetzt werden (Pliszka et al. 2006).

V.a. über Risperidon liegen Studien mit einer signifikanten, symptombezogenen Wirksamkeit vor bei Jugendlichen mit verschiedenen psychiatrischen Störungsbildern, die mit erhöhter Aggressivität einhergehen (Buitelaar et al. 2000; Findling et al, 2000; Van Bellinghen und De Troch 2001; Pandina et al. 2006). Bei kognitiv retardierten Kindern wird die Kernsymptomatik der ADHS anscheinend besser beeinflusst als durch Methylphenidat (Correia Filho et al. 2005).

Findling et al. (2007) empfehlen mit einer Tagesdosis von 0,25 mg zu beginnen und dann wochenweise die Tagesdosierung um 0,25 mg zu erhöhen. Ihrer Erfahrung nach sollten maximal 2 mg am Tag ausreichend sein für eine signifikante Symptomverringerung bei guter Verträglichkeit. Möglicherweise können bei der Kombination von atypischen Neuroleptika mit Psychostimulanzien Augmentationsefekte erzielt werden (Aman et al. 2004).

Bei unzureichender Wirksamkeit von Risperidon liegen auch Daten einiger offener Studie über die Wirksamkeit anderer atypischer Neuroleptika vor, z.B. Quietiapin oder Aripiprazol (Findling et al. 2007). Weitere Therapieoptionen stellen Lithium (Campbell et al. 1995), Valproat (Donovan et al. 2000) oder Carbamazepin (Silva et al. 1996) dar.

Der Einsatz von α-Agonisten scheint dagegen keinen suffizienten klinischen Nutzen zu besitzen (Plizka et al. 2007).

Zur Veranschaulichung eines möglichen Behandlungsalgorithmus dient Abb. 2.23.

2.5.3. Multimodale Behandlung

Wie bereits bei den einzelnen therapeutischen Ansätzen dargestellt, verwundert es nicht, dass angesichts der Vielzahl an gestörten Funktionen und beeinträchtigten Lebensbereichen beim ADHS mit einem isolierten Behandlungsansatz häufig nicht der gewünschte Behandlungserfolg erzielt werden kann. Aus diesen Gründen wurden multimodale Therapieprogramme entwickelt, die eine Kombination mehrerer Interventionsebenen integrieren und als notwendig erachten. Auch die Behandlungsleitlinien fordern ein multimodales Vorgehen unter Einbeziehung von Beratung, Verhaltenstherapie, psychosozialen Interventionen und von Pharmakotherapie (Taylor et al. 1998, 2004; Deutsche Gesellschaft für Kinder- und Jugendpsychiatrie und Psychotherapie 2003, 2006). Bei der Planung einer multimodalen Behandlung und der Auswahl der Interventionsformen sollte darauf geachtet werden, dass die Therapie dort ansetzt, wo die Probleme auftreten - beim Kind, in der Familie, in der Schule, bei den Aufmerksamkeitsschwächen, der Impulsivität, der Hyperaktivität oder der Aggressivität. Dieses Prinzip ist deshalb von außerordentlicher Bedeutung, weil eine Generalisierung von Therapieeffekten aus einem Lebensbereich auf den anderen oder von einer Störungsform auf die andere bestenfalls unvollständig, häufig aber gar nicht gelingt (Döpfner 1996).

Der Entscheidungsbaum zur Planung einer multimodalen Therapie bei Schulkindern und Jugendlichen ist in Abb. 2.20 dargestellt.

Multimodale Behandlung im Schul- und Jugendalter

Grundlage jeder therapeutischen Intervention ist die Aufklärung und Beratung der Eltern und auch - in altersangemessener Form - des Kindes selbst. Die Aufklärung bezieht sich auf das Störungsbild, die Diagnose, die möglichen Ursachen, den vermutlichen Verlauf und über die möglichen Behandlungsansätze. Die Beratung der Eltern sollte allgemeine Strategien des Umgangs mit dem Kind umfassen und dabei auch andere Belastungen in

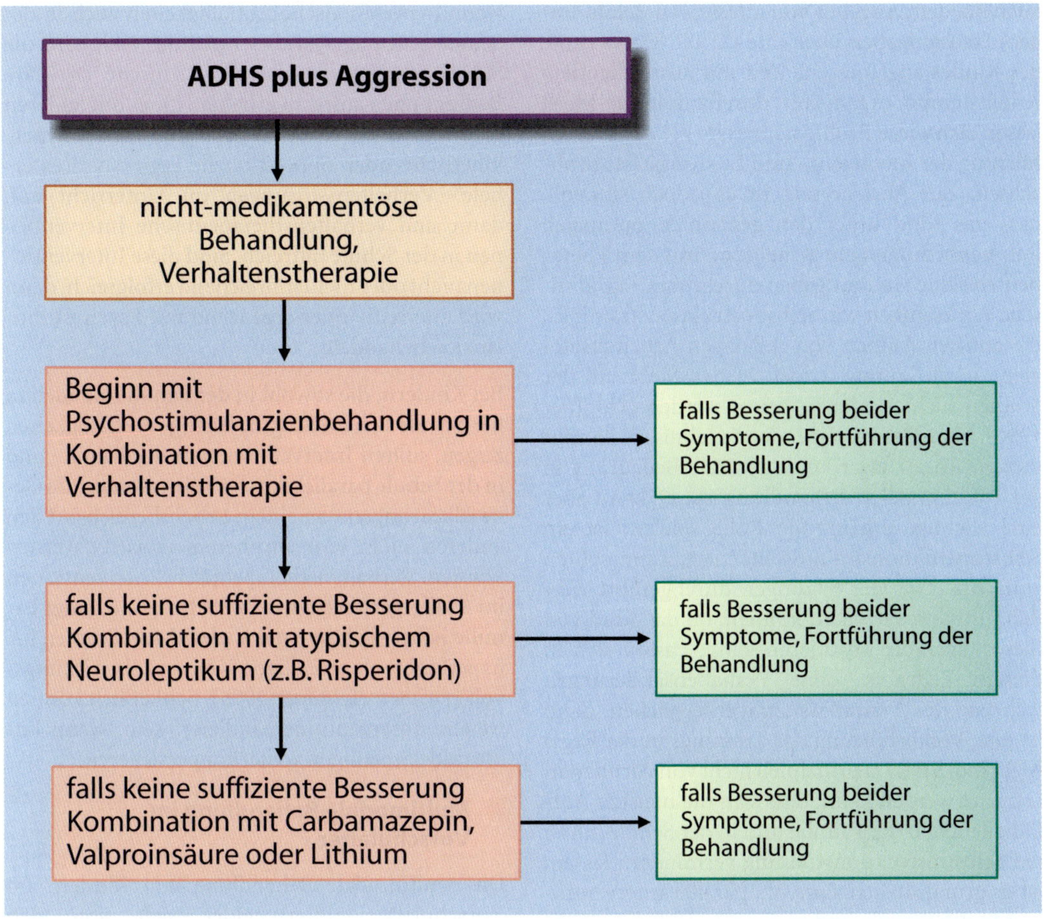

Abb. 2.23: Medikamentöser Behandlungsalgorithmus der ADHS bei komorbidem Vorliegen ausgeprägt aggressiver Verhaltensweisen (Frölich et al. 2009).

der Familie (beispielsweise Partnerschaftsprobleme) berücksichtigen.

Eine primäre medikamentöse Therapie mit Psychostimulanzien ist nach einer Aufklärung zur Symptomatik und einer entsprechenden Beratung indiziert, wenn eine ausgeprägte und situationsübergreifende hyperkinetische Symptomatik (in der Familie, in der Schule und in der Untersuchungssituation beobachtbar) diagnostiziert wurde, unter der sich eine krisenhafte Zuspitzung im sozialen Umfeld entwickelt hat und wenn keine Kontraindikation für eine Stimulanzientherapie besteht. Eine krisenhafte Entwicklung zeigt sich typischerweise darin, dass die weitere Beschulung des Kindes unmittelbar bedroht ist. Die Symptome sind also so massiv ausgeprägt, dass die Situation von der Klassenlehrerin/dem Klassenlehrer nicht mehr bewältigt werden kann. Hausaufgaben lassen sich in der Familie dann oft nur noch mit höchstem Aufwand erledigen. Solche Situationen erfordern möglichst rasche Symptomminderung, die durch eine Stimulanzientherapie am ehesten erreicht werden kann. Erfolge verhaltenstherapeutischer Interventionen sind mit einer größeren Zeitverzögerung verbunden und bei massiven Störungen im allgemeinen schwerer zu erzielen.

Liegt eine krisenhafte Zuspitzung aufgrund hyperkinetischer Symptome nicht (mehr) vor und sind ausgeprägte Aufmerksamkeitsstörungen und Impulsivität auch unter optimalen Arbeitsbedingungen in der Untersuchungssituation zu beobachten, dann kann die Durchführung eines Selbstinstruktionstrainings mit dem Kind indiziert sein. Das Kind ist dann typischerweise nicht in der Lage, auch bei dem Angebot von attraktiven Belohnungen, Hausaufgaben über eine für die Klassenstufe des Kindes angemessene Zeit mit ausreichendem Arbeitstempo organisiert durchzuführen. Meist lassen sich diese Probleme bereits bei der Durchführung der Intelligenz- und Leistungstests beobachten. Zur Absicherung ist es jedoch sinnvoll, dass das Kind unter den genannten optimalen Rahmenbedingungen gemeinsam mit dem Therapeuten seine Hausaufgaben durchführt. Die klinische Wirksamkeit von Selbstinstruktionstrainings, die auf den Aufbau von reflexiven Arbeitsstrategien zielen, konnte jedoch in der Mehrzahl der Studien nicht eindeutig belegt werden (Döpfner 1996). Nach den vorliegenden Ergebnissen kommt diesem Ansatz zwar keine zentrale Bedeutung in der multimodalen Behandlung zu, er kann aber eine wichtige ergänzende Rolle spielen. Ist ein Selbstinstruktionstraining indiziert, dann sollten zunächst etwa vier Sitzungen durchgeführt werden, um abschätzen zu können, ob das Kind von dieser Therapie profitieren kann. Lassen sich in diesem Zeitraum keine Verhaltensänderungen während der Trainingssitzungen erreichen, dann ist eine Weiterführung des Trainings in der Regel nicht indiziert. Da prinzipiell nicht von vornherein erwartet werden kann, dass sich die meisten Auffälligkeiten in der Familie und in der Schule durch ein Selbstinstruktionstraining vermindern lassen, ist es grundsätzlich sinnvoll, parallel Interventionen in der Familie und in der Schule durchzuführen und nicht den Effekt eines isolierten Selbstinstruktionstrainings abzuwarten.

Sind bei optimalen Arbeitsbedingungen in der Untersuchungssituation keine ausgeprägten hyperkinetischen Auffälligkeiten beobachtbar (was bei älteren Kindern eher die Regel ist), dann verfügt das Kind prinzipiell über entsprechende Selbststeuerungsfähigkeiten. Ein Selbstinstruktionstraining ist dann nicht indiziert. In diesem Fall sind ausschließlich Interventionen angezeigt, die unmittelbar in dem Lebensbereich ansetzen, in dem die Probleme auftreten. Liegen hyperkinetische oder oppositionelle/aggressive (externale) Auffälligkeiten des Kindes in der Familie vor, dann sind Interventionen in der Familie indiziert. Zeigt das Kind danach auch weiterhin ausgeprägte hyperkinetische Auffälligkeiten in der Familie, dann kann die Kombination mit Psychostimulanzien sinnvoll sein. Dies ist jedoch nur dann angezeigt, wenn hyperkinetische Auffälligkeiten auch in der Schule auftreten. Ist dies nicht der Fall, wird die Störung vermutlich durch spezifische familiäre Bedingungen aufrecht erhalten, die es mit anderen Interventionen zu behandeln gilt. Treten hyperkinetische oder oppositionelle/aggressive (externale) Verhaltensstörungen im Unterricht auf, dann sind verhaltenstherapeutische Interventionen in der Schule hilfreich. Sind diese Interventionen nicht oder nicht hinreichend erfolgreich, dann wird alternativ oder ergänzend mit Psychostimulanzien behandelt.

Bei Kindern, die sowohl in der Familie als auch in der Schule behandlungsbedürftige Auffälligkeiten zeigen, sollten Interventionen in der Familie und in der Schule parallel durchgeführt werden, da Generalisierungen von einem Lebensbereich auf den anderen nicht von vornherein erwartet werden können. Verhaltenstherapeutische Interventionen im Kindergarten bzw. in der Schule und in der Familie haben sich in einer Vielzahl von Studien bei hyperkinetisch auffälligen Kindern als wirkungsvoll erwiesen (Döpfner 1996). Schließlich können weitere Interventionen indiziert sein, wenn komorbide Störungen weiterhin persistieren.

Multimodale Behandlung im Vorschulalter

Die multimodale Behandlung von Kindern im Vorschulalter unterscheidet sich von den Interventionen im Schulalter sowohl bei der Indikationsstellung für Pharmakotherapie als auch bei der Durchführung psychotherapeutischer Interventionen. Die Behandlungsleitlinien empfehlen in erster Linie Elterntraining, flankierende Maßnahmen und Platzierung in speziellen Vorschuleinrichtungen. Eine medikamentöse Therapie sollte erst erwogen werden, wenn diese Interventionen nicht ausreichen. Eine randomisierte, placebokontrollierte Studie im Vorschulalter (PATS) über insgesamt 70 Wochen, die 303 Kinder mit MPH behandelte, zeigte mit Effektstärken von 0,4 bis 0,8 zwar eine signifikante Veränderung der ADHS-Symptomatik, aber eine geringere Reduktion als bei Schulkindern (Greenhill et al. 2006, Kollins et al. 2006). Bei 11 % der Kinder kam es wegen unerwünschter Wirkungen zum Behandlungsabbruch (Wigal et al. 2006). Bei einer mittleren Dosis von 0,6 ± 0,4 mg/kg/d war die Wachstumsgeschwindigkeit verringert, so dass die Notwendigkeit einer Medikation kritisch abzuwägen ist (Swanson et al. 2006). Die effektivste Tagesdosis MPH lag im Mittel bei 14 mg pro Tag und damit deutlich geringer als im Schulalter. Im Verlauf von zehn Monaten kam es zu einer deutlichen Besserung des globalen und sozialen Funktionsniveaus. Patienten mit komorbiden Störungen erwiesen sich häufiger als Non-Responder (Riddle 2007, Abikoff et al. 2007, Ghuman et al. 2007, Vitiello et al. 2007). Bei der Beurteilung erwies sich die Einschätzung zwischen Erziehern und Lehrern auf der Symptomebene als gering (Murray et al. 2007).

Die vorliegenden Studien lassen somit den Schluss zu, dass Pharmakotherapie bei hyperkinetisch auffälligen Vorschulkindern weniger wirkungsvoll ist als im Schulalter (Döpfner et al. 1996, Riddle 2007). Außerdem liegt bei Vorschulkindern zwar häufiger eine ausgeprägte situationsübergreifende hyperkinetische Symptomatik vor als im Schulalter; eine krisenhafte Zuspitzung, wie sie bei Schulkindern typisch ist, lässt sich jedoch seltener beobachten. Dies liegt sicher daran, dass die Anforderungen und Erwartungen an das Vorschulkind hinsichtlich seiner Steuerungsfähigkeit weitaus geringer sind als im Schulalter. Kindergärten können darüber hinaus in der Regel flexibler auf die Probleme external auffälliger Kinder reagieren als Schulen. Zudem lassen sich bestimmte Interventionen im Vorschulalter aufgrund des Entwicklungsstandes der Kinder nicht durchführen. Dies gilt vor allem für das Selbstinstruktionstraining. Sind ausgeprägte motorische Unruhe, Aufmerksamkeitsstörungen und Impulsivität auch in Spielsituationen mit dem Therapeuten zu beobachten, dann ist ein Spieltraining angezeigt, das darauf abzielt intensiveres und ausdauernderes Spielverhalten aufzubauen. Am wichtigsten erscheinen jedoch problemorientierte Interventionen in der Familie bzw. im Kindergarten. Sind diese Maßnahmen nicht hinreichend erfolgreich, dann kann die Kombination mit einer Stimulanzientherapie indiziert sein.

2.5.4. Fallbeispiel

Die wichtigsten Aspekte des diagnostischen Vorgehens als auch der multimodalen Therapieplanung sollen an einem Fallbeispiel veranschaulicht werden (Döpfner et al. 1997a):

Der 7-jährige Fabian wurde erstmals am Ende der 1. Klasse von seiner Mutter zur diagnostischen Abklärung vorgestellt. Die Mutter gab damals an, dass Fabian schon als Kleinkind ständig in Bewegung gewesen sei und nachts nicht durchgeschlafen habe. Neben anhaltender motorischer Unruhe sei ihr zunehmend aufgefallen, dass Fabian oft zwischen verschiedenen Tätigkeiten wechsle, mit den Gedanken woanders sei und sich schlecht konzentrieren könne. Nach anfänglichen Problemen mit Gleichaltrigen im Kindergarten, habe sich der Junge dort gut zurechtgefunden. Auch käme er derzeit in der Schule ganz gut zurecht. Zwar gebe die Lehrerin an, dass er sehr lebhaft, auch unkonzentriert sei, aber seine Leistungen wären durchschnittlich. Momentan nehme Fabian an einem Kurs für autogenes Training teil und werde ergotherapeutisch gefördert.

Über eineinhalb Jahre später wird Fabian, mittlerweile in der dritten Klasse, erneut von seiner Mutter vorgestellt, weil sich die schulische Problematik deutlich zugespitzt habe. Bedingt durch seine motorische Unruhe und Ablenkbarkeit erbringe er einerseits schlechte Leistungen. Anderseits falle er vermehrt durch körperliche Auseinandersetzungen mit anderen Kindern auf. Zuhause gestalte sich vor allem die Hausaufgabensituation als langwierig und konfliktbelastet. Weiterhin neige Fabian zu endlosen Diskussionen und Nörgeleien, wenn er Regeln und Verpflichtungen nachkommen soll.

Fabian lebt mit seinen leiblichen Eltern und einem zwei Jahre jüngeren Bruder zusammen. Die Mutter, eine gelernte Krankengymnastin, versorgt die Kinder als Hausfrau, während der Vater als selbständiger Rechtsanwalt tätig ist. Neben den oben beschriebenen Auffälligkeiten hatte Fabian keine ernsthaften Krankheiten durchgemacht. Schwangerschaft und Geburt werden als unauffällig beschrieben. Laufen mit zwölf Monaten; altersgerechte Sprachentwicklung.

Untersuchungsbefunde

Klinisches Urteil: In der Untersuchungssituation wurden eine gesteigerte motorische Aktivität, erhöhte Impulsivität und Ablenkbarkeit deutlich; ansonsten ließen sich keine weiteren Auffälligkeiten in der Untersuchungssituation anhand des *Psychopathologischen Befund-Systems* (Döpfner et al. 1997c, 2000) feststellen. Mithilfe eines strukturierten Eltern- und Lehrerinterviews wurde die Diagnose einer Aufmerksamkeits- und Hyperaktivitätsstörung nach ICD 10 gestellt. Da die Mutter auch aggressive Verhaltensauffälligkeiten schilderte, wurde die Diagnose einer hyperkinetischen Störung des Sozialverhaltens vergeben.

Elternurteil: Im *Elternfragebogen über das Verhalten von Kindern und Jugendlichen* (CBCL 4-18) (Arbeitsgruppe Deutsche Child Behavior Checklist, 1993a; Döpfner et al. 1994a) beschreibt die Mutter in den Skalen *Aufmerksamkeitsstörungen* (T-Wert = 73), *Aggressives Verhalten* (T-Wert = 68), *Dissoziales Verhalten* (T-Wert 68), *Soziale Probleme* (T-Wert = 68), *Ängstlichkeit/Depressivität* (T-Wert = 62) und *Schizoid/zwanghaft* (T-Wert = 70) überdurchschnittliche Auffälligkeiten.

Im *Elternfragebogen über Problemsituationen in der Familie* (HSQ-D) (Döpfner et al. 1997a) werden Fabians Schwierigkeiten deutlich, Aufforderungen, Anweisungen oder Regeln im familiären Rahmen zu befolgen. Von 16 erfragten Situationen erleben die Eltern insgesamt 10 als problematisch. Als nicht steuerbar und demnach stark belastend wird hier vor allem das impulsive, teils auch distanzgeminderte Verhalten des Kindes bei Besuch von anderen Kindern, aber auch im Kontakt mit Erwachsenen thematisiert. Alltägliche Konflikte zwischen Fabian und seiner Mutter kommen in der *Checkliste für Eltern über Verhaltensprobleme bei den Hausaufgaben* (HPC-D/E) (Döpfner et al. 1997a) zum Ausdruck. Hier ist es vor allem Fabians grundsätzlich abwehrende Haltung gegenüber den Hausaufgaben (Nörgeln und Diskussionen), die den Prozess der Bearbeitung extrem verzögert.

Lehrerurteil: Im *Lehrerfragebogen über das Verhalten von Kindern und Jugendlichen* (TRF) (Arbeitsgruppe Deutsche Child Behavior Checklist, 1993b; Döpfner et al. 1994b) gibt die Lehrerin auf den Skalen *Aufmerksamkeitsstörungen* (T-Wert = 78), *Aggressives Verhalten* (T-Wert = 61), *Delinquenz* (T-Wert = 63), *Soziale Probleme* (T-Wert = 66) sowie *Sozialer Rückzug* (T-Wert = 65) überdurchschnittliche Werte an.

Familiendiagnostik: Im *Family Relations Test für Kinder* (FRT-K; Bene und Anthony 1957) beschreibt Fabian eine überdurchschnittlich stark ausgeprägte, fast ausschließlich positive Beziehung zu seiner Mutter, während er dem Vater eine durchschnittliche emotionale Bedeutsamkeit beimisst. Gleichzeitig kommt eine starke Geschwisterrivalität gegenüber dem jüngeren Bruder zum Ausdruck. Umgekehrt verdeutlicht die Mutter im *Family Relations Test - Married Couples Version* (Bene 1976) Fabians Position als oppositionelles, "schwieriges" Kind im Vergleich zum unauffälligen Zweitgeborenen. Dennoch kommen auch positive Mutter-Kind-Interaktionen sowie eine stark protektive Haltung der Mutter gegenüber Fabian zum Ausdruck. Zudem beschreibt die Mutter ein negatives Selbstbild ihres Sohnes mit Inkompetenzzuschreibungen.

Leistungsdiagnostik: Bei der testpsychologischen Untersuchung erreichte Fabian im *Grundintelligenztest* (CFT 1; Weiß und Osterland 1977) und in der *Kaufman Assessment Battery* (K-ABC; Kaufman und Kaufman, 1991) eine durchschnittliche Intelligenzleistung. Die Rechtschreibleistung im *Diagnostischen Rechtschreibtest* (DRT 2; Müller 1985) ist ebenfalls durchschnittlich.

Neurologische Diagnostik: Weder in der neurologischen Untersuchung noch im Hirnstrombild (EEG) wurden Auffälligkeiten deutlich.

Problemdefinition

Nach Abschluss der diagnostischen Phase wurden gemeinsam mit den Eltern anhand der *Individuellen Problemliste* (Döpfner et al. 1997a) folgende therapierelevanten **Verhaltensprobleme von Fabian in der Familie** eingegrenzt:

- Fabian ist in Anwesenheit anderer Personen extrem unruhig, distanzgemindert und hält keine Grenzen ein.
- Fabian muss zu den Hausaufgaben lange überredet werden und braucht, bedingt durch seine Ablenkbarkeit, sehr viel Zeit dafür.
- Fabian ist besonders im Auto mit anderen Kindern sehr unruhig und albern.

Mit der Lehrerin wurden folgende **Verhaltensprobleme in der Schule** definiert:

- Fabian ist im Umgang mit anderen Kindern impulsiv und provokativ (balgen, anrempeln, schubsen, spucken).
- Fabians Tasche ist völlig ungeordnet, er findet die richtigen Materialien nicht.
- Fabian beginnt zu spät mit den Aufgaben und beendet sie nicht zeitgerecht.

Therapieverlauf

Abb. 2.24 zeigt die Veränderungen in den therapierelevanten Verhaltensproblemen in der Familie und in der Schule, erfasst durch die *Individuelle*

Problemliste, die von der Mutter und von der Klassenlehrerin ab der dritten Beratungsstunde wöchentlich beurteilt wurde. Es sind die Veränderungen der Problembelastung dargestellt, die auf einer zehnstufigen Skala von 0 (kein Problem) bis 9 (es hätte nicht schlimmer sein können) eingeschätzt wurden. Neben der Beurteilung der einzelnen therapierelevanten Verhaltensprobleme wird von der Mutter und der Lehrerin ein Globalurteil erhoben (wie belastend war das Verhalten insgesamt?).

Die Behandlung wurde im Rahmen der Kölner Multimodalen Therapiestudie durchgeführt, bei der die Interventionen in Behandlungsphasen mit je sechs wöchentlichen Sitzungen unterteilt sind. Mit Fabian wurden insgesamt fünf Behandlungsphasen durchgeführt: eine Beratungsphase, drei Phasen mit verhaltenstherapeutischen Interventionen und eine Phase, in der verhaltenstherapeutische Interventionen mit Stimulanzienbehandlung kombiniert wurden.

In der **Beratungsphase** wurden Fabians Eltern und seine Lehrerin eingehend über die Diagnose sowie die multifaktorielle Genese hyperkinetischer Störungen aufgeklärt und die Untersuchungsbefunde vermittelt. Danach wurden entsprechend der ersten vier Einheiten des Behandlungsprogramms (THOP, Döpfner et al. 1998) die therapierelevanten Probleme definiert, deren Stärke dann ab dem dritten Kontakt sowohl von der Lehrerin als auch der Mutter wöchentlich beurteilt wurden. Einzelspielstunden dienten dem besseren Kennenlernen des Kindes sowie dem Beziehungsaufbau und bildeten damit die Grundlage für die weiteren verhaltenstherapeutischen Interventionen.

Da in der Schule keine krisenhafte Zuspitzung der Problematik festgestellt werden konnte, wurden zunächst verhaltenstherapeutische Interventionen durchgeführt. Zudem lehnten die Eltern eine initiale medikamentöse Behandlung ab. Sowohl die Eltern als auch die Lehrerin waren motiviert verhaltenstherapeutische Interventionen in der Familie und im Unterricht durchzuführen. Für den Fall, dass die verhaltenstherapeutischen Interventionen keine hinreichenden Effekte zeigten, wollten die Eltern die Wirksamkeit der Stimulanzienbehandlung prüfen lassen.

Im Mittelpunkt der **verhaltenstherapeutischen Interventionen** standen zunächst Maßnahmen in der **Schule**, da vor allem die Probleme in diesem Bereich die Familie zur Therapie motiviert hatten. Zu Beginn wurde ein eng umgrenztes Verhaltensproblem herausgegriffen, das mit einer hohen Wahrscheinlichkeit erfolgreich vermindert werden konnte, nämlich Fabians unaufgeräumte Tasche in der Schule. Zum Zeitpunkt des Therapiebeginns war Fabians Haltung gegenüber Interventionen in der Schule sehr kritisch. Obwohl er einen hohen internalisierten Leistungsanspruch hatte und gern zu den Besten in der Klasse gehören wollte, hatte er insgesamt viele Misserfolgserlebnisse in der Schule zu verzeichnen. Außerdem stellte sich das Lehrer-Schüler-Verhältnis als äußerst angespannt dar. Fabian konnte in der ersten verhaltenstherapeutischen Phase dazu motiviert werden, jeden Nachmittag seine Schultasche zu ordnen und zu prüfen, ob alle notwendigen Materialien eingepackt sind. Dafür wurde er von der Mutter gelobt, die ein Auge darauf hatte und gegebenenfalls mithalf. Von der Lehrerin erhielt er auf dem eigens eingerichteten "Punkteplan für besondere Anstrengungen in der Schule" täglich einen Punkt, wenn die Tasche geordnet war und Fabian alle notwendigen Materialien dabei hatte. Die Lehrerin, die in Vorgesprächen übergeneralisierte Meinungen über Fabian geäußert hatte (*"Fabian ist unerzogen und tut grundsätzlich nicht das, was man ihm sagt"*), konnte sich auf ein genau definiertes Verhalten konzentrieren und so ihre eigenen Bewertungen überprüfen. Fabian machte seinerseits die Erfahrung, dass kleine Verhaltensänderungen auch bemerkt werden und ließ sich nach erfolgreicher Bewältigung dieser ersten Aufgabe auf weitere Aufgaben im Verstärkerplan ein. Die erreichten Punkte in der Schule konnte er durch vorab vereinbarte Belohnungen bei den Eltern, beispielsweise in Form gemeinsamer Aktivitäten, eintauschen.

Nachdem drei Wochen der Punkteplan mit der ersten Verhaltensaufgabe in der Schule erfolgreich durchgeführt worden war, konnte in gleicher Form das nächste Problem (*"Beginnt zu spät mit den Aufgaben und beendet sie nicht"*) aufgegriffen werden. Da Fabian bereits einen besseren Überblick über die Materialien in seiner Tasche hatte, mehr Ordnung herrschte und freiwillig auf unnötige Utensilien verzichtete, waren bereits gute Voraussetzungen für ein zügigeres Bearbeiten der gestellten Aufgaben im Unterricht gegeben. Das Problemverhalten hatte sich daher bereits durch die Verstärkung für die geordnete Schultasche deutlich vermindert. Wie Abb. 2.25 zeigt, gelang es Fabian über alle weiteren Therapiephasen hinweg auch nach Beendigung des Token-Systems diese beiden Aspekte seines Problemverhaltens stabil zu vermindern. Die von der Lehrerin wöchentlich eingeschätzte Problemstärke reduzierte sich auf Werte zwischen 0 und 1.

Auch Fabians provokatives Verhalten gegenüber seinen Mitschülern ließ sich im Verlauf der Therapie deutlich vermindern. Diese Veränderung wurde einerseits vermutlich dadurch gefördert, dass Fabian in der Therapie Gelegenheit fand, Konflikte mit anderen Kindern anzusprechen und die Abläufe im Sinne eines Problemlösetrainings zu analysieren. Andererseits konnte Fabian aufgrund seiner Erfolgserlebnisse und der positiven Verstärkung in der Schule immer mehr darauf verzichten, die Anerkennung und Aufmerksamkeit anderer Kinder mittels solcher Verhaltensweisen auf sich zu ziehen.

Am Ende der insgesamt 18wöchigen verhaltenstherapeutischen Interventionen in der Schule waren alle zu Behandlungsbeginn als therapierelevant definierten Verhaltensprobleme weitgehend abgebaut und auch in der Globaleinschätzung der Lehrerin wurde Fabians Verhalten als unproblematisch bewertet. Dennoch hatte Fabian noch mit erheblichen Konzentrationsproblemen zu kämpfen, die allerdings nicht mehr den Unterricht störten, sondern seine schulische Leistungsfähigkeit erheblich beeinträchtigten. Fabian kam mehrfach sehr enttäuscht mit schlechten Klassenarbeiten nach Hause, die er teils vorzeitig abgegeben hatte. Trotz aller Anstrengung gelang es ihm nicht, sich ausreichend lang zu konzentrieren. Vorübungen zu Hause hatten gezeigt, dass Fabian den Stoff beherrschte. Erschwerend kam hinzu, dass insbesondere in der dritten Grundschulklasse die Leistungsanforderungen in der Schule deutlich gesteigert werden und die Frage nach der Weiterbeschulung immer mehr in den Vordergrund rückte. Vor diesem Hintergrund und aufgrund der Tatsache, dass Fabians Unvermögen, sich zu konzentrieren nach seinen bisherigen erfolgreichen Bemühungen nun nicht mehr auf seine fehlende Motivation zurückgeführt werden konnte, stimmten die Eltern einer Austestung von Psychostimulanzien zu.

Verhaltenstherapie plus Stimulanzienbehandlung

Mittels eines Doppel-Blind-Versuchs wurde die Wirkung von Placebo, 15 mg und 25 mg Ritalin® an jedem Schulmorgen jeweils für eine Woche ausgetestet. Bei einer Dosierung von 15 mg (0,4 mg/kg Körpergewicht) zeigte sich eine deutliche Verbesserung der Konzentrationsfähigkeit im Unterricht. Eine weitere Verminderung der Verhaltensauffälligkeiten ließ sich mit der Steigerung der Dosierung auf 25 mg nicht beobachten, so dass eine Dosierung von 15 mg Ritalin morgens an jedem Schultag gewählt wurde. Ein Kontroll-EEG unter 15 mg Ritalin ergab, dass eine Weiterführung der Medikation unbedenklich war. Die verhaltenstherapeutischen Interventionen (hauptsächlich positive Verstärkung durch Lob und Zuwendung) wurden während dieser Behandlungsphase mit geringfügigen Anpassungen fortgesetzt.

Im Rahmen des **Eltern-Kind-Programmes** waren Interventionen zur Förderung positiver Eltern-Kind-Interaktionen nicht indiziert, weil nach den diagnostischen Befunden die Beziehungen zwischen Eltern und Kind als stabil und überwiegend positiv eingeschätzt wurden. Vielmehr wurden mit den Eltern, in erster Linie mit der Mutter, pädagogisch-therapeutische Interventionen erarbeitet - vor allem, wie Fabian wirkungsvolle Aufforderungen gegeben werden können und welche natürlichen Konsequenzen angemessen sind, wenn Fabian Aufforderungen und Regeln nicht befolgt. Grundsätzlich stand eine Stärkung der Mutter in ihrer Erziehungsfunktion im Vordergrund der Arbeit. Während diese bisher stark zu einem erklärenden Erziehungsstil tendierte, in erster Linie auf das allgemeine Verständnis und die Einsicht des Kindes setzte und viel - wenn auch erfolglos - mit Fabian diskutierte, wurde mit ihr nun erarbeitet, genau zu definieren, welche Verhaltensweisen des Kindes für sie problematisch sind, beispielsweise wenn Besuch kommt oder und wenn Fabian zusammen mit anderen Kindern im Auto fährt. Die Mutter wurde dazu angeleitet, Fabian vor den einzelnen Situationen durch konkrete Aufforderungen deutlich zu machen, welches Verhalten sie von ihm erwartet und ihn bei Einhaltung bestimmter Regeln und Aufforderungen zu loben. Weiterhin wurden natürliche negative Konsequenzen entwickelt, welche die Mutter ankündigen und schließlich auch durchführen sollte, wenn Fabian massiv problematisches Verhalten in bestimmten Situationen zeigte (z.B. wenn Fabian zu heftig mit anderen Kindern auf dem Weg ins Schwimmbad im Auto tobt, beginnt das Schwimmen für Fabian erst später oder wenn Fabian bei Besuch zu unruhig und impulsiv reagiert, wird er für kurze Zeit von der Situation ausgeschlossen). Durch die pädagogisch-therapeutischen Interventionen, gelangte Fabian zu einer größeren Steuerung und Kontrolle über seine hyperkinetischen und oppositionellen Verhaltensweisen in verschiedenen Situationen. Vor allem verminderte sich die Unruhe im Auto und das expansive Verhalten, wenn Besuch kam (☞ Abb. 2.24). Natürliche negative Konsequenzen mussten von der Mutter nur ganz selten durchgeführt werden.

Während sich die oben beschriebenen Problemsituationen sehr zügig bearbeiten und auflösen ließen, zeigten sich beim Einsatz verhaltenstherapeutischer Interventionen im Rahmen der Hausaufgaben zwar Verbesserungen, aber immer wieder schwierige, angespannte Momente (☞ Abb. 2.24). Zu Beginn wurde gemeinsam mit Fabian und seiner Mutter die Hausaufgaben-Situation strukturiert, ein fester Arbeitsplatz und feste Arbeitszeiten wurden festgelegt. Da sich das Punktesystem in der Schule bewährt hatte, wurde dieses auch für das Erledigen der Hausaufgaben schrittweise eingesetzt. Demgemäß konnte Fabian Punkte sammeln, wenn er

- seine Hausaufgaben im Hausaufgabenheft eingetragen hatte
- nach dem Mittagessen anfing zu arbeiten
- eine Kontrolle durch die Mutter zuließ und sich ohne heftige Diskussionen zu Berichtigungen bereit erklärte

Wie beim Token-System in der Schule, konnte Fabian sich eine Spielzeit oder Wochenendaktivität verdienen. Insbesondere der letzte Punkt (Kontrolle der Hausaufgaben durch die Mutter) löste bei Fabian heftige Widerstände im Sinne von oppositionellem Verhalten (Streit und Verweigerungen) aus. Daher wurde für diesen letzten Schritt der Hausaufgabenbewältigung der Punkteplan durch einen "Wettkampf um lachende Gesichter" ersetzt, den Fabian zu Beginn mit der Therapeutin einübte. Fabian wurde immer dann ein lachendes Gesicht entzogen, wenn er sich nicht bereit erklärte, die Aufgaben in Teilschritten zu überprüfen, bzw. überprüfen zu lassen. Hingegen durfte er sich ein solches markieren, wenn er selbst bewusst kontrollierte oder Berichtigungen ohne weiteres Schimpfen annahm. Nach einer gemeinsamen Stunde, in der die Mutter mit Fabian Hausaufgaben in Anwesenheit der Therapeutin mit diesem System durchführte, wurde dieses für zu Hause übernommen. Fabian zeigte nach Angaben der Mutter insgesamt weniger oppositionelles Verhalten, wenn der Wettkampf eingesetzt wurde.

Eine weitere Entspannung und Stabilisierung der Hausaufgaben-Situation stellte sich nach der Kombination von Verhaltenstherapie mit der medikamentösen Therapie ein (☞ Abb. 2.24). Zwar ist wegen der kurzen Halbwertszeit durch die einmalige Morgengabe von Ritalin kein unmittelbarer Medikamenteneffekt auf das Verhalten bei den Hausaufgaben am Nachmittag möglich; dennoch schien Fabian indirekt durch die Erleichterung der Konzentrationsleistung im Unterricht nun mehr Energien für die Hausaufgaben nachmittags zur Verfügung zu stehen. Das Token-System wurde in der Hausaufgaben-Situation beibehalten, konnte aber zum Ende der intensiven Behandlungsphase ebenfalls abgesetzt werden.

Weitergehende Behandlung (Nachsorge)

Nach Beendigung der Intensivphase wurde in einen zunächst vierzehntägigen, später monatlichen Nachsorge-Rhythmus übergegangen. Die Stimulanzientherapie wurde fortgeführt. Wie Abb. 2.24 zu entnehmen ist, traten weder nach den ersten vier Nachsorgemonaten (N1) noch ein Jahr nach Beendigung der Intensivtherapie (N2) sowohl in der Schule als auch in der Familie nennenswerte Verhaltensprobleme auf. Fabian hatte den zwischenzeitlichen Schulwechsel auf eine weiterführende Schule (Gesamtschule) gut bewältigt. Die Notwendigkeit der Fortführung der Stimulanzientherapie wird halbjährlich durch einen Doppel-Blind-Auslassversuch geprüft. Fabians Schulleistungen in der 5. Klasse liegen im durchschnittlichen Bereich. Insbesondere sein soziales Verhalten gegenüber anderen Kindern wurde von der neuen Lehrerin gelobt. Auch die Mutter erlebte Fabian in der Familie nach Schulwechsel als weitgehend problemlos. Die Hausaufgaben werden von Fabian größtenteils in der Schule im Rahmen von Freiarbeitsstunden bearbeitet, können aber problemlos von der Mutter kontrolliert werden.

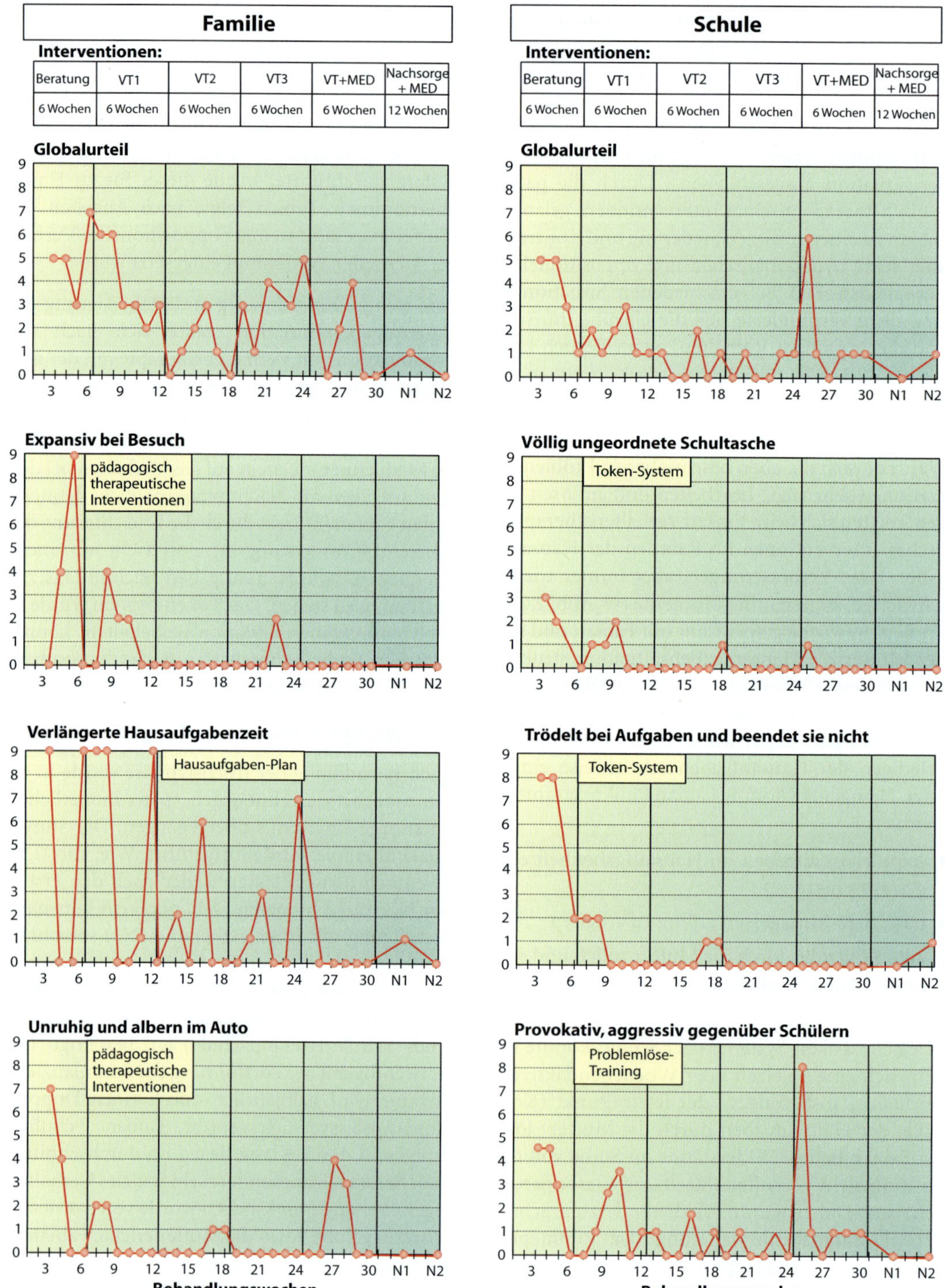

Abb. 2.24: Einzelfallanalyse einer multimodalen Behandlung: Veränderungen der therapierelevanten Verhaltensstörungen in der Familie und in der Schule (Döpfner et al. 1997a).

2.5.5. Beachtung von Qualitätsstandards

Die einleitend dargestellten Probleme in der Diagnostik und Therapie von Kindern mit hyperkinetischen Störungen bzw. Aufmerksamkeitsdefizit-/Hyperaktivitätsstörungen lassen sich nur durch die Umsetzung und Akzeptanz von evidenzbasierten und an Qualitätsstandards orientierten Kriterien erreichen. Auch wenn diese Forderungen noch nicht immer in der Praxis umgesetzt werden, zeigen die Leitlinien zur Diagnose und Therapie von Aufmerksamkeitsdefizit-/Hyperaktivitätsstörungen, die international und national von Fachgesellschaften und von Forschergruppen zusammengestellt wurden, ein hohes Maß an Übereinstimmung. Diese Empfehlungen waren eine wichtige Orientierung und Bezugsrahmen für die eigenen Überlegungen. Qualitätsstandards und Empfehlungen für die konkrete Umsetzung von diagnostischen und therapeutischen Interventionen finden sich in den:

- Leitlinien der American Academy of Child and Adolescent Psychiatry (1997) zur Behandlung von Aufmerksamkeitsdefizit-/Hyperaktivitätsstörungen
- Leitlinien der American Academy of Child and Adolescent Psychiatry (2002) zur Behandlung von Kindern, Jugendlichen und Erwachsenen mit Psychostimulanzien
- Leitlinien der American Academy of Pediatrics (2001) zur Therapie von Kindern mit Aufmerksamkeitsdefizit-/Hyperaktivitätsstörungen

Symptomatik	• Exploration der Eltern und des Kindes/Jugendlichen • Informationen vom Kindergarten/von der Schule • Verhaltensbeobachtung
Störungsspezifische Entwicklungsgeschichte	• Exploration der Eltern zu ungünstigen Temperamentsmerkmalen im Säuglingsalter • Beginn der Leitsymptome • Verlauf der Symptomatik • Informationen vom Kindergarten bzw. Schule zum Störungsverlauf
Psychiatrische Komorbidität und Begleitstörung	• Exploration der Eltern, Informationen vom Kindergarten/von der Schule/Exploration des Patienten • Häufigste psychiatrische Komorbidität: Sozialstörungen, umschriebene Entwicklungsstörungen, emotionale Störungen werden oft übersehen • Ticstörungen • Intelligenz-, Entwicklungs- und Leistungsdiagnostik • Abklärung von Intelligenzminderung, umschriebener Entwicklungsstörungen oder Lernstörungen
Störungsrelevante Rahmenbedingungen	• Exploration der Eltern - Inkonsistentes Erziehungsverhalten, psychosoziale Belastungen, geringe familiäre Ressourcen, Störungskonzepte der Eltern, spezifische Bewältigungsstrategien • Informationen vom Kindergarten/von der Schule, Integration des Kindes in der Gruppe, Ressourcen im Kindergarten, belastende Bedingungen • Körperliche Untersuchung des Patienten
Apparative Labor- und Testdiagnostik	• Testpsychologische Diagnostik - z.B. Intelligenz-Diagnostik, Teilleistungsdiagnostik, Entwicklungsdiagnostik • Apparative Labordiagnostik - z.B. Schilddrüsenstoffwechsel, akute oder chronische zerebrale Erkrankungen (EEG, Kernspintomographie)
Differenzialdiagnostik	• z.B. tiefgreifende Entwicklungsstörung, Borderline-Persönlichkeitsstörung, Dysthymie, bipolare Störungen, Medikamenteneffekte, organische neurologische Primärstörung

Tab. 2.15: Qualitätsstandards für eine störungsspezifische Diagnostik (Leitlinien zu Diagnostik und Therapie von psychischen Störungen im Säuglings-, Kindes- und Jugendalter, 2000, 2006).

- unter Federführung der Deutschen Gesellschaft für Kinder- und Jugendpsychiatrie herausgegebenen Leitlinien zur Diagnose und Therapie von Kindern und Jugendlichen mit Hyperkinetischen Störungen (Deutsche Gesellschaft für Kinder- und Jugendpsychiatrie et al. 2000, 2006)
- unter Federführung von Taylor publizierten europäischen Leitlinien zur Behandlung von Kindern und Jugendlichen mit ADHS (Taylor et al. 1998, 2004)
- Konsensus-Empfehlungen des National Institute of Health (2000) zur Diagnose und Therapie von Kindern mit Aufmerksamkeitsdefizit-/Hyperaktivitätsstörungen
- Stellungnahme zur "Aufmerksamkeitsdefizit-/Hyperaktivitätsstörung" (ADHS) des wissenschaftlichen Beirats der Bundesärztekammer (2005).

Schließlich wurden in den letzten Jahren auch Berichte von offiziellen Agenturen publiziert, die sehr detailliert die Studien zur Wirksamkeit von Therapien dokumentieren. Dazu zählen:

- der Bericht des britischen National Institute for Clinical Excellence (NICE) zur Wirksamkeit und Kosten-Effektivität von Methylphenidat (Lord und Paisley 2000)
- der Bericht des kanadischen Coordinating Centre for Health Technology Assessment zur Wirksamkeit von Therapien bei ADHS (Miller et al. 1998)
- der Bericht der Agency for Healthcare Research und Quality des US-Departments of Health and Human Services (Jadad et al. 1999a, b)

Als wesentliche Grundprinzipien sollte jedoch eine störungsspezifische Diagnostik immer am Anfang stehen (☞ Tab. 2.15), an die sich multimodale Therapieprogramme anschließen sollten (☞ Tab. 2.16). Wenn dann noch eine sorgfältige Verlaufskontrolle regelmäßig durchgeführt wird, sind die notwendigen Standards für die Diagnostik und Therapie erfüllt (☞ Tab. 2.17).

Aufklärung und Beratung
• der Eltern
• des Kindes
• anderer Bezugspersonen
Interventionen in der Schule
Psychosoziale Interventionen
• Elterntraining
- Verhaltensstörungen in der Familie
• Familientherapie
- Störung der Familienbeziehung
• soziales Kompetenztraining
- Störung der Gleichaltrigen-Beziehungen
• Psychotherapie
- nicht für Kernsymptomatik
- Selbstwertprobleme
- emotionale Probleme
Medikamentöse Therapie
• Psychostimulanzien
• Andere

Tab. 2.16: Qualitätsstandards zur Behandlung von Kindern mit hyperkinetischen Störungen: Multimodale Therapie (Leitlinien zu Diagnostik und Therapie von psychischen Störungen im Säuglings-, Kindes- und Jugendalter, 2000, 2006).

Verlaufseinschätzung der • Symptome der Aufmerksamkeitsstörung, Impulsivität und Hyperaktivität • schulischen Leistungen und schulischen Verhaltensmerkmale • emotionalen Entwicklung • Beziehungen zu Gleichaltrigen • Freizeitaktivitäten • familiären Interaktionen und familiären Beziehungen • medikamentösen Behandlung durch Kontrolle von Blutdruck, Pulsfrequenz, Körpergröße und Körpergewicht, Tics, Appetit, Affekt und anderen Nebenwirkungen • Stimulanzienbehandlung durch ein- oder mehrmals pro Jahr kontrollierte Auslassversuche zur Überprüfung der Notwendigkeit einer Weiterführung der Behandlung. Dies sollte in Zusammenarbeit mit Eltern und Lehrern und mit Hilfe von Verhaltensbeurteilungen (standardisierten Fragebögen oder Checklisten) erfolgen

Tab. 2.17: Qualitätsstandards zur Durchführung der Verlaufskontrolle (Leitlinien zu Diagnostik und Therapie von psychischen Störungen im Säuglings-, Kindes- und Jugendalter, 2000, 2006).

2.6. Gesundheitsökonomische Aspekte

Die aktuelle Diskussion um die Kosten-Effektivität in der Behandlung des Aufmerksamkeitsdefizit-/Hyperaktivitätssyndroms belegt, dass Kinder mit ADHS jährlich bedeutsam höhere medizinische Kosten aufweisen als eine gematchte Kontrollgruppe (Matza et al. 2005). Weitere ökonomische Implikationen der Folgen von ADHS auf die Familien, die schlechtere berufliche Integration, das Auftreten von delinquenten Handlungen, sowie die erhöhte Häufigkeit von Unfällen wurden bisher nur ungenügend untersucht (Birnbaum et al. 2005, Gilmore und Milne 2001, Swensen et al. 2003). Insbesondere die Ergebnisse der MTA-Study tragen zu einer besseren Einschätzung der Kosten-Effektivität von verschiedenen Behandlungsansätzen bei: Der geringste Aufwand ist mit einer rein medizinischen Versorgung einschließlich Medikation verbunden, gefolgt vom verhaltenstherapeutischen Setting und dem kombinierten Vorgehen. Geringere Kosten bei der medizinischen Versorgung spiegeln die geringe Intensität und geringere Effektivität des community care systems wider. Unter bestimmten Bedingungen konnte durch die Kombination von medikamentöser und psychotherapeutischer Behandlung eine höhere Kosten-Effektivität erreicht werden, insbesondere bei Patienten und Patientinnen mit verschiedenen komorbiden Störungen (Jensen et al. 2005). Vor allem die Zunahme der Verordnung von Psychopharmaka und die Veränderungen des Verschreibungsverhaltens sowie der damit verbundenen Kosten wurden in den letzten Jahren wiederholt untersucht (Bramble 2003, Phillips et al. 2003, Lehmkuhl et al. 2006). Übereinstimmend konnte in allen Studien eine signifikante Zunahme der Verschreibung von Psychostimulanzien festgestellt werden. Schubert et al. (2007) überprüften den Methylphenidatverbrauch in Deutschland auf der Basis von Daten der gesetzlichen Krankenversicherung. Ausgehend von einer Zufallsstichprobe aus knapp 2 Mio Versicherter der AOK Hessen gingen die pseudonymisierten Inanspruchnahmedaten von rund 55.000 Kindern und Jugendlichen für die Jahre 2000 bis 2005 in die Auswertung ein. In Bezug auf den Beratungsanlass ADHS und die Verordnungsweise von Methylphenidat zeigte sich folgendes Bild:

- Der Behandlungsanlass ADHS tritt bei Jungen und Mädchen in einem Verhältnis 3:1 auf; bei beiden Geschlechtern mit steigender Tendenz.
- Im Alter zwischen 6 und 18 Jahren lag der Anteil der Kinder und Jugendlichen einer Diagnosenennung im Jahr 2000 bei 1,9 % (Jungen: 2,9 %) (☞ Tab. 2.18).
- Bei Kindern unter 5 Jahren sind zwar Behandlungsanlässe mit der Diagnose ADHS dokumentiert (dies muss nicht bedeuten, dass wirklich eine ADHS-Erkrankung vorlag), es erfolgten im Jahr 2005 jedoch keine Methylphenidatverordnungen.
- Kinder mit einem ADHS-Anlass sind im Jahr 2005 tendenziell älter im Jahr 2000. Die 10 Jahre und älteren Kinder und Jugendliche weisen im Jahr 2005 im Vergleich zum Jahr 2000 zu einem höheren Anteil einen Beratungsanlass mit der Diagnose ADHS auf (☞ Abb. 2.25).

Jahr	Umfang der Population	Davon mit Behandlungsanlass HKS			
		Gesamt		Jungen	Mädchen
		Anzahl	Anteil [%]	Anteil [%]	Anteil [%]
2000	46.801	887	1,90	2,94	0,78
2001	43.869	1.003	2,29	3,54	0,95
2002	42.871	1.145	2,67	4,00	1,25
2003	42.395	1.052	2,48	3,74	1,15
2004	41.979	1.009	2,40	3,74	1,01
2005	42.047	1.033	2,46	3,71	1,14

Tab. 2.18: Behandlungsanlässe für ADHS bei 6- bis 18-Jährigen von 2000 bis 2005 (Quelle: Schubert, I., Köster, I.. 2007; Daten der Versichertenstichprobe AOK Hessen/KV Hessen).

- Vergleicht man die Behandlungsprävalenzen mit Methylphenidat nach den verschiedenen Altersgruppen zwischen 2000 und 2005, zeigt sich auch hier eine deutliche Verlagerung zu den Jugendlichen. Insgesamt erhielten im Jahr 2005 1,1 % der 6- bis 18-Jährigen mindestens eine Methylphenidatverordnung (Jungen: 1,8 %, Mädchen 0,5 %). Gegenüber dem Jahr 2000 bedeutet dies eine Zunahme um 43 % bei den Jungen und um 150 % bei den Mädchen (☞ Abb. 2.26).
- Bei den über 20-Jährigen wird die Diagnose nur selten gestellt, Methylphenidatverordnungen kommen nur in geringem Umfang vor.
- Festzuhalten ist, dass nicht jeder ADHS-Behandlungsanlass zwangsläufig zu einer Methylphenidatverordnung führt. Dies war im Jahr 2005 bei ca. einem Drittel der Jungen und einem Viertel der Mädchen mit einem ADHS-Beratungsanlass der Fall. Die oftmals geäußerte Meinung, dass jedes Kind mit einer ADHS-Vorstellung beim (Kinder-)Arzt eine Stimulanzienverordnung erhält, kann folglich nicht aufrechterhalten werden. Die Diagnose wird, wie bekannt, häufiger bei Jungen gestellt und diese erhalten auch häufiger eine medikamentöse Therapie - möglicherweise ist dies auch ein Ausdruck für eine stärkere hyperkinetische Komponente bei den Jungen, die dann eher Anlass für eine Verordnung gibt.
- Für eine Bewertung des Methylphenidatverbrauchs ist nicht nur die Entwicklung der Behandlungshäufigkeiten, sondern auch die Frage nach der Intensität und Kontinuität der Therapie von besondrem Interesse:
- Im Jahr 2005 erhielten 22 % der Kinder eine Einmalverordnung im ersten Behandlungsjahr - d.h. auf die erste Verordnung erfolgte keine weitere. Der Anteil lag in früheren Jahren etwas niedriger. Da die Non-Responder-Rate bei Methylphenidat zwischen 15 % und 20 % liegt, kann die hier beobachtete nicht erfolgte Weiterverordnung durchaus darauf zurückzuführen sein, dass die Kinder nicht auf das Medikament ansprachen. Eine Einmalverordnung kann auch darauf zurückzuführen sein, dass die Kinder/Jugendlichen oder auch die Eltern eine weitere medikamentöse Therapie abgelehnt haben.
- Knapp die Hälfte der Kinder und Jugendlichen erhielten Methylphenidat-Verordnungen über einen Zeitraum von mehr als einem Jahr. Die durchschnittliche Tagesdosis war allerdings nur bei 10 % der Kinder ausreichend, um jeden Tag eine definierte Tagesdosis (entsprechend 30 mg Methylphenidat) einnehmen zu können. Man muss davon ausgehen, dass die anderen Kinder über diesen Zeitraum mit geringeren Dosierungen bzw. diskontinuierlich behandelt wurden.
- Insgesamt zeigt sich Vergleich der Jahre, dass 2005 nicht nur mehr Kinder und Jugendliche eine Methylphenidatverordnung erhielten, sondern im Mittel auch mehr Tagesdosen pro Empfänger verordnet wurden - was evtl. auch eine Folge der Verordnung in höheren Altersgruppen ist.

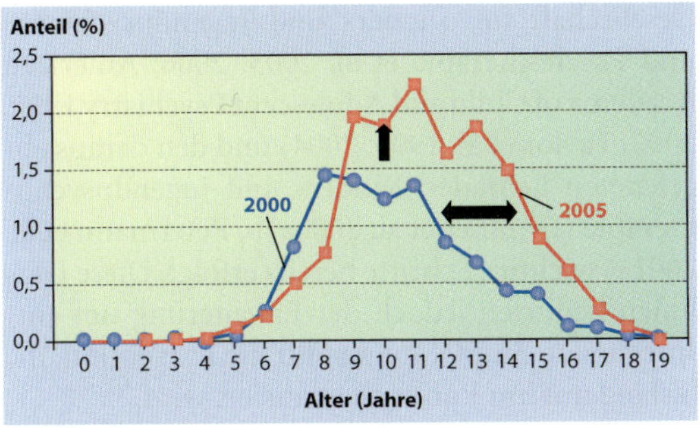

Abb. 2.25: Anteil der Versicherten mit Methylphenidat-Verordnungen nach Alter und Beobachtungsjahr (2000 und 2005).

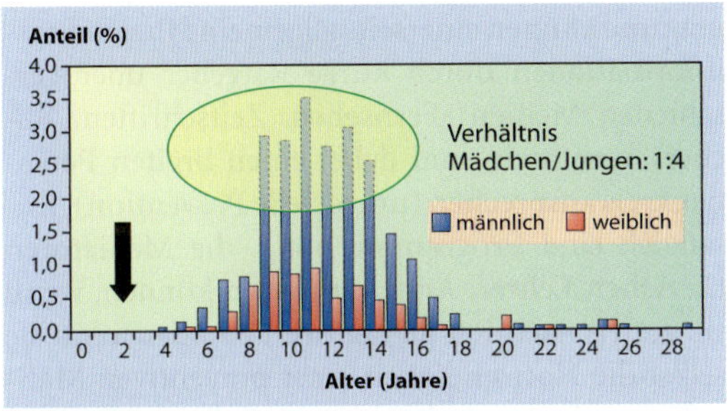

Abb. 2.26: Anteil der Versicherten mit Methylphenidat-Verordnung nach Alter und Geschlecht (2005).

Zuletzt die Frage: Wer initiiert die Verordnung? Betrachtet man die Erstverordnungen, so ist der Anteil der Kinderärzte, die im Jahr 2000 fast 50 % der Erstverordnung initiierten, mit 41 % etwas rückläufig, hingegen wurden im Jahr 2005 rund ein Fünftel der Erstverordnungen durch die Institutsambulanzen initiiert. Neurologen und Psychiater veranlassten sowohl im Jahr 2000 als auch in 2005 31 % der Erstverordnungen.

Zusammenfassend kann festgestellt werden, dass die Behandlungsprävalenz mit Methylphenidat deutlich unter der Diagnose ADHS für den Behandlungsansatz liegt. Die Verordnung erfolgt vorrangig in der Altersgruppe 9-16 Jahren und nur bei einzelnen Kindern unter 6 Jahren. Es konnten keine Hochdosistherapien beobachtet werden. Seit dem Jahr 2000 hat sich allerdings die Zahl der Empfänger vervielfacht, die Zahl der Tagesdosen pro Empfänger verdoppelt. Etwas mehr als die Hälfte der Erstverordnungen wird von Psychiatern/Institutsambulanzen veranlasst. Der Anteil nichtmedikamentöser Therapien hat sich von 2000 bis 2005 nur unwesentlich verändert. Auffallend ist, dass hier deutlich weniger Leistungen durchgeführt werden, wie sie nach den Leitlinien, die eine multimodale Behandlung empfehlen, zu erwarten wären. Insbesondere psychotherapeutische Interventionen erhalten nur ein kleiner Anteil der betroffenen Kinder und Jugendlichen (☞ Tab. 2.19). Diese Zahlen veranschaulichen, dass ein integriertes Gesundheitsmanagement bei Patienten mit ADHS noch nicht in der Praxis angekommen ist.

2.7. Perspektiven für die Psychotherapeutische und medizinische Versorgung von ADHS

Döpfner und Lehmkuhl (2002a) weisen darauf hin, dass die relativ hohe Stabilität der Problematik vom Kindes- bis ins Jugendalter und teilweise sogar bis in das Erwachsenenalter hinein ein umfassendes Gesamtkonzept notwendig macht. Sie fordern deshalb ein integriertes Gesundheitsmanagement für Kinder, Jugendliche und Erwachsene mit ADHS, das nur dann erfolgreich sein kann, wenn die betroffenen Kinder und Eltern die Behandlungsmaßnahmen akzeptieren und aufsuchen.

Diese häufig geringe Akzeptanz liegt vermutlich nur teilweise an dem mangelnden Behandlungsan-

	2000		2005	
	Anzahl	Anteil [%]	Anzahl	Anteil [%]
Psychotherapeutische Behandlung	30	8,9	31	6,6
Sozialpädiatrie	20	5,9	32	6,8
Ergotherapie	78	23,1	80	16,9
Logopädie	25	7,4	26	5,5
Gesamt	337	100,0	472	100,0

Tab. 2.19: Anzahl nicht-ärztlicher Interventionen bei 3- bis 18-Jährigen mit Methylphenidat-Verordnungen in den Jahren 2000 und 2005 (Quelle: Schubert, I., Köster, I.. 2007; Daten der Versichertenstichprobe AOK Hessen/KV Hessen).

gebot, auch die (Misserfolgs-)Erwartungen der Eltern bezüglich einer Beratung oder Therapie spielen hier eine wesentliche Rolle (Döpfner et al. 2002c). Nicht nur die geringe Vorstellungsrate, auch die schiere Unmöglichkeit, alle Kinder mit diesen Auffälligkeiten einzeltherapeutisch zu versorgen, wenn sie denn alle vorgestellt würden, zwingt zur Entwicklung neuer Perspektiven.

Bei ADHS handelt es sich um ein sehr häufig auftretendes Problem mit hohem Chronifizierungsrisiko, das erhebliche unmittelbare Gesundheitskosten und gesellschaftliche Kosten nach sich zieht - z.B. Kosten im Bereich der Jugendhilfe, des Strafvollzuges, der Sonderbeschulung - ganz zu schweigen von den enormen individuellen Belastungen der betroffenen Kinder und Jugendlichen selbst und ihrer Angehörigen. Viele der Komponenten von *Disease-Management*-Programmen für (körperlich) chronisch Kranke (Lauterbach und Stock 2001) lassen sich auf die Problematik bei Kindern mit expansiven Störungen anwenden und zu einem Konzept für ein umfassendes Gesundheitsmanagement für Kinder, Jugendliche und Erwachsene mit ADHS entwickeln, das präventive und therapeutische, pädagogische, sonderpädagogische, psychologische und medizinische Ansätze integriert. Nach Lauterbach und Stock (2001) ist Disease-Management ein integrativer Ansatz, der die episodenbezogene, sektoral aufgesplitterte Versorgung von einzelnen chronisch Kranken durch eine systematische, evidenzbasierte, sektorenübergreifende und kontinuierliche Versorgung eines Patientenkollektivs von chronisch Kranken über alle Krankheitsstadien und Versorgungseinrichtungen hinweg ersetzt. Ein solcher Ansatz lässt sich auch auf Aufmerksamkeitsdefizit-/Hyperaktivitätsstörungen übertragen. Dabei müssten folgende Komponenten berücksichtigt werden:

Evidenzbasierte Leitlinien

Evidenzbasierte Leitlinien für Professionelle zur Früherkennung, Prävention, Diagnostik und Therapie, die wichtige Orientierungspunkte bei der Diagnostik und Therapie von ADHS und im weiteren Umfang für expansive Störungen (ADHS und aggressiv-dissoziale Störungen) liefern. Hier sind mit den internationalen und nationalen Leitlinien für die Diagnostik und Therapie von Kindern und Jugendlichen mit hyperkinetischen Störungen und mit Störungen des Sozialverhaltens (Deutsche Gesellschaft für Kinder- und Jugendpsychiatrie und Psychotherapie et al. 2003, 2006; American Academy of Child and Adolescent Psychiatry 1997, 2002, Taylor et al. 1998, 2004) und den daraus abgeleiteten Leitfäden Kinder- und Jugendpsychotherapie (Döpfner et al. 2000a, b, Petermann et al. 2001a) wichtige Schritte bereits erfolgt. Diese Leitlinien bedürfen jedoch der Erweiterung um entsprechende Empfehlungen für die Prävention, die bislang nur am Rande thematisiert wird.

Evidenzbasierte präventive Programme

Evidenzbasierte präventive Programme sollten auf verschiedenen Ebenen und für verschiedene Altersstufen entwickelt werden. Präventive Programme können einerseits allgemeine Erziehungsinformationen durch kurze Ratgeber über verschieden Medien (Fernsehen, Zeitschriften, Bücher) vermitteln und dabei einen breiten Personenkreis ansprechen (universelle Prävention). Zusätzlich sind Programme nötig, die Mediatoren (Erzieher, Lehrer, Ärzte) einsetzen können, wenn sie gezielt nach Rat gefragt werden oder wenn sie selbst die Notwendigkeit einer präventiven Maßnahme erkennen (selektive oder indizierte Prävention). Gruppenangebote (z.B. über Elternkurse) sind eine weitere wichtige Komponente. Ein beispielhaftes Präventionsprogramm, das systematisch verschiedene dieser Stufen einbezieht, ist das von Sanders in Australien entwickelte und empirisch evaluierte Triple-P-Programm (Sanders 1999, Sanders et al. 2000a, b), das mittlerweile auch im deutschen Sprachraum vorliegt (Kuschel et al. 2000). Da der Übergang von Prävention zu therapeutischer Intervention fließend ist (weil die Grenzen zur psychischen Störung fließend sind), können auch alle anderen im folgenden genannten Komponenten unter dem Aspekt der Prävention eingesetzt werden. Auch für Präventionsprogramme gilt, dass ihr Einsatz und die damit verbundenen Kosten nur dann gerechtfertigt sind, wenn sie als evidenzbasiert betrachtet werden können. Die Effekte von Prävention werden international seit einiger Zeit intensiv untersucht, im deutschen Sprachraum beschäftigen sich Forschungsgruppen u.a. in Heidelberg, Braunschweig und Köln mit der Wirksamkeit präventiver Interventionen bei expansiven Störungen.

Evidenzbasierte Ratgeber und Patientenleitlinien

Evidenzbasierte Ratgeber und Patientenleitlinien helfen, Eltern, Erzieher, Lehrer und auch Kinder oder Jugendliche selbst aufzuklären und Anleitungen zur Problembewältigung zu geben. Trotz eines teilweise unübersehbaren Ratgebermarktes fehlt es an Materialien, die sich eng an die Methoden anlehnen, die z.B. in den Leitlinien für Therapeuten formuliert und evidenzbasiert sind. Die kleine Ratgeberreihe, die in Verbindung mit der Reihe Leitfaden Kinder- und Jugendpsychotherapie (Döpfner et al. 2000 d, e, Petermann et al. 200b) publiziert wird, versucht, dieses Konzept zu verwirklichen. Auch das umfassendere Elternbuch, das sich an das Therapieprogramm THOP anlehnt (Döpfner et al. 1999c), entspricht diesem Konzept. Die Wirksamkeit solcher Ratgeber (Bibliotherapie) ist bislang für Aufmerksamkeitsdefizit-/Hyperaktivitätsstörungen kaum untersucht worden. An der Klinik und Poliklinik für Psychiatrie und Psychotherapie des Kindes- und Jugendalters der Universität zu Köln wird gegenwärtig eine Studie durchgeführt, welche die Wirksamkeit von Bibliotherapie überprüft und empirisch belegt hat (Kierfeld und Döpfner 2006).

Empirisch geprüfte Instrumente zur Diagnostik und Verlaufskontrolle

Auch unter Fachleuten lässt sich weiterhin eine hohe diagnostische Unsicherheit feststellen. Die Leitlinien zur Diagnostik und Therapie von ADHS geben klare Orientierungspunkte für die Diagnostik und die Leitfäden (Döpfner et al. 2000 a, b) beschreiben die diagnostischen Strategien (incl. halbstrukturierter Exploration, standardisierter Fragebögen und Testverfahren) detailliert. Psychometrisch überprüfte Fragebogenverfahren liegen bereits vor (Döpfner und Lehmkuhl 2000, Döpfner et al. 2006) und ihre weitere Überprüfung und Normierung ist in vollem Gange. Besonders die Diagnostik im Jugend- und Erwachsenenalter ist noch nicht befriedigend gelöst. Görtz und Mitarbeiter (2002) beschreiben die Ergebnisse von Studien zur Erfassung von ADHS im Jugendalter durch das Elternurteil und das Urteil Jugendlicher.

Individuelle therapeutische Interventionen auf der Grundlage evidenzbasierter Therapieprogramme

Die in den Leitlinien für Diagnostik und Therapie benannten psycho- und pharmakotherapeutischen Verfahren können als evidenzbasiert bezeichnet werden, wenngleich weitere Therapiestudien zur Absicherung dieser Methoden und zu ihrer Weiterentwicklung dringend geboten sind. Im deutschen Sprachraum wurden vor allem zwei Psychotherapieverfahren empirisch geprüft - das Aufmerksamkeitstraining von Lauth und Schlottke (1999) und das Therapieprogramm für Kinder mit hyperkinetischem und oppositionellem Problemverhalten (THOP) (Döpfner et al. 2002 c). Im angloamerikanischen Sprachraum wurden in letzter Zeit vor allem eltern-, kindergarten- und schulzentrierte Ansätze (wie sie vor allem im THOP eingesetzt werden) weiter verfolgt und ihre Wirksamkeit wurde in mehreren Studien nachgewiesen (z.B. in der MTA-Studie), während Selbstinstruktionsprogramme aufgrund empirischer Studien mittlerweile als wenig hilfreich eingeschätzt werden (☞ American Academy of Child and Adolescent Psychiatry 1997). Die meisten Programme wurden jedoch mit Kindern im Grundschulalter durchgeführt, für das Vorschulalter und für das Jugendalter liegen kaum empirisch bewährte Programme vor. Rademacher und Mitarbeiter (2002) beschreiben ein neu entwickeltes Therapieprogramm für Jugendliche mit Selbstwert-, Aktivitäts- und Affekt-, Leistungs- und Beziehungsstörungen (SELBST), das bei Jugendlichen mit ADHS und den häufig begleitenden affektiven, motivationalen und Leistungsstörungen indiziert ist.

Erinnerungssysteme, "Watch-dogs" (per Telefon, Post, E-Mail, Computer-Programme)

Erinnerungssysteme, wie sie im Bereich der Medizin mittlerweile gelegentlich eingesetzt werden, sind bei der Behandlung psychischer Störungen weitgehend unbekannt. Erinnerungssysteme sollen Patienten sowie ihre Eltern, aber auch Erzieher oder Lehrer und Therapeuten zur Ausschöpfung von Vorsorgemaßnahmen und Kontrolluntersuchungen anleiten und die Initiierung sowie Umsetzung von Therapieschritten unterstützen. Möglicherweise lässt sich der Wirkungsgrad der therapeutischen Versorgung durch solche Erinnerungssysteme mehr steigern als durch neue Therapieformen, weil ein erheblicher Verlust an Effektivität dadurch festzustellen ist, dass Therapien nicht fortgesetzt, kontinuierliche Nachkontrollen nicht eingehalten und vor allem vereinbarte Interventionen in der Familie und im Kindergarten oder in der Schule nicht umgesetzt werden. Erinnerungssysteme können vermutlich helfen, einen Teil dieser Effektivitätsminderung aufzufangen. Allerdings fehlt es bislang völlig an entsprechenden empirischen Erfahrungen in diesem Bereich.

- **Patienten- und Therapeuten-Informationssysteme (Videos, Internetplattformen, Datenbanken, Hotlines und Call-Center)**

Solche Systeme sollen evidenzbasierte und verständliche Informationen Patienten und ihren Eltern vermitteln, aber auch Therapeuten, Erzieher und Lehrer mit spezifischen Informationen versorgen. Auch hier betreten wir für den Bereich der psychischen Störungen nahezu völliges Neuland. Doch scheint die Zeit und die Technik reif, diese Wege zu beschreiten.

- **Fortbildungen für Therapeuten, Erzieher, Lehrer und Mitarbeiter der Jugendhilfe**

Sie vermitteln evidenzbasierte Diagnostik-, Präventions- und Therapie- sowie Interventionsprogramme.

- **Evidenzbasierte Angebote von Eltern- und Selbsthilfegruppen**

Eltern- und Selbsthilfegruppen stellen eine wichtige, nicht zu unterschätzende Komponente in einem umfassenden Gesundheitsmanagement für Kinder und Jugendliche mit ADHS dar. Sie können wesentliche Inhalte evidenzbasierter diagnostischer, pädagogischer und therapeutischer Strategien vermitteln. Wichtig ist, dass solche Gruppen sich vor ideologischer Einseitigkeit hüten, was den meisten auf Bundesebene organisierten Verbänden gerade in den letzten Jahren erfreulicherweise gelungen ist.

Der Entwurf eines Gesamtkonzeptes für ein integriertes Gesundheitsmanagement für Kinder, Jugendliche und Erwachsene mit ADHS mag noch sehr lückenhaft sein, er soll jedoch darauf hinweisen, dass eine Vernetzung von Anstrengungen auf verschiedenen Ebenen notwendig ist, und dass dafür sehr konkrete Konzepte ausgearbeitet werden können, deren praktische Umsetzung nur durch die Einbeziehung verschiedener Berufsgruppen möglich ist. In diesem Sinne hoffen wir, dass das Buch einen Baustein zu einem umfassenden Behandlungskonzept für Patienten mit Aufmerksamkeitsdefizit-/Hyperaktivitätsstörungen darstellt.

2.8. Anschriften von Elternselbsthilfegruppen und Netzwerken

Bundesverband Arbeitskreis Hyperaktives Kind e.V.
Bundesgeschäftsstelle
Postfach 410724
12117 Berlin
E-Mail: bv.auek@t-online.de
Internet: www.auek.de

Bundesverband Aufmerksamkeitsstörungen/Hyperaktivität e.V.
Postfach 60
91291 Forchheim
E-Mail: bv-AH@t-online.de
Internet: www.bwah.de

Juvemus
Vereinigung zur Förderung von Kindern und Erwachsenen mit Teilleistungsstörungen e.V.
Obergraben 25
56567 Neuwied
E-Mail: Info@Juvemus.de
Internet: www.juvemus.de

Bundesarbeitsgemeinschaft für Kinder und Jugendliche mit Teilleistungsstörungen e.V.
Postfach 450246
50877 Köln
E-Mail: info@bag-tl.de

zentrales-adhs-netz@uk-koeln.de
www.zentrales-adhs-netz.de

3. Aufmerksamkeitsdefizit-/Hyperaktivitätsstörung im Erwachsenenalter

Den Allgemein- und Nervenärzten stellt sich zunehmend das Problem, dass sie sich mit einer Patientengruppe konfrontiert sehen, die bisher entweder keinen ärztlichen Rat suchte, deren Probleme als "subklinisch" angesehen wurden, oder deren Symptome bei entsprechendem Ausprägungsgrad mit anderen Störungsbegriffen zu beschreiben waren. Darüber hinaus kommen immer mehr junge Erwachsene in die Praxis, welche vielleicht schon seit vielen Jahren bei Kinder- und Jugendpsychiatern und Kinderärzten behandelt wurden und nun die gleichen Krankheits- und Therapiekonzepte erwarten. Um die Mindestanforderungen für eine valide Diagnosestellung zu definieren und die daraus abzuleitenden Therapiemaßnahmen anzugeben, wurde eine spezielle Leitlinie für das Erwachsenenalter entwickelt (Ebert et al. 2003). So stellen Krause und Krause (2005) fest, dass die Erstdiagnose ADHS bislang im Erwachsenenalter nur in seltenen Fällen gestellt wird, es sei denn, "Angehörige schildern typische Symptome und frühere Schulzeugnisse enthalten Hinweise auf diese Störung". Üblicherweise würde sich ein Patient wegen depressiver Verstimmungen, Angstproblemen oder auch der Sorge, den Alltag nicht zu bewältigen, beim Psychiater oder Psychotherapeuten vorstellen. Eine Reihe von Untersuchungen an Erwachsenen mit ADHS konnte zeigen, dass diese im Vergleich zu gesunden Kontrollpersonen in den Lebensbereichen Ausbildung und Arbeit, Partnerschaft und Familie sowie im Straßenverkehr ein deutlich geringeres Funktionsniveau aufweisen (Sobanski und Alm 2004).

Die folgenden Abschnitte sollen einen kurzen Überblick zum aktuellen Stand des Wissens in Diagnostik und Therapie von ADHS im Erwachsenenalter und einige Vorschläge zum Umgang mit diesem Störungsbild in der Praxis geben (☞ auch Übersicht von Krause und Krause 2005, Wender 2002).

Fallbeispiel

Herr L. hatte schon eine Reihe von Ärzten und Beratungsstellen aufgesucht, eine Gesprächstherapie wegen seiner Stimmungsschwankungen gemacht und sich einmal in stationäre Behandlung zum Cannabis-Entzug begeben. Er berichtete, dass er große Probleme bei der Arbeit (KFZ-Betrieb) habe, da er die Anweisungen seiner Vorgesetzten oft missverstehe oder nicht richtig zuhöre. Er mache viele Dinge gleichzeitig, bringe jedoch nichts zuende. Er sei leicht reizbar und gerate mit den Vorgesetzten schnell in Streit, was nun schon zum vierten Mal zur Entlassung geführt habe. Seine Partnerin bestätigt, dass er extrem schnell *"auf 180"* sei und man nicht mit ihm diskutieren könne. Sein Lebensstil sei sehr chaotisch, da er dauernd Dinge und Termine vergesse und gefasste Pläne wieder umwerfe. Derzeit halte er sich mit der Gestaltung von Webseiten über Wasser. Interessanterweise könne er sich zu Hause am Computer sehr gut konzentrieren.

An seine Kindheit könne er sich nur sehr schlecht erinnern. Er sei ab dem 5. Lebensjahr bei Pflegeeltern aufgewachsen, später sei er in ein Heim gekommen, mit 15 Jahren in eine Jugendwohngruppe gezogen und schließlich mit 19 Jahren in eine eigene Wohnung. Er habe mindestens 6 Schulwechsel hinter sich, zum Teil wegen der Umzüge, zum Teil sei er mit den Lehrern nicht klar gekommen. Er sei immer als *"Zappelphilipp"* bezeichnet worden, könne dies jedoch selber nicht nachempfinden. Das Schreiben sei ihm immer sehr schwer gefallen, erst später seien ihm seine Konzentrationsstörungen selber aufgefallen. Nach der 9. Klasse sei er von der Schule abgegangen und habe eine Lehre als KFZ-Mechaniker gemacht. Dort sei es etwas besser als in der Schule gewesen.

Ernsthafte Erkrankungen habe er nie gehabt.

In der Untersuchung ist Herr L. freundlich zugewandt. Es fällt ein starkes Gestikulieren und Herumrutschen auf dem Stuhl auf. Eine gesteigerte Impulsivität ist ebenfalls feststellbar. Sonst erscheint er im wesentlichen unauffällig. Ein Drogenkonsum wird für das letzte halbe Jahr verneint.

Eine Fremdanamnese bezüglich der Kindheit war bei Herrn L. nicht möglich, da zu Eltern, Pflegeeltern und Heimerziehern kein Kontakt bestand. Herr L. legte jedoch Zeugnisse aus der 2. und 3. Klasse vor, in denen von *"überaus lebhaftem Ver-*

halten", Konzentrationsschwächen, hoher Ablenkbarkeit, "starkem Rededrang", häufigen Konflikten und Regelübertretungen sowie einer deutlichen Schwäche beim Lesen und Schreiben berichtet wurde.

Sowohl die Selbstbeurteilungsbögen (☞ Abb. 3.1), als auch die Fremdbeurteilungsbögen (ausgefüllt durch die Partnerin) ergaben hohe Werte in den Bereichen Impulsivität und Aufmerksamkeitsdefizit, etwas weniger auf der Skala der motorischen Hyperaktivität, doch waren auch hier die Kriterien erfüllt. Ausgeprägte dissoziale Symptome und Depressivität konnten ausgeschlossen werden, so dass die Diagnose ADHS anamnestisch insbesondere aufgrund der Schulzeugnisse gesichert werden konnte.

Wir vermittelten Herrn L. an einen Psychotherapeuten, der in Zusammenarbeit mit einem Nervenarzt nach einigen Wochen Behandlung (mit sicherem Ausschluss eines weiteren Substanzmittelmissbrauchs) zusätzlich Stimulanzien einsetzte. Zum Nachgespräch nach sechs Monaten berichtete Herr L., dass seine Schwierigkeiten zwar nicht ganz verschwunden seien, er jedoch besser damit umgehen und sein Leben besser planen und genießen könne. Sehr wichtig sei für ihn gewesen, endlich zu wissen, was mit ihm los ist. Das ständige Gefühl, zu versagen, ohne zu wissen warum, sei das Schrecklichste gewesen.

3.1. Häufigkeit von ADHS bei Erwachsenen

Bis heute gibt es nur zwei große prospektive Studien, in denen ehemals hyperkinetische Kinder bis deutlich ins Erwachsenenalter hinein nachuntersucht wurden. In Montreal verglichen Weiss et al. (1985) 63 Patienten im Alter von durchschnittlich 25 Jahren (21-33) mit den Befunden in einer gesunden Kontrollgruppe. 36 % der Patienten berichteten von mindestens einem Kernsymptom der Hyperkinetischen Störung, in der Kontrollgruppe traf dies nur bei einem Proband zu. Leider konnten in dieser Studie nur 60 % der ursprünglichen Patienten nachuntersucht werden. In der großen New Yorker Kohorte, die im Alter von 18 Jahren (Gittelman et al. 1985) und 25 Jahren (Manuzza et al. 1993) nachuntersucht wurde, zeigte sich die hyperkinetische Störung zum ersten Untersuchungszeitpunkt noch bei 31 % der Patienten (gegenüber 3 % in der Kontrollgruppe), im Alter von 25 Jahren konnte die Diagnose jedoch noch bei 8 % der Patienten vergeben werden. Ausgehend von diesen Daten schätzt Wender (1995) die Prävalenz der hyperkinetischen Störung bei Erwachsenen zwischen 2 und 7 %. In der Mannheimer Feldstudie litten im Alter von 18 Jahren 1,1 % der Kohorte an einem Hyperkinetischen Syndrom (Esser et al. 1992). Hunt (1997) geht davon aus, dass 1,5 bis 2 % der erwachsenen Bevölkerung eine ADHS aufweisen und kommen damit zu einem ähnlichen Ergebnis wie Weiss und Hechtmann (1993), die bei annähernd der Hälfte ihrer klinischen Fälle feststellten, dass die Erkrankung bis in das Erwachsenenalter persistiert.

Verlauf

ADHS beginnt meist im frühen Kindesalter, seltener im Jugendalter. Neuerkrankungsfälle im Erwachsenenalter sind nicht beschrieben und untypisch. Der Verlauf ist chronisch (Wilens et al. 2002), ein phasenhafter Verlauf sollte an die mögliche Differenzialdiagnose einer affektiven Störung denken lassen. Beim Fortbestehen der ADHS-Symptomatik bis ins Erwachsenenalter kann die Störung sehr gering ausgeprägt sein und erscheint dann eher als eine Variante "normaler Persönlichkeitsmerkmale" wie z.B. "sprunghaft, energievoll, temperamentvoll", sie kann aber auch den Schweregrad einer Erkrankung erreichen und mit erheblichen Beeinträchtigungen der Lebensführung einhergehen. Man findet bei Erwachsenen mit ADHS eine deutlich erhöhte Rate früher ungeplanter Schwangerschaften, Geschlechtskrankheiten, Verkehrsunfälle, Scheidungen, niedriger Bildungsabschlüsse, häufige Arbeitsplatzwechsel und Arbeitslosigkeit (Rösler und Retz 2007).

3.2. Symptomatik im Erwachsenenalter

3.2.1. Motorische Hyperaktivität

Die motorische Hyperaktivität, welche ein Kernsymptom des Erscheinungsbildes im Kindesalter ist und der Erkrankung den Namen "Hyperkinetische Störung" verlieh, ist im Erwachsenenalter häufig nicht mehr ausgeprägt vorhanden. Die Betroffenen rennen nicht mehr herum und klettern nicht mehr über Tische und Stühle. Paul Wender beschreibt jedoch weniger offensichtliche motori-

ADHS-Fragebogen für Erwachsen, aktuelle Probleme, Selbsteinschätzung ADHS-E(A/S)					
Name: *K.L.* Alter: *28* Datum:		Wie zutreffend ist die Beschreibung?			
Berufsausbildung: *KFZ-Mechaniker* Gegenwärtige Tätigkeit: *arbeitslos*					
Kreuzen Sie bitte für jede Beschreibung die Zahl an, die angibt, wie zutreffend diese Beschreibung für Sie ist, bezogen auf die letzten sechs Monate.		gar nicht	ein wenig	weitgehend	besonders
01.	Es fällt mir oft schwer, Einzelheiten zu beachten oder Flüchtigkeitsfehler zu vermeiden, z.B. bei Schreibarbeiten oder bei anderen Tätigkeiten in der Ausbildung oder am Arbeitsplatz.	0	1	2✔	3
02.	Es fällt mir oft schwer, mich bei beruflichen Aufgaben oder bei Hobbies dauerhaft zu konzentrieren.	0	1	2	3✔
03.	Ich kann häufig nicht richtig zuhören, wenn ich direkt angesprochen werde.	0	1	2✔	3
04.	Ich habe oft Schwierigkeiten, Anleitungen zu folgen und Arbeiten zu Ende zu bringen.	0	1	2✔	3
05.	Ich habe oft Schwierigkeiten, Aufgaben oder Aktivitäten zu organisieren.	0	1	2✔	3
06.	Ich vermeide oft Aufgaben, bei denen ich mich länger konzentrieren und anstrengen muss, oder ich mache sie nur widerwillig.	0	1	2✔	3
07.	Ich verliere oft Gegenstände, die für bestimmte Aufgaben oder Aktivitäten nötig sind (z.B. Schlüssel, Arbeitsunterlagen, Bücher oder Werkzeug).	0	1✔	2	3
08.	Ich bin leicht ablenkbar.	0	1	2	3✔
09.	Ich bin im Alltag häufig vergesslich.	0	1	2✔	3
10	Meine Hände und Füße sind ständig in Bewegung, und ich kann nicht ruhig sitzen bleiben.	0	1	2✔	3
11.	Ich stehe oft in Situationen auf, in denen es unpassend ist.	0	1✔	2	3
12.	Es fällt mir schwer, mich mit Freizeitaktivitäten ruhig zu beschäftigen.	0	1	2✔	3
13.	Ich springe häufig auf und laufe herum, wenn es unpassend ist.	0	1	2	3✔
14.	Ich fühle mich oft unruhig und nervös.	0	1	2✔	3
15.	Ich bin ständig und in einem starken Ausmaß in Bewegung und kann darin kaum durch andere begrenzt werden.	0	1	2✔	3
16.	Ich bin häufig "auf Achse".	0	1✔	2	3
17.	Ich platze häufig mit Antworten heraus, bevor Fragen zu Ende gestellt sind.	0	1✔	2	3
18.	Ich kann häufig nur schwer warten, bis ich an der Reihe bin (z.B. bei Warteschlangen oder in einer Gruppe).	0	1	2	3✔
19.	Ich unterbreche oder störe andere häufig (z.B. im Gespräch).	0	1	2✔	3
20.	Ich rede häufig übermäßig viel.	0	1	2✔	3
Bitte wenden					
ADHS-Fragebogen für Erwachsene auf der Basis von DSM-IV und ICD-10. © by M. Döpfner, G. Lehmkuhl & H.-C. Steinhausen, Köln und Zürich 2001.					

Abb. 3.1: Fallbeispiel Herr L.: Selbstbeurteilungsbogen ADHS (Döpfner et al. 2004a).

sche Anzeichen - die sogenannten **Wender-Zeichen** - die auch im höheren Alter noch sichtbar sind.

Wender-Zeichen
• mit den Füßen scharren • häufige Positionsveränderungen im Sitzen • starkes Gestikulieren • Spielen mit kleinen Gegenständen in den Händen • Nägelkauen etc. (Wender 1995)

Für den Rückgang der groben Hypermotorik scheinen zum einen die neuronale Reifung, zum anderen jedoch die psychosoziale Adaptation und Coping-Strategien verantwortlich zu sein. Betroffene begeben sich im Erwachsenenalter nur noch sehr ungern in Situationen, in denen Stillsitzen wie in der Schule erforderlich ist. Sie suchen sich Berufe mit abwechslungsreichen Tätigkeiten ohne viele Wiederholungen, meiden den Kirchgang oder klassische Konzerte und betreiben eher Sportarten mit hohem Aktivitätsgrad und Aufforderungscharakter.

Sehr viel häufiger wird jedoch von einer inneren Unruhe und Rastlosigkeit berichtet. Die Unfähigkeit zur Entspannung empfinden die Betroffenen selbst und häufig auch deren Angehörige als sehr belastend. Urlaubs- und Freizeitgestaltung sind vollgepackt mit wechselnden Aktivitäten und Plänen, immer neue Reize und Erfahrungen werden gesucht, Ruhezeiten werden nicht eingeplant. In den Abendstunden stellt sich zwar eine erhebliche Müdigkeit ein, jedoch werden noch neue Tätigkeiten angefangen, Dinge werden hin- und hergeräumt, und es fällt den Betroffenen schwer, ein Ende beim Fernsehen oder Internet-Surfen zu finden. Endlich im Bett, stellt sich der Schlaf nicht ohne weiteres ein; meist werden Musik oder Fernseher zum Einschlafen angelassen, um Ablenkung von dem nicht enden wollenden Gedankenfluss zu bekommen.

Motorische Hyperaktivität
• bei Erwachsenen oft nicht mehr ausgeprägt messbar • Vermeidung von Situationen, die Ruhe erfordern (Kirche, Konzerte etc.) • Wender-Zeichen (Gestikulieren, häufige Positionswechsel etc.) • innere Unruhe, Rastlosigkeit, Unfähigkeit zur Entspannung

3.2.2. Aufmerksamkeitsstörung

Die Aufmerksamkeitsstörung kann das klinische Erscheinungsbild von ADHS bei Erwachsenen sehr deutlich prägen.

Symptome wie

- Unaufmerksamkeit
- geringe Konzentrationsfähigkeit
- hohe Ablenkbarkeit
- Tagträume
- Vergesslichkeit
- Organisationsdefizite
- Unfähigkeit zum längeren Zuhören

werden anders als im Kindesalter von Erwachsenen selber berichtet und als sehr belastend empfunden. Insbesondere der z.T. chaotische Arbeitsstil, den die Symptomatik mit sich bringt, erschwert den Betroffenen in vielen Fällen die Planung und Durchführung von einfachen Aufgabenstellungen in Beruf und Privatleben. Die schulische Karriere kann Wechsel und Brüche aufweisen, der theoretische Bereich einer Ausbildung bereitet unverhältnismäßige Probleme und die spätere berufliche Stellung entspricht nicht dem Ausbildungsstand. Insbesondere Aufgaben, welche ein mittleres, jedoch kontinuierliches, Konzentrationsniveau über längere Zeit erfordern, können nicht durchgehalten werden. Die Folgen eines solchen dauerhaften Nichtausschöpfen des Leistungspotenzials können zu Minderung des Selbstwertes und Frustrationen führen (Weiss L. 1997).

Aufmerksamkeitsstörung
• Organisationsdefizite und Vergesslichkeit, auch bei wichtigen Terminen • Unfähigkeit zum längeren Zuhören • Probleme in Situationen, die passive Aufmerksamkeit erfordern • hohe Fehlerrate bei statischen Arbeiten mit wenig Abwechselung • Ablenkung durch externe Stimuli oder innere Zerstreuung (Tagträume)

3.2.3. Impulsivität

Von den Betroffenen, jedoch häufiger von den Angehörigen werden deutliche

- Impulsivität
- Sprunghaftigkeit
- extreme Ungeduld

berichtet (Barkley et al. 1990, Wilens et al. 1995a). Sie haben Schwierigkeiten mit der Selbstbeherrschung, es rutschten oft unpassende Bemerkungen heraus, in Unterhaltungen kommt es häufig zum nicht Ausredenlassen des Gesprächspartners, oder die Betroffenen sagen oder tun spontan Dinge, die sie hinterher bereuen. Es fällt ihnen schwer, in Warteschlangen zu stehen, Verspätungen zu akzeptieren oder im Restaurant etwas länger auf das Essen zu warten. Oft kommt es in solchen Situationen zu plötzlichen Wutausbrüchen oder übermäßigem Ärger. Sozial unpassendes Verhalten und andauernde Konflikte komplettieren das Bild der reduzierten Fähigkeit, spontane Impulse zu beherrschen. Endlose Streitereien in der Familie und am Arbeitsplatz ziehen eine Reihe von Problemen nach sich, welche die ohnehin schlechtere soziale Situation der Betroffenen weiter beeinträchtigen (Wender 1995).

Gelegentlich gelingt es den Betroffenen, ihren Lebensstil dieser Impulsivität anzupassen, bzw. diese in sozial verträgliche Bahnen zu lenken. Spontanität, riskanter Fahrstil, Extremsportarten sind in den entsprechenden Zusammenhängen durchaus akzeptiert, so dass manche Betroffene sogar immer wieder neue Herausforderungen und Gefahren suchen (*sensation seeking*).

Impulsivität
• sprunghaftes Wechseln von Plänen und Abläufen • extreme Ungeduld • riskantes Fahrverhalten • Schwierigkeiten, andere ausreden zu lassen • andauernde Konflikte und sozial unpassendes Verhalten • Extremsportarten und *sensation seeking*

3.2.4. Affektivität

Schon im Kindes- und Jugendalter werden bei niedriger Frustrationstoleranz Reizbarkeit und Stimmungsschwankungen berichtet. Bei Erwachsenen scheint dies noch in verstärktem Maße aufzutreten. Mit zunehmender Häufung von Misserfolgen, sozialen Frustrationen und wiederholtem Scheitern an kleinsten Aufgaben stellt sich bei Erwachsenen ein bewusst erlebtes Defizitgefühl mit reduziertem Selbstwert ein. Diese Anzeichen gehören zwar nicht zu den Kernsymptomen des ADHS, sind jedoch oftmals erster Anlass zum Aufsuchen des Arztes oder Therapeuten.

Stimmung
• starke reaktive Stimmungsschwankungen • Reizbarkeit • geringe Frustrationstoleranz • geringes Selbstwertgefühl

Da bisher nur vereinzelte Untersuchungen zur Ausgestaltung der Kernsymptomatik der ADHS im Erwachsenenalter vorliegen, sei auf die Zusammenfassung von Sobanski und Alm (2004) verwiesen:

- Mangelnde Alltagsorganisation, verbunden mit der Fähigkeit zu planvollem, vorausschauendem Vorgehen, Neigung, von einer Tätigkeit zur anderen zu springen
- Vergesslichkeit in Alltagsangelegenheiten, schlechtes Kurzzeitgedächtnis
- Ungewollte Unpünktlichkeit
- Chaotische ineffiziente Arbeitsweise mit vielen Flüchtigkeitsfehlern; Unfähigkeit, Zeitlimits für Aufgaben einzuhalten

- Schwierigkeiten in Ausbildung und Studium; Probleme, sich auf Lerninhalte und Gespräche zu konzentrieren
- Tagträumereien/Abdriften in andere Gedanken
- Erhöhtes Bewegungsbedürfnis; Schwierigkeiten, sich zu entspannen und zur Ruhe zu kommen
- Schlechte Impulskontrolle
- Überschießende emotionale Reaktionen mit Wutausbrüchen und erniedrigter Frustrationstoleranz
- Emotionale Labilität mit kurzdauernden reaktiv ausgelösten depressiven Stimmungseinbrüchen und/oder Angstgefühlen

3.2.5. Besonderheiten bei jungen Erwachsenen

Bei Jugendlichen zeigt sich oftmals ein besonders komplexes Bild. Zu den Symptomen, wie sie für das Kindesalter charakteristisch sind, treten jugendtypische oppositionelle Verhaltensweisen und Autonomiebestrebungen hinzu. Der Wunsch nach Selbstbestimmung kann sich gelegentlich sogar verstärken, nachdem in der Kindheit aufgrund der Symptomatik (z.B. bei starker Vergesslichkeit) ein eher strukturierender und kontrollierender Erziehungsstil notwendig gewesen war. Bei unverminderten Defiziten in Konzentration, Organisation und Arbeitsverhalten lassen sich Jugendliche nur noch ungern in ein strukturierendes Hilfesystem einbinden, insbesondere, wenn die von den Eltern angebotene Unterstützung als Bevormundung und Kontrolle empfunden wird. Allerdings verbreitert sich dadurch die Lücke zwischen Anspruch an sich selbst und der tatsächlichen Problembewältigung immer weiter. Die Folge ist eine deutliche Betonung des oppositionellen Verhaltens, des Vermeidungsverhaltens bezüglich Anforderungen und konsekutiv eine Motivationslosigkeit bis hin zu fast apathischem Auftreten. Das sprichwörtliche "Null-Bock-Syndrom" dieser Jugendlichen kann im sozialen Kontext zu erheblichen Irritationen führen, da die "Hyperaktivität" nicht mehr so offensichtlich ist, ja sogar als "überstanden" angesehen wird, die anderen Symptome des ADHS jedoch z.T. unvermindert weiterbestehen.

In dieser Situation ist das Risiko für Brüche in der Schulkarriere, dissoziale Tendenzen und Drogenkonsum besonders groß. Im Durchschnitt haben Jugendliche mit ADHS häufigere Schulwechsel, geraten häufiger und früher in Konflikte mit dem Gesetz und haben früher Kontakt zu Drogen (Hechtman et al. 1984). Grundsätzlich sollte daher bei Jugendlichen und jungen Erwachsenen mit diesen Problemen immer auch an ein Residuum einer ADHS gedacht werden.

Schule und familiäres Umfeld spielen eine besondere Rolle beim Übergang von der Jugend zum Erwachsenenalter. Einerseits kann sich für den jungen Erwachsenen mit ADHS durch den Wegfall des vorgegebenen Lern- und Leistungssystems und die Möglichkeit einer auf die individuellen Fähigkeiten zugeschnittenen Berufswahl eine deutliche Entlastung ergeben. Andererseits fällt unter Umständen ein Hilfssystem weg, welches viele Defizite z.B. im organisatorischen Bereich bisher auffangen konnte. Das Vergessen wichtiger Termine oder Gegenstände (z.B. Schlüssel), das Verschieben dringender Angelegenheiten bis zur letzten Minute oder das aufbrausende Verhalten fallen gerade zum Berufsanfang besonders ins Gewicht.

3.3. Komorbidität

Im Erwachsenenalter ist die hohe Rate an komorbiden Störungen (80 %) und psychosozialen Konsequenzen besonders bedeutsam (Krause 2007). Depression (40-60 %), Angststörungen (20-60 %) und Suchterkrankungen (50-60 %) zählen zu den häufigsten Störungsbildern (Rösler et al. 2007). Bei Suchterkrankungen und unter Strafgefangenen sind die Prävalenzen gegenüber der Allgemeinbevölkerung deutlich erhöht und liegen bei ca. 25 % (Sevecke et al. 2009). Gleichzeitig stellen einige Komorbiditäten auch Differenzialdiagnosen dar, wie z.B. Persönlichkeitsstörungen mit begleitender Impulsivität (Sevecke et al. 2009) und depressive Erkrankungen mit begleitenden Konzentrationseinschränkungen.

Auch treten nach den Ergebnissen der Nordbadenstudie somatische Beschwerden wie Allergien und arterielle Hypertonie gehäuft auf (Schlander et al. 2007).

3.3.1. Impulsive und Dissoziale Persönlichkeitsstörung

Da impulsive Symptome über einen langen Zeitraum nachweisbar sind und nur schwer beeinflussbar erscheinen, ist die Überschneidung mit der impulsiven oder dissozialen Persönlichkeitsstörung naheliegend. In retrospektiven Studien zeichnete sich jedoch zunächst kein einheitliches Bild ab (☞ Tab. 3.1). Sowohl Borland und Heckman (1976) als auch Feldman et al. (1979) fanden keinen signifikanten Unterschied zur jeweiligen Kontrollgruppe bezüglich schweren dissozialen Verhaltens. Loney et al. (1983) verwendeten in ihrer Untersuchung an 22 Patienten mit Hyperkinetischem Syndrom in der Kindheit und ihren nicht hyperkinetischen Brüdern sehr differenzierte Instrumente zur Erfassung der Dissozialität. Nach den Kriterien des modifizierten SADS-L (*Schedule for Affektive Disorders and Schizophrenia, Lifetime Version*) erfüllten 45 % die Kriterien für Dissoziale Persönlichkeitsstörung, verglichen mit 4 % der Brüder. Im *Iowa Crime and Punishment Survey* (CAPS) fanden sich signifikante Unterschiede bei Waffenbesitz, bewaffnetem Kampf, angedrohten Verletzungen und Beinaheverletzungen. In der Kategorie "Bewaffnete Auseinandersetzung mit Verletzung, die medizinische Versorgung erfordert" waren ehemalige Hyperkinetiker sehr viel häufiger vertreten als ihre Brüder. Verurteilungen und Haft hatten Hyperkinetiker schon zu 45 % erlebt, während nur 5 % ihrer Brüder davon betroffen waren.

Satterfield et al. (1982) werteten die Polizeiakten von 110 Jugendlichen und jungen Erwachsenen (14-21 Jahre, Durchschnitt 17,3 Jahre) aus, die in ihrer Kindheit als Hyperkinetiker diagnostiziert worden waren und verglichen sie mit 88 nach sozioökonomischen Status gematchten Kontrollpersonen. Der Anteil schwerer Verbrechen (z.B. Raub, Einbruch, Autodiebstahl und bewaffneter Überfall) war signifikant höher in der Gruppe der ehemaligen Hyperkinetiker. 25 % von ihnen waren für ihr delinquentes Verhalten zu Haftstrafen verurteilt worden, in der Vergleichsgruppe traf dies nur in 1 % zu.

In den *follow-up*-Studien von hyperkinetischen Kindern erwiesen sich dissoziale Merkmale bei fast 50 % der Patienten als äußerst stabil. In der Montreal-Studie von Weiss et al. (1985) hatten 23 % die Diagnose einer dissozialen Persönlichkeitsstörung nach DSM-III erhalten. In der New Yorker Kohorte lag der Prozentsatz mit dieser Diagnose zum ersten Untersuchungszeitpunkt (Durchschnittsalter 18 Jahre) bei 27 % (Gittelman et al. 1985), zum zweiten Untersuchungszeitpunkt sieben Jahre später bei 18 % (Manuzza et al. 1993). Nach Weiss (1985) ist jedoch noch nicht geklärt, ob die Aufmerksamkeits- und Hyperaktivitätsstörung für sich alleine ein Risikofaktor für späteres dissoziales

Literatur	n	Alter (J.)	Ergebnisse
Retrospektive Studien			
Borland, Heckman 1976	20	30	keine Unterschiede bei schwerer Dissozialität
Feldman et al. 1979	48	21	dissoziales Verhalten nicht häufiger
Loney et al. 1983	22	21	• dissoziale Persönlichkeitsstörung nach SADS-L-Kriterien (45 % zu 4 %) • dissoziales Verhalten nach CAPS: - Gewalt gegen Personen - Waffengebrauch - Verurteilungen und Gefängnis (45 % zu 5 %)
Satterfield et al.1982	110	14-21	größerer Anteil und häufiger für schwere Vergehen verurteilt
Prospektive Studien			
Milman 1979	73	15-23	14 % dissoziale Persönlichkeitsstörung
Gittelman et al. 1985	101	16-23	dissoziale Persönlichkeitsstörung (27 % zu 8 %)
Weiss et al. 1985	63	21-33	dissoziale Persönlichkeitsstörung (23 % zu 2,4 %)
Manuzza et al. 1991	50	18	dissoziale Persönlichkeitsstörung (28 % zu 12 %)
Manuzza et al. 1993 [1]	91	23-30	dissoziale Persönlichkeitsstörung (18 % zu 2 %)

Tab. 3.1: Dissoziales Verhalten bei Erwachsenen mit ADHS. [1] Kohorte wie bei Gittelman et al. 1985.

Verhalten darstellt, oder ob erst eine vorliegende erhöhte Komorbidität mit aggressiven oder dissozialen Verhaltensstörungen die Symptomatik maßgeblich beeinflusst. Der Erfassung dissozialer Symptome im Zusammenhang mit der Hyperkinetischen Störung kommt mit Sicherheit eine große Bedeutung zu.

3.3.2. Alkohol- und Drogenmissbrauch

Darüber hinaus zeigten betroffene Erwachsene in den Untersuchungen von Biederman et al. (1993) und Shekim et al. (1990a) eine erhöhte Rate an Drogenmissbrauch, allerdings sind die Ergebnisse bezüglich Alkoholmissbrauch widersprüchlich. Goodwin et al. (1975) und Wood et al. (1983) untersuchten jeweils Alkoholiker und fanden bei 50 % bzw. 33 % hyperkinetische Symptome in der Kindheit. Auch Morisson (1979) berichtete von einem gehäuften Auftreten von Alkoholismus bei seinen hyperkinetischen Ambulanzpatienten. Mattes et al. (1984) konnten keinen signifikanten Unterschied bezüglich Alkohol- und Drogenmissbrauch zwischen Patienten einer psychiatrischen Ambulanz mit und ohne Anamnese eines Hyperkinetischen Syndroms feststellen. Allerdings waren körperlich abhängige Patienten vorher ausgeschlossen worden.

In anderen retrospektiven Studien zeigten sich die ehemaligen Hyperkinetiker eher unauffällig was Alkohol- und Drogenmissbrauch betraf (☞ Tab. 3.2). Bei Borland und Heckman (1976) waren weder unter den Patienten, noch unter den Kontrollpersonen, Alkoholiker; ein Patient war drogenabhängig. Feldman et al. (1979) fanden keinen Unterschied zur Kontrollgruppe für Marihuana und nur einen geringen Gebrauch von nicht rezeptierten Stimulanzien. Allerdings waren 16 % der Patienten schon morgens betrunken in der Schule oder bei der Arbeit angetroffen worden. Loney et al. (1983) sahen keinen Unterschied zur Kontrollgruppe. Ein Vergleich zum *National Survey*, einer großangelegten Untersuchung in der Bevölkerung der USA, zeigte bei den Hyperkinetikern eine größere Erfahrung im Umgang mit Drogen, ohne dass dies zu erhöhten Rate von Abhängigkeit geführt hatte.

Literatur	n	Alter (J.)	Ergebnisse
Retrospektive Studien			
Borland, Heckman 1976	20	30	• weder unter Patienten, noch unter Kontrollen waren Alkoholiker • 1 Patient drogenabhängig
Feldman et al. 1979	48	21	• kein Unterschied für Marihuana • geringer Gebrauch von Stimulanzien • 16 % betrunken in der Schule oder bei der Arbeit
Loney et al. 1983	22	21	• kein Unterschied zu Kontrollgruppe • mehr Erfahrung mit Drogen im Vergleich zum *national survey*
Prospektive Studien			
Milman 1979	73	15-23	• kein Alkoholiker • 1 Patient mit Marihuana-Gebrauch
Gittelman et al. 1985	101	16-23	• Drogenmissbrauch stark erhöht, Alkohol nicht • bei Ausschluss der aktuellen Hyperkinetiker kein Unterschied zur Kontrollgruppe
Weiss et al. 1985	63	21-33	• kein Unterschied zur Kontrollgruppe
Manuzza et al. 1993[1]	91	23-30	• Drogenmissbrauch erhöht (16 % zu 4 %) • Alkoholmissbrauch kein Unterschied zur Kontrollgruppe

Tab. 3.2: Alkohol- und Drogenmissbrauch. [1] Selbe Kohorte wie bei Gittelman et al. 1985.

Auch bei den prospektiven Studien zeichnet sich noch kein einheitliches Bild ab. In Milmans Kohorte von 73 ehemaligen Hyperkinetikern fand sich nur ein Patient, der einen Marihuana-Gebrauch angab, kein Patient wurde als Alkoholiker eingestuft. Auch Weiss et al. (1985) konnten in der Montrealer Studie zum Zeitpunkt der Nachuntersuchung im Alter von durchschnittlich 25 Jahren keinen Unterschied zur Kontrollgruppe feststellen. In der New Yorker Kohorte war Alkoholmissbrauch nicht häufiger als in der Kontrollgruppe anzutreffen, wohl aber Drogenmissbrauch (Gittelman et al. 1985, Mannuzza et al. 1993). Die Autoren wiesen jedoch auf den Zusammenhang zwischen noch bestehender hyperkinetischer Symptomatik und Drogenmissbrauch hin. Nach Ausschluss der aktuellen Hyperkinetiker war kein Unterschied zur Kontrollgruppe nachzuweisen.

Zusammenfassend lässt sich gegenwärtig sagen, dass keine eindeutigen Hinweise für eine erhöhte Vulnerabilität erwachsener Hyperkinetiker bezüglich Alkoholmissbrauch vorliegen. Es scheint jedoch gehäuft zu Drogenmissbrauch zu kommen.

3.3.3. Angststörungen und Affektive Störungen

Angststörungen und affektive Störungen (DSM-III-(R)-Diagnosen) waren in den früheren retrospektiven und prospektiven Studien nicht vermehrt anzutreffen, auch wenn Weiß et al. (1993) bezüglich des beruflichen Erfolges über ein reduziertes Selbstwertgefühl berichten. Es ist leicht nachvollziehbar, dass die mit der Kernsymptomatik verbundenen Defizite und anhaltenden Überforderungen, die häufigen Stimmungsschwankungen und die von andauernden Frustrationen geprägte Auseinandersetzung mit der Umwelt zu einem depressiven Syndrom führen und insbesondere soziale Ängste und Leistungsängste hervorrufen können. Diese Störungen sind bei Jugendlichen in 30-50 % der Fälle anzutreffen (Robin 1998, Groen et al. 1997). Es werden jedoch selten die Kriterien einer Major-Depression oder einer generalisierten Angststörung erfüllt.

Es wurden auch einzelne Verläufe von Bulimie bei Mädchen und Frauen mit ADHS beschrieben, was bei den Impulskontrollschwierigkeiten nicht verwundert (z.B. Schweikert et al. 1997). Die Datenlage ist allerdings noch nicht ausreichend, um tatsächlich ein erhöhtes Auftreten bei ADHS-Patienten gegenüber der Bevölkerung annehmen zu können.

Zusammen mit den für das Kindesalter typischen Komorbiditäten Ticstörung, Zwang und Teilleistungsstörungen (z.B. Lese-/Rechtschreibschwäche), welche ebenfalls eine relativ hohe zeitliche Stabilität aufweisen, bietet sich dem Diagnostiker oftmals ein breites Störungsbild, so dass es nicht leicht fällt, sich auf eine führende Symptomatik festzulegen (☞ Abb. 3.2). Die Erfassung der verschiedenen Komorbiditäten und insbesondere die "Entschlüsselung" einer ADHS-Symptomatik kann jedoch für die Behandlungsstrategie und den Erfolg der Behandlung von großer Bedeutung sein.

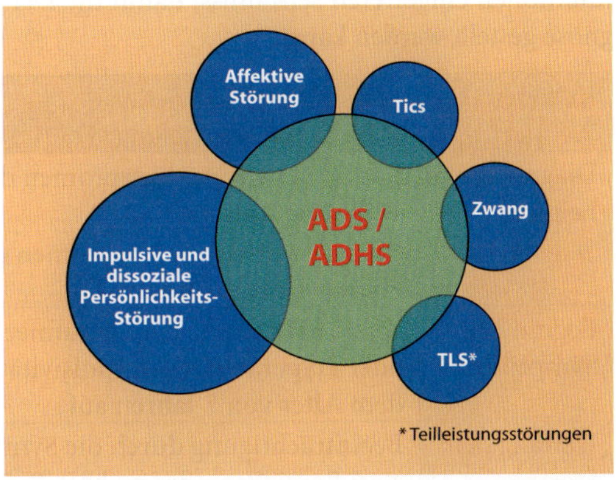

Abb. 3.2: Komorbidität bei ADHS im Erwachsenenalter.

3.4. Diagnose und Differenzialdiagnose

Eine bisher unerkannte ADHS bei einem Erwachsenen zu diagnostizieren, erfordert spezielle Kenntnisse. Die Diagnose ist eine klinische Diagnose, die mittels Anamnese - möglichst ergänzt durch Fremdanamnese - und einen psychopathologischen Befund erstellt wird. Wie bei anderen psychischen Erkrankungen gibt es keinen somatischen Befund, der die Diagnose beweisen könnte. Störungen der Aufmerksamkeit, Unruhe und Stimmungsschwankungen werden in der Bevölkerung zu einem hohen Prozentsatz spontan berichtet (Murphy 1995) und sind nicht spezifisch. Sehr viele somatische und psychische Erkrankungen gehen mit Aufmerksamkeitsstörungen einher. Deshalb sind für die Diagnose die sogenannten Zusatzkriterien, wie sie in den Klassifikationssystemen DSM und ICD formuliert sind, von besonderer Bedeutung (☞ Tab. 3.3).

Erst, wenn die Symptome in verschiedenen Zusammenhängen auftreten, über einen langen Zeitraum nachweisbar sind und einzelne Symptome schon in der Kindheit begonnen haben, kann die Diagnose als "wahrscheinlich" gelten. Die gängigen Diagnosesysteme fordern, dass die Symptome vor dem siebten Lebensjahr vorhanden waren, was allerdings bei älteren Erwachsenen schwierig abzusichern ist. Zudem gibt es eine Untergruppe von Patienten, bei der der Beginn erst im frühen Jugendalter belegbar ist. Barkley (1995) fordert darüber hinaus, dass durch die auftretenden Symptome eine erhebliche Beeinträchtigung der Lebensfunktionen eingetreten sein muss, damit die Diagnose gestellt werden kann.

Wichtige Kriterien für die Diagnose ADHS

- mehrere Symptome bestehen aktuell in signifikantem Ausmaß
- einige Symptome bestehen seit der Kindheit kontinuierlich
- die Symptome führen zu einer deutlichen Beeinträchtigung in mehreren Bereichen des Lebens
- die Symptome sind nicht durch eine andere Erkrankung besser zu beschreiben

Um all diese Kriterien beurteilen zu können, ist eine mehrdimensionale Diagnostik erforderlich. Die Erinnerung der Betroffenen an die eigene Kindheit ist von einer Reihe von Faktoren abhängig und nicht zuletzt durch die aktuelle Sympto-

Kriterien	Aufmerksamkeitsdefizit-/ Hyperaktivitätsstörung (DSM-IV)	Hyperkinetische Störung (ICD 10)
Diagnostische Leitlinien	6 und mehr von 9 Symptomen der Unaufmerksamkeit 6 oder mehr von 9 Symptomen der Hyperaktivität/Impulsivität	Kardinalsymptome: beeinträchtigte Aufmerksamkeit und Überaktivität
Beginn der Symptomatik	einige Symptome der Unaufmerksamkeit oder Hyperaktivität/Impulsivität treten vor dem Alter von 7 Jahren auf	Beginn der charakteristischen Verhaltensprobeme vor dem 6. Lebensjahr
Umfang der Störung	Beeinträchtigung durch die Symptome in zwei Bereichen oder mehr, z.B. Schule oder zu Hause, Untersuchungssituation	Symptome sollen in mehr als einer Situation auftreten, sowie situationsunabhängig und zeitstabil
Schweregrad	Hinweis auf eine bedeutsame Beeinträchtigung der sozialen, schulischen oder beruflichenTätigkeit	Die Symptome sollten nur dann festgestellt werden, wenn sie im Verhältnis zum Alter und Intelligenzniveau sehr stark ausgeprägt sind
Differenzialdiagnose	Symptomatik tritt nicht ausschließlich im Verlauf von tiefgreifenden Entwicklungsstörungen, Schizophrenien oder psychotischen Störungen auf	auszuschließen sind: tiefgreifende Entwicklungsstörungen, Angststörung, affektive Störung (manisch oder depressiv)
Subtypen	• Aufmerksamkeitsdefizit-/Hyperaktivitätsstörung Mischtyp • vorwiegend unaufmerksamer Typ (314.00) • vorwiegend Hyperaktivitäts-/impulsiver Typ (314.01) • nicht näher bezeichnete Aufmerksamkeitsdefizit-/Hyperaktivitätsstörung (314.9)	• einfache Aktivitäts- und Aufmerksamkeitsstörung (F 90.0) • Hyperkinetische Störung des Sozialverhaltens (F 90.1) • andere Hyperkinetische Störungen (F 90.8) • nicht näher bezeichnete Hyperkinetische Störung (F 90.9)

Tab. 3.3: Klassifikation der Aufmerksamkeitsdefizit-/Hyperaktivitätsstörung nach DSM IV bzw. der Hyperkinetischen Störung nach ICD-10.

matik beeinflusst. Nicht selten können sich gerade von Aufmerksamkeitsstörungen Betroffene kaum an ihre Kindheit erinnern. Sowohl eine tatsächliche Beeinträchtigung der Merkfähigkeit durch die Symptomatik in der Kindheit, als auch der durch die oft repressive Umgangsweise mit diesen "Problem-Kindern" geförderte Verdrängungsprozess mögen eine Rolle dabei spielen. Deshalb sind fremdanamnestische Angaben, und besser noch Zeugnisse aus den ersten Schulklassen, von großer Wichtigkeit. In den Leitlinien der *American Academy of Child and Adolescent Psychiatry* (1997) wird ausdrücklich die Notwendigkeit einer Elternbefragung zur Kindheit des Patienten und das Einholen von Informationen aus der Schulzeit betont.

Informationsquellen zur Beurteilung der Symptome

- Patient für die aktuelle Situation und die Kindheit
- Partner, Freunde, Angehörige für die aktuelle Situation
- Eltern für Kindheit und Entwicklung
- Schulzeugnisse (besonders der ersten Klassen) und andere Beurteilungen

Nach dem DSM-IV werden die Symptome im Verlauf der späten Adoleszenz oder des Erwachsenenalters schwächer. Während eine Minderheit die Symptome der Aufmerksamkeitsdefizit-/Hyperaktivitätsstörung in ihrer vollen Stärke bis in das mittlere Erwachsenenalter behält, bleiben bei anderen Patienten nur einige der Symptome vorhanden. Sind die Kriterien für einen der Subtypen dann nicht mehr erfüllt, so lautet die entsprechende Diagnose "Aufmerksamkeitsdefizit-/Hyperaktivitätsstörung, teilremitiert". Nach DSM-IV wird eine nicht näher bezeichnete Aufmerksamkeitsdefizit-/Hyperaktivitätsstörung diagnostiziert, wenn die Symptome zum gegenwärtigen Zeitpunkt nicht alle Kriterien der Störung erfüllen. Auch nach dem ICD-10 kann die Diagnose eines Hyperkinetischen Syndroms nach den gleichen Kriterien gestellt werden, wobei Aufmerksamkeit und Aktivität an der Entwicklung angemessenen Normen zu beurteilen sind.

Um die Diagnose besser untermauern und wissenschaftliche Untersuchungen anstellen zu können, wurden schon in den 80er Jahren Fragebögen und standardisierte Verfahren entwickelt. Am bekanntesten ist bis heute die *Wender-Utah-Rating-Scale* (WURS) von Paul Wender (☞ Ward et al. 1993), die von G.-E. Trott (1997) ins Deutsche übersetzt wurde. Auf einer fünfstufigen Skala werden eine Reihe von Schwierigkeiten in der Kindheit erfasst. Aus der ersten Anwendung dieses Fragebogens bei verschiedenen Kollektiven ergab sich ein Grenzwert von 36 (bezogen auf den Summenscore der ADHS-Symptome), ab dem eine Unterscheidung zwischen ADHS-Betroffenen und anderen Patienten möglich sei. Es wurde jedoch einige Kritik an diesem Fragebogen geäußert, da auch einige unspezifische Probleme erfasst werden und die Festlegung eines *cut-off* nahelegen kann, dass es sich um einen Test auf ADHS handelt. In einer Anwendung der WURS bei einer psychiatrischen Inanspruchnahmepopulation zeigte sich ein durchschnittlicher Wert von 36 (Median 35). Bei der weiteren Exploration wurde jedoch nur bei 2 der 40 Probanden der Verdacht auf ein ADHS gestellt (Adam et al. 2000). Ausgehend von den Utah-Kriterien steht mit dem Wender-Reimherr-Interview (WRI) ein standardisiertes Interview für die Symptombereiche Aufmerksamkeitsstörung, motorische Hyperaktivität, Affektlabilität, desorganisiertes Verhalten, Affektkontrolle, Impulsivität und emotionale Überreagibilität zur Verfügung.

Von Barkley (1990) wurde im Rahmen eines diagnostischen Protokolls ein nach dem DSM-IV ausgerichteter Fragebogen entwickelt, welcher sowohl die aktuellen Symptome als auch diejenigen der Kindheit erfasst und entwicklungsspezifisch erfragt. Der Einsatz der deutschen Fassung hat sich in der klinischen Praxis bewährt (☞ Fallbeispiel Herr L.). Die Abweichungen der ICD 10 und die wichtigen Zusatzkriterien wurden mit eingearbeitet. Fragebögen sind bei Verdacht auf ADHS eine gute Hilfe zur Erfassung der Symptome, sie beweisen das ADHS jedoch nicht. Erst der Gesamteindruck am Ende der verschiedenen diagnostischen Maßnahmen erlaubt die Stellung der Diagnose.

Als weiterer Schritt können Instrumente zur allgemeinen Erfassung von Symptomen und Komorbiditäten eingesetzt werden. Im klinischen Gebrauch bewährt haben sich z.B. die SCL-90-R oder die von Achenbach vorgelegten Selbst- und Fremdbeurteilungsbögen "Fragebogen für junge Erwachsene" (YASR/18-30) und "Fragebogen über das Verhalten junger Erwachsener" (YABCL/18/30). Diese

Instrumente erlauben durch die Subskalen Angst/Depression, Rückzug, aggressives und delinquentes Verhalten eine gute Beurteilung der häufigsten Komorbiditäten. Auch die weitergehende Evaluation von Persönlichkeitsstörungen (z.B. durch das Interview SKID II) kann notwendig werden.

Empfehlung für den Einsatz von Selbstbeurteilungsbögen

- Wender Utah Rating-Scale (WURS, Trott 1997, Retz-Junginger et al. 2002, 2003, Krause und Krause 2005): Umfang 25 Items
- Brown ADD-Scales (Brown 1996): Umfang 40 Items
- Attention-Deficit-Scale for Adults (ADSA, Triolo und Murphy 1996): Umfang 54 Items
- Conners Adult ADHD-Rating-Scales (CAARS, Conners et al. 1999): Umfang Langform 66 Items, Screening-Version 30 Items
- Adult-ADHD-Self-Report-Scale (ASRS, Murphy und Adler 2004, Krause und Krause 2005): Umfang Langform 18 Items, Screening-Version 6 Items
- YASR und YABCL (Achenbach) und SCL-90-R, bei Bedarf SKID II für allgemeine Symptomatik und Komorbiditäten

Der Einsatz umfassender diagnostischer Interviews zur Erhebung der Diagnosen auf ICD- oder DSM-Basis (z.B. SADS oder SKID) dürfte wohl nur Studienzwecken vorbehalten bleiben, da der Aufwand in der Praxis nicht zu rechtfertigen ist.

Tab. 3.4 fasst die Empfehlungen der *American Academy of Child an Adolescent Psychiatry* (1997) für das diagnostische Vorgehen im Erwachsenenalter zusammen.

Entsprechend der Symptomatik kommen alle als Komorbidität erwähnten psychiatrischen Diagnosen auch als Differenzialdiagnosen in Betracht. Diagnostisch wegweisend ist dann das Fehlen der jeweils anderen Hauptsymptome. Die Impulsivität als Hauptsymptom der impulsiven und dissozialen Persönlichkeitsstörung, kann den Verdacht auf ein ADHS lenken. Die Diagnose wird jedoch unwahrscheinlich, wenn ausgeprägte Konzentrationsstörung und motorische Hyperaktivität sich nicht bis in die Kindheit zurückverfolgen lassen.

Stimmungsschwankungen und Konzentrationsstörungen sind häufig Teil einer depressiven Störung. Bei einem ADHS sind diese Anzeichen jedoch oft über viele Jahre nachzuweisen, wenn auch gelegentlich gut kompensiert. Kommt es jedoch in kurzer Zeit zu einem Stimmungseinbruch aus relativem Wohlbefinden und bleibt dieser Zustand eher konstant in deutlichem Unterschied zum vorherigen allgemeinen Erleben, und waren Konzentrationsstörungen vorher nicht nachweisbar, dann spielt ADHS im Krankheitsgeschehen wahrscheinlich kaum eine Rolle.

Der Residualzustand eines chronischen Substanzmittelmissbrauchs kann das Symptombild komplett imitieren. Auch hier ist wegweisend die Symptomatik vor dem Beginn des Missbrauchs. Ohne eindeutige fremdanamnestische Angaben über die Kindheit sollte die Diagnose ADHS bei vorhandenem oder zurückliegendem chronischen Substanzmittelmissbrauch nicht gestellt werden.

Die Abgrenzung zu einer gering ausgeprägten manischen Symptomatik oder den Frühsymptomen einer psychotischen Erkrankung mag im Einzelfall schwer fallen. Insbesondere die Entwicklung eines hebephrenen Krankheitsbildes mit ungeordnetem Denken, chaotischer Lebensführung, hochfahrendem und läppischem Verhalten und Affektschwankungen ohne eindeutige "Plus-Symptomatik" mögen im Frühstadium an ein ADHS erinnern. Entscheidend bei der Differenzialdiagnose ist jedoch der qualitative und quantitative Sprung der Symptomatik im Vergleich zum Kindes- und frühen Jugendalter. Trotz aller Widrigkeiten der selbständigen Lebensführung geht die Symptomatik beim Übergang ins Erwachsenenalter im Vergleich zum Kindesalter eher zurück. Bei psychotischen Erkrankungen ist eine Zunahme der Symptome oder ein fluktuierender Verlauf zu verzeichnen.

Psychiatrische Differenzialdiagnosen

- impulsive und dissoziale Persönlichkeitsstörung
- affektive Störung
- Substanzmissbrauch (langfristige Einnahme von Kokain, Amphetaminen oder Cannabis)
- psychotische Störungen

A. Exploration
1. Entwicklungsanamnese 2. aktuelle und frühere ADHS-Symptome nach DSM IV 3. Entwicklung und Kontext der Symptome und daraus resultierende Beeinträchtigung in Schule, Arbeit, Familie und sozialem Umfeld 4. sonstige psychiatrische Anamnese 5. bisherige psychiatrische Behandlung 6. Symptome möglicher anderer oder komorbider psychiatrischer Diagnosen nach DSM IV 7. Stärken und Talente 8. psychopathologischer Befund
B. von den Eltern des Patienten ausgefüllte standardisierte Beurteilungs-Skalen
C. allgemeinmedizinische Anamnese
1. zugrunde liegende internistische oder neurologische Diagnose (z.B. Schilddrüsenerkrankung, Anfallsleiden, Migräne, Schädel-Hirn-Trauma) 2. Medikamente, die Symptome verursachen können (z.B. Phenobarbital, Antihistaminika, Theophyllin, Sympathomimetika, Steroide)
D. Familienanamnese
1. ADHS, Tics, Substanzmissbrauch, Sozialverhaltens-, Persönlichkeits-, oder Angststörungen, affektive Störungen 2. Entwicklungs- und Teilleistungsstörungen 3. familiäre Coping-Strategien, Organisationsniveau und Ressourcen 4. familiäre Belastungen 5. Missbrauch oder Ablehnung (als Opfer oder Täter)
E. wenn möglich, Interview mit anderer bedeutender Person oder Elternteil
F. somatische Evaluation
1. körperlicher Untersuchung alle 12 Monate oder früher, wenn die klinische Situation sich ändert 2. bei Bedarf weitere internistische oder neurologische Evaluation
G. Informationen aus der Schule
1. standardisierte Beurteilungsskalen, wenn sie in der Kindheit erhoben wurden 2. Berichte über die Kindheit in Bezug auf Lernen, schulische Produktivität und Verhalten 3. Testberichte 4. Klassen- und Schulbesuchsaufzeichnungen
H. nötigenfalls Überweisung zur weiteren Evaluation
1. psychoedukative Evaluation (IQ, Schulleistung, Teilleistungsstörungen) 2. neuropsychologische Tests 3. Eignung und Beruf

Tab. 3.4: Diagnostisches Vorgehen nach den Leitlinien der *American Academy of Child and Adolescent Psychiatry* (1997) für Erwachsene.

Eine Reihe von somatischen Erkrankungen gilt es differenzialdiagnostisch auszuschließen. Das Routinelabor (Blutbild, Leber- und Nierenwerte, Schilddrüsenfunktion) kann Hinweise auf zugrundeliegende endokrinologische oder entzündliche Prozesse geben. In Einzelfällen kann auch eine Lumbalpunktion mit Liquoruntersuchung notwendig werden, z.B. bei Verdacht auf Neuroborreliose.

Das EEG kann zum Ausschluss chronisch-entzündlicher zentralnervöser Prozesse und eines Anfallsleidens beitragen. Evozierte Potenziale, v.a. die P 300, haben zwar bei hyperkinetischen Kindern und Jugendlichen Änderungen der Amplituden und Latenzen gegenüber Gesunden erbracht (Satterfield et al. 1988); sie sind aber nicht spezifisch gegenüber Befunden bei anderen psychiatrischen Erkrankungen wie Autismus oder Lernstörungen.

Nach den Leitlinien (Ebert et al. 2003) kann eine testpsychologische Untersuchung, wie etwa der Aufmerksamkeitsleistung, des Arbeitsgedächtnis und der Impulskontrolle, gegebenenfalls zur Sicherung der Diagnose beitragen. Eine individuelle Diagnosestellung ist aber aufgrund eines Testergebnisses nicht möglich. Bei der Interpretation der Testswerte ist zu berücksichtigen, dass Erwachsene mit ADHS bei Interesse und Stimulation sogar sehr gute Testergebnisse erzielen können, obwohl sie im Alltag unter relevanten Einschränkungen leiden.

Neuropsychologische Tests, wie der *Continous Performance Test* zeigen wegen ihrer unzureichenden ökologischen Validität ebenfalls Schwächen. Sie sollten aber herangezogen werden, wenn andere neuropsychiatrische Krankheitsbilder, wie Demenzprozesse oder ein vorangehendes Schädel-Hirn-Trauma hinter der sich bietenden klinischen Symptomatik vermutet werden. Funktionale bildgebende Verfahren, wie die Positronen-Emissions-Tomografie, haben bislang nur wissenschaftliche Bedeutung durch den Nachweis des verringerten fronto-striatalen Glukosemetabolismus (Ernst et al. 1998). Die Kernspintomografie, deren wissenschaftliche Auswertung die Hypofrontalitätshypothese des Störungsbildes stützt, eignet sich ebenfalls im klinischen Einsatz lediglich zur differenzialdiagnostischen Abgrenzung eines enzephalitischen Prozesses oder von strukturellen Hirnveränderungen nach abgelaufenem Schädel-Hirn-Trauma. Gerade letzterem kommt nach Frontalhirnschädigungen eine wichtige Bedeutung zu, da die resultierende Symptomatik einer Aufmerksamkeitsdefizit-/Hyperaktivitätsstörung sehr ähnlich sein kann (Gerling et al. 2000).

Befunde von differenzierten SPECT- und FMRI-Untersuchungen bei ADHS-Patienten belegen Abweichungen gegenüber Kontrollprobanden (☞ Übersicht von Krause et al. 2000). Für die Diagnostik in der Praxis hat dies jedoch bisher noch keine Bedeutung, da die Untersuchungen zu aufwendig und zu unspezifisch sind.

Somatische Differenzialdiagnosen

- neurotrope Viruserkrankungen einschließlich HIV, Neuroborreliose
- Schädel-Hirn-Trauma, v.a. Frontalhirnschädigung
- Schlafstörungen, v.a. Schlafapnoe
- zerebrale Anfallsleiden
- endokrinologische Erkrankungen (z.B. Schilddrüsenüberfunktion)
- medikamentöse Nebenwirkungen (z.B. Antikonvulsiva, β-Mimetika)
- neurodegenerative Erkrankungen

Die Stellung der Diagnose einer ADHS im Erwachsenenalter ist häufig nicht leicht, da viele Kriterien bedacht werden müssen und es sich häufig um "Multi-Problem-Patienten" handelt, bei denen sich auch nicht alle Schwierigkeiten mit einer ADHS erklären lassen. Der in Abb. 3.3 dargestellte Entscheidungsbaum zeigt den Weg zur Diagnose anschaulich in aufeinanderfolgenden Schritten.

3.5. Beratungs- und Behandlungskonzepte

Wie auch im Kindesalter ist bei Erwachsenen mit ADHS ein multimodaler Behandlungsansatz - mit einer Kombination von Pharmakotherapie und Psychotherapie - notwendig. Die Leitlinien (Ebert et al. 2003) empfehlen eine Behandlung, wenn bei der sicheren Diagnose einer ADHS mindestens ein Lebensbereich stark oder zwei Lebensbereiche leicht beeinträchtigt sind. Monotherapien sollten begründet werden. Stehen komorbide Störungen im Vordergrund, sollten diese zuerst behandelt werden, etwa durch eine antidepressive Medikation oder eine Entgiftung/Entwöhnung. Nach Therapie der komorbiden Störung sollte man das Ausmaß der ADHS-Symptomatik und Beeinträchtigung erneut beurteilen.

Es bedarf sowohl einer patientenzentrierten Intervention bezüglich Verhalten und Erleben (Einzeltherapie, Aufmerksamkeitstraining, Pharmakotherapie), als auch einer familien-, bzw. partnerzentrierten Aufklärung und Beratung und in vielen Fällen auch konkreter Veränderungen am Arbeitsplatz oder gar Umschulungen (☞ Abb. 3.4).

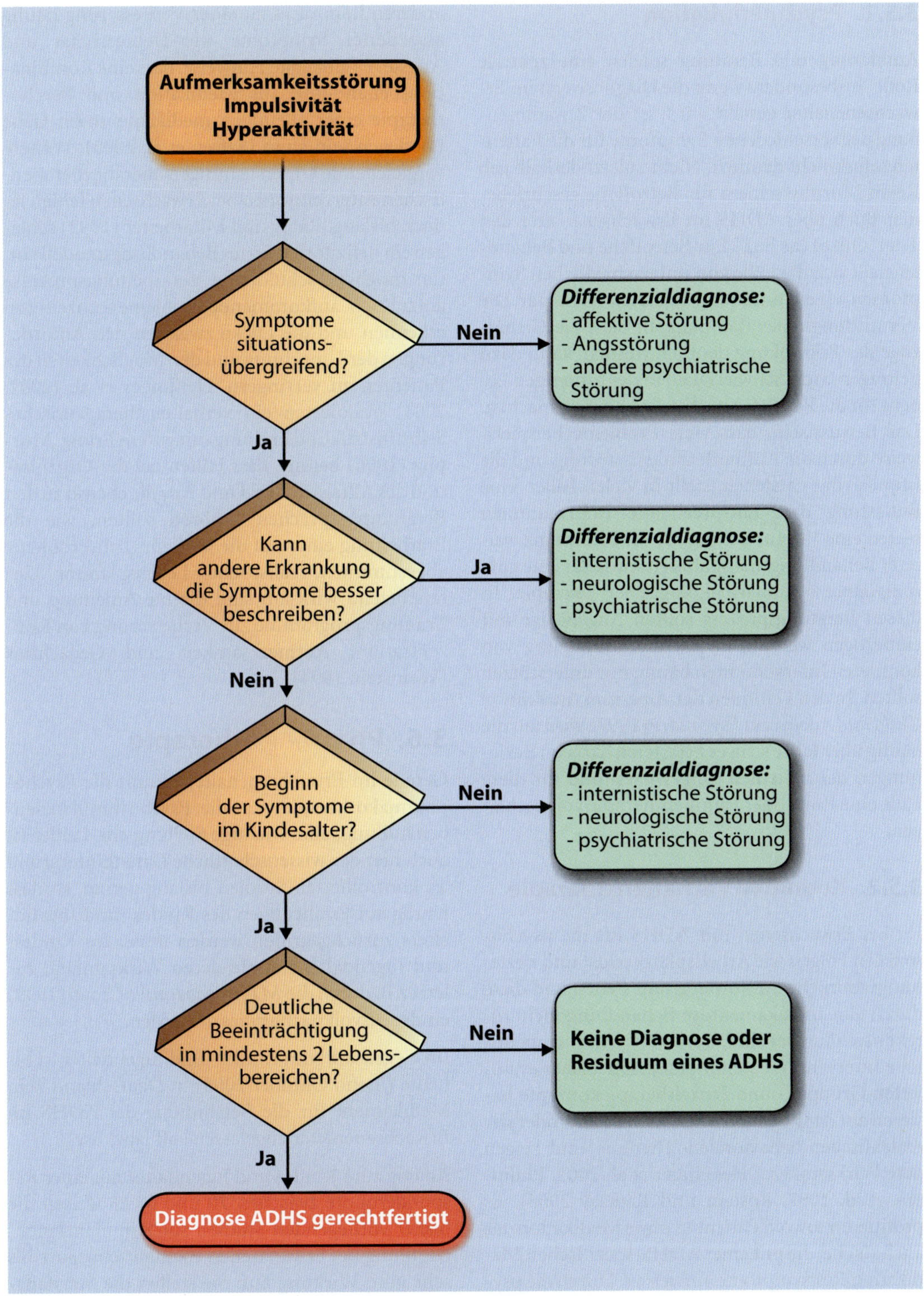

Abb. 3.3: Entscheidungsbaum zur Stellung der Diagnose ADHS im Erwachsenenalter.

3.5.1. Psychoedukation

Aufklärung und Beratung spielen eine zentrale Rolle. Insbesondere wenn die Diagnose erst im Erwachsenenalter gestellt wird, ist der Zusammenhang der verschiedenen Symptome für die Patienten selbst nicht deutlich. Nicht zuletzt deshalb gab Kevin Murphy seinem für Betroffene geschriebenen Buch über ADHS im Erwachsenenalter den Titel "Out of the Fog". Für Betroffene und Behandler stellt sich die Fülle von unterschiedlichen Symptomen wie ein undurchdringlicher Nebel dar. Die Vermittlung eines Rahmens, in dem die Grundzüge der Erkrankung deutlich werden, kann dazu beitragen, viele Schwierigkeiten des bisherigen Lebens für die Patienten nachvollziehbar zu machen. Das Bewusstsein, dass viele Probleme beispielsweise durch die Aufmerksamkeitsstörung und die Impulsivität entstehen, stellt in vielen Fällen eine Entlastung dar. Entsprechende Informationen bieten eine Voraussetzung für die Akzeptanz weiterer Behandlungsmaßnahmen sowie für eine gute *compliance* bei pharmakologischer Therapie. In diesen Beratungsprozess sollten Angehörige mit einbezogen werden, da sie die Umsetzung von konkreten Interventionen häufig mit unterstützen sollten. In den Leitlinien der *American Academy of Child and Adolescent Psychiatry* (1997) wird auf die häufig über Jahre schwer belasteten sozialen Beziehungen der Patienten hingewiesen und für diese Fälle eine Paar- oder Familientherapie vorgeschlagen.

3.5.2. Kognitive Verhaltenstherapie

Da bei Erwachsenen mit ADHS oft die psychosozialen Folgen wie Arbeitsplatzverlust und Beziehungsabbrüche im Vordergrund stehen und diese durch eine medikamentöse Behandlung nicht direkt beeinflussbar sind, werden psychotherapeutische Interventionen empfohlen. Die bisher evaluierten Gruppen- und Einzeltherapiekonzepte basieren auf der kognitiv-behavioralen und/oder der dialektischen-behavioralen Therapie und zeigen gute Wirksamkeit (Hesslinger et al. 2002, Philipsen et al. 2007, Rostain und Ramsay 2006). Es profitieren sowohl Patienten ohne Medikation, als auch solche, die mit einer ADHS-spezifischen Medikation Restsymptome aufweisen. Durch die psychotherapeutischen Interventionen lässt sich zum einen die Schwere der ADHS reduzieren, zum anderen kommt es zu einer Verbesserung häufig assoziierter Symptome wie Depressivität und Ängste. Es gibt erste Hinweise, dass eine Kombinationsbehandlung aus Medikation und Psychotherapie einer alleinigen medikamentösen Gabe überlegen sein kann (Safren et al. 2005). Weitere vergleichende Untersuchungen über die therapeutischen Interventionen bei Erwachsenen fehlen jedoch bislang. Ratey und Mitarbeiter (1992) schlagen ein defizitorientiertes Behandlungsmodell vor, um mögliche schuldhafte Verarbeitungsprozesse aufzulösen, aufkommende Probleme frühzeitig zu erkennen und die Lücke zwischen den Anforderungen der Umgebung und den Möglichkeiten des Patienten zu verringern. Heßlinger et al. (2002, 2003) evaluierten ein verhaltenstherapeutisches Selbstinstruktionstraining mit gutem Erfolg. Murphy (1996) betont, dass Hilfen bei der Organisation des Alltags in Beruf und Familie ebenso zu den Beratungsgesprächen gehören sollten, wie die Erarbeitung einer auf die individuellen Probleme abgestimmten, realistischen Lebensplanung. Unterstützend wirksam sind direkte Anleitung und Trainingsprogramme zur Verbesserung von Konzentration, Aufmerksamkeit und Gedächtnis (Weinstein 1994).

3.6. Pharmakotherapie

Gerade im Erwachsenenalter nimmt die Psychopharmakotherapie, v.a. die Psychostimulanzienbehandlung, eine wichtige Stellung ein. Leider ist auch hier der wissenschaftliche Datenhintergrund an kontrollierten Studien bislang gering, so dass häufig auf Erfahrungen des Kindes- und Jugendalters zurückgegriffen werden muss. Im Kindes- und Jugendalter konnte deren Wirksamkeit, zuletzt z.B. durch die *MTA Cooperative Group* (1999) eindrucksvoll nachgewiesen werden.

Im Gegensatz zum Kindes- und Jugendalter ist bis heute (Stand Oktober 2008) in Deutschland kein Medikament für die Behandlung der ADHS im Erwachsenenalter zugelassen (off label use).

Analog zum Kindes und Jugendalter mit einer Responderquote zwischen 70 und 85 % weisen die bisher vorliegenden Studien zur Stimulanzienbehandlung bei Erwachsenen ebenfalls eine gute bis sehr gute Wirkung auf. Sie stellen die Substanzgruppe der ersten Wahl dar. Die Wirksamkeit von Stimulanzien, insbesondere von Methylphenidat,

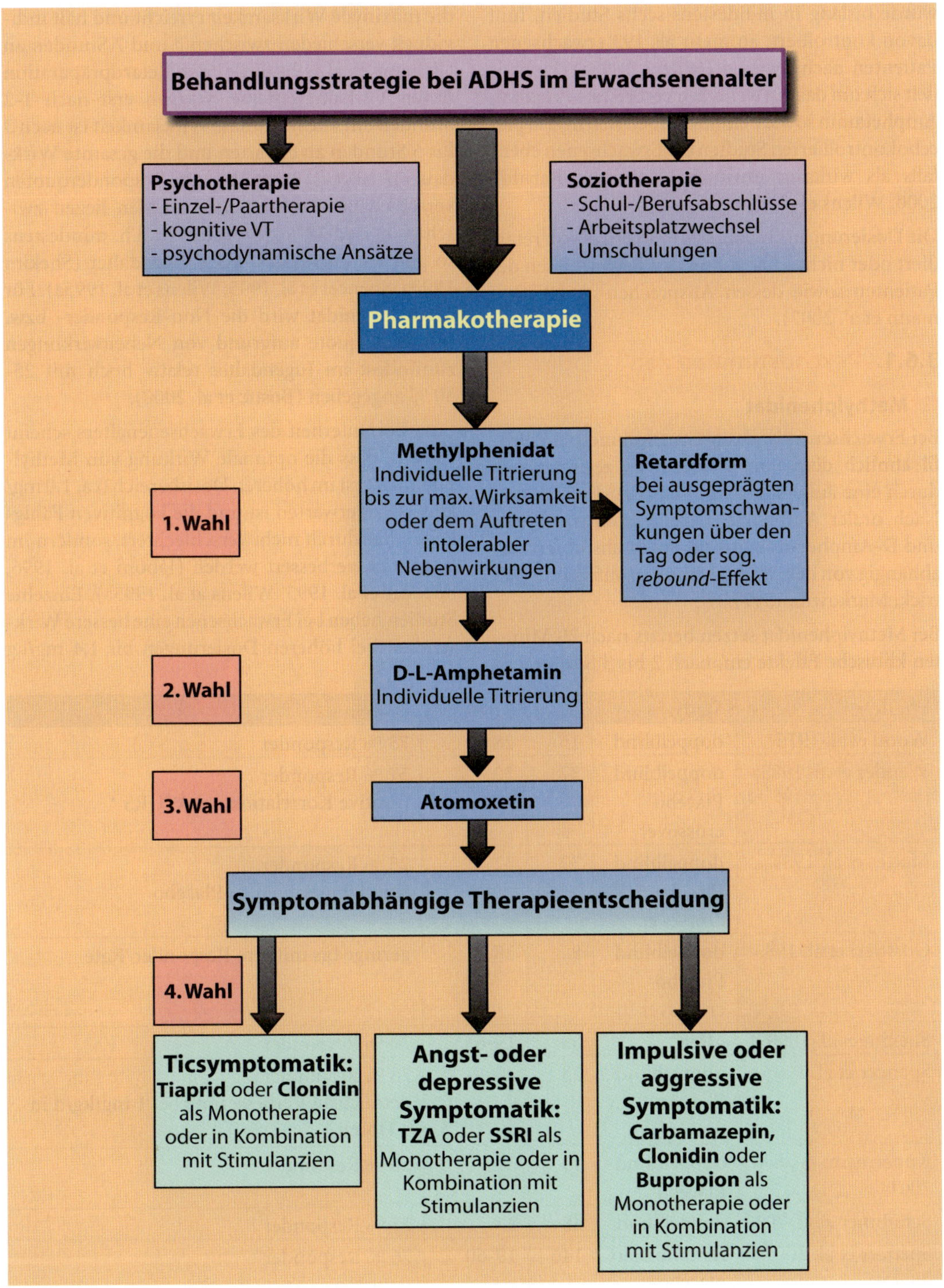

Abb. 3.4: Behandlungsstrategie bei ADHS im Erwachsenenalter.

wurde bislang in mindestens sechs Studien, fünf davon kontrolliert, an mehr als 193 erwachsenen Patienten nachgewiesen (Wilens 1995a). Es handelt sich um das am weitesten verbreitete Präparat. Amphetamin sowie Pemolin haben sich in z.T. placebokontrollierten Studien bei Erwachsenen ebenfalls als wirksam erwiesen (Horrigan, Barnhill 2000, Wilens et al. 1999).

Die Dosierung und Wahl des Präparates - ob retardiert oder nicht - hängt von den Bedürfnissen des Patienten sowie dessen Ansprechen ab (Biedermann et al. 2007).

3.6.1. Psychostimulanzien

Methylphenidat

Bei Erwachsenen ist das pharmakokinetische Profil ähnlich dem von Kindern. Es zeichnet sich durch eine äußerst rasche Blut-Hirn-Passage aus. Nach oraler Aufnahme werden Methylphenidat und D-Amphetamin fast komplett absorbiert unabhängig von der Art der Nahrungsaufnahme (Patrick, Markowitz 1997).

Bei Methylphenidat setzen bereits nach 20 Minuten klinische Effekte ein, nach 2 bis 3 Stunden ist die maximale Wirksamkeit erreicht und hält individuell verschieden zwischen 3 und 7 Stunden an (Pelham et al. 1990). Bei der Retardpräparation treten Verhaltenseffekte dagegen erst nach 1-2 Stunden ein, die maximale Wirksamkeit ist nach 3 bis 5 Stunden zu erwarten und die gesamte Wirkdauer beträgt ca. 8 Stunden. Die Responderquoten verschiedener kontrollierter Studien liegen zwischen 35 und 78 %, (☞ Tab. 3.5) d.h. mindestens so gut wie im Kindes- oder Jugendalter (Shekim 1990a; Spencer et al. 1995; Wilens et al. 1995a). Für Methylphenidat wird die Non-Responder- bzw. Intoleranzquote aufgrund von Nebenwirkungen zumindest im Jugendalter relativ hoch mit 25-40 % angegeben (Bostic et al. 2000).

Eine Besonderheit des Erwachsenenalters scheint zu sein, dass die optimale Wirkung von Methylphenidat erst im höheren Dosisbereich (ca. 1,0 mg/kg KG) zu erwarten ist und die kognitiven Fähigkeiten hierdurch nicht verschlechtert, sondern im Gegenteil, verbessert werden (Iaboni et al. 1996, Spencer et al. 1995, Wilens at al. 1995a). Einzelne Studien haben bei Erwachsenen eine bessere Wirksamkeit bei höheren Dosierungen bis 1,4 mg/kg

Studie	Design	n	Alter (J.)	Ergebnis
Wood et al. 1976	doppelblind	15	28	73 % Responder
Wender et al. 1985a	doppelblind Placebo crossover	37	32	57 % Responder positive Korrelation mit WURS *
Mattes et al. 1984	doppelblind Placebo crossover	32	32	25 % Responder kein Unterschied zu Placebo
Gualtieri et al. 1985	doppelblind Placebo crossover	8	28	geringe bis mittlere Responder-Rate
Shekim et al. 1990	offen	33	19-65	70 % Responder
Spencer et al. 1995	doppelblind Placebo crossover	23	40	78 % Responder deutlichste Verbesserung bei 1 mg/kg/d in 3 Dosen
Kupermann et al. 2001	doppelblind Placebo	19	31	50 % Responder
Schubiner et al. 2002	doppelblind	48	37	77 % Responder
Spencer et al. 2005	randomisiert placebo-kontrolliert	146	19-60	76 % Responder

Tab. 3.5: Studien zur Behandlung ADHS im Erwachsenenalter mit Methylphenidat. * Wender Utah Rating Scale.

KG berichtet. Jedoch zeigt sich im klinischen Alltag, dass für die Dauerbehandlung oft geringere Dosierungen ausreichen, zumal viele Erwachsene zwar eine Reduktion, aber keine vollständige Unterdrückung der Symptome, anstreben (Philipsen et al. 2008).

So fanden Faraone et al. (2004) bei der Gabe von retardierten Amphetamin-Salzen bei mittelstark ausgeprägter ADHS-Symptomatik die beste Wirkung mit 20 mg, bei einer ausgeprägten Symptomatik hingegen erst mit 60 mg pro Tag. Es wird auch nicht über eine erhöhte Nebenwirkungsrate in diesem Dosisbereich berichtet. Trotz individuell unterschiedlicher Wirksamkeit ist generell von einer linearen Dosis-Wirkungs-Beziehung auszugehen. Es besteht keine Korrelation zwischen der klinischen Wirksamkeit und dem Plasmaspiegel, so dass diesem auch kein klinischer Nutzen zukommt (Gualtieri et al. 1984).

Ein erhöhtes Abhängigkeitspotenzial besteht bei bestimmungsgemäßer Einnahme im therapeutischen Dosisbereich nicht (Rösler et al. 2007), allerdings sind Fälle von Missbrauch bei intranasaler oder intravenöser Zufuhr bekannt (Philipsen et al. 2008). Aufgrund der trägeren Anflutungsgeschwindigkeit haben die retardierten Präparate ein noch geringeres Missbrauchspotenzial. Bei komorbider Sucht werden zuerst andere Behandlungsoptionen, wie die noradrenerg wirkende Substanz Atomoxetin, eingesetzt. Allerdings kann unter kontrollierten Bedingungen, wie einem regelmäßig negativen Drogenscreening, auch bei Patienten mit Abhängigkeitserkrankungen mit Stimulanzien behandelt werden (Philipsen et al. 2008).

Amphetamin

D-Amphetamin ist wie Methylphenidat ein indirekter Dopaminagonist, allerdings mit einer etwas längeren Halbwertszeit von vier bis fünf Stunden. Die klinische Wirkung setzt nach 30-60 Minuten ein, erreicht ihr Maximum nach etwa zwei Stunden und hält für ca. vier bis sechs Stunden an. Das Nebenwirkungsspektrum ist dem von Methylphenidat entsprechend aber häufig etwas stärker ausgeprägt (DuPaul et al. 1998). Während D-Amphetamin klinisch schwächer wirksam ist als Methylphenidat, scheint eine neue Präparation, eine Mischung aus links- und rechtsdrehendem Amphetamin, genauso wirksam zu sein (Pelham 1999). Für das Erwachsenenalter gibt es Berichte über *low-dose*-Responder (Horrigan, Barnhill 2000). Insgesamt liegt der klinische Wirkungsbereich zwischen 0,1 und 1,0 mg/kg KG.

Pemolin

Pemolin ist ein von Methylphenidat und Amphetamin strukturell sich unterscheidendes zentrales Stimulanz mit einer die Dopamintransmission verstärkenden Wirkung (Zaczek et al. 1989). Es besitzt eine relativ gegenüber Methylphenidat verlängerte Halbwertszeit von 11-13 Stunden bei Erwachsenen (Collier et al. 1985). Klinisch bedeutet dies, dass in der Regel eine Einmalgabe ausreichend ist. Maximale Effekte sind erst nach einigen Wochen zu erwarten. Es besitzt ein niedriges Missbrauchspotenzial (Langer at al. 1986) und eignet sich deshalb für den sicheren Einsatz bei Hyperkinetikern mit Substanzmissbrauch (Weiss et al. 1985). Im Allgemeinen ist hier das Nebenwirkungsspektrum als mild zu veranschlagen. Wie bei Methylphenidat scheinen mit Pemolin im Erwachsenenalter bessere Effekte im höheren Dosisbereich (d.h. mit 3 mg/Kg KG) erzielbar zu sein. Dies bedeutet, dass ein Überschreiten der empfohlenen Maximaldosis von 112,5 mg pro Tag notwendig sein kann. Allerdings erbrachte die jüngste placebokontrollierte Studie von Wilens et al. (1999), dass im höheren Dosisbereich vermehrt gastrointestinale Nebenwirkungen bei den Patienten auftraten, was eine Höherdosierung erschwerte. Zudem lag die Responderquote nach 4 Wochen mit 50 % unter den Erwartungen und den bislang vorliegenden Erfahrungen.

Die Pemolin bei Kindern zugeschriebene und bislang ätiologisch noch nicht geklärte Hepatotoxizität mit z.T. fatalen Verläufen (Berkovitch 1995) ist bei Erwachsenen noch nicht beschrieben worden, mahnt jedoch zur Vorsicht. Aus Sicherheitsgründen ist Pemolin im Jahr 2000 in Deutschland vom Markt genommen worden.

Nebenwirkungen und Kontraindikationen

Insgesamt sind die Nebenwirkungen der Stimulanzien unter der Behandlung als geringfügig zu veranschlagen und dabei dosisabhängig (Wilens, Biederman 1992). Zumeist treten sie außerdem nur zu Beginn der Behandlung auf und sind durch Änderungen der Dosierung oder der Verabreichungszeiten gut beherrschbar. Zu bedenken gilt außerdem, dass manche der psychischen oder körperlichen Symptome bereits vor Beginn der Behandlung vorlagen und dieser dann fälschlicherweise zugeschrieben werden (Fine, Johnson 1993). Ähnlich wie im Kindesalter beinhaltet das Spektrum bei Erwachsenen Schlaf- und Appetitstörungen, leichte Gewichtsabnahme und Kopfschmerzen (Levy 1993). Die kardiovaskulären Nebenwirkungen (Blutdruck- und Pulsratenerhöhung) sind ebenfalls als mild zu veranschlagen, sollten aber im Hochdosisbereich bei entsprechender Vorgeschichte (koronare Herzkrankheit, arterielle Hypertonie) nicht ignoriert werden, so dass sie auch eine relative Kontraindikation darstellen können.

Ebenfalls relative Kontraindikationen bilden neben den schon genannten das Bestehen einer Ticstörung oder eines Tourette-Syndroms, da diese durch Methylphenidat und andere Stimulanzien ausgelöst oder aggraviert werden können (Erenberg et al. 1985). Bei ca. 1 % der Behandelten kommt es durch die Behandlung zu einer anhaltenden Ticsymptomatik, bei der Mehrheit (10-65 %) sind die Tics dagegen vorübergehender Natur, v.a. zu Beginn der Behandlung (Pellock 1996). Im mittleren Dosisbereich (d.h. bei ca. 0,5 mg/kg KG) scheint die Gefahr gering zu sein, bei höheren Dosierungen dagegen ein linearer Zusammenhang zu bestehen (Castellanos et al. 1997). Immerhin gibt es aber auch Berichte über eine positive Beeinflussung der Ticsymptomatik unter einer Stimulanzienmedikation (Gadow et al. 1995). Zur Beherrschung der Ticsymptome unter der Behandlung könnte im übrigen auch eine Kombination mit trizyklischen Antidepressiva oder mit Clonidin erwogen werden, da hierdurch beide Störungsbilder positiv beeinflusst werden können (Singer et al. 1995). Komorbid bestehende Angststörungen können bei Stimulanziengabe aufgrund des sympathikusstimulierenden Effektes verschlechtert werden. Die Wirksamkeit der Stimulanzien scheint hier auch generell schlechter zu sein. Im Hinblick auf die Problematik eines komorbid bestehenden zerebralen Anfallsleidens ist festzustellen, dass die Stimulanzien eine in der Regel nicht signifikante Minderung der Anfallsschwelle bewirken (Krause, Krause 1999), so dass sie, Anfallsfreiheit und eine suffiziente antikonvulsive Einstellung vorausgesetzt, keine Kontraindikation darstellen. Einige Antiepileptika, wie Carbamazepin, können sogar zusammen mit Stimulanzien eine synergistische Wirkung auf die hyperkinetische Symptomatik ausüben (Silva et al. 1996).

Relative Kontraindikation für Stimulanzienbehandlung

- koronare Herzkrankheiten
- manifeste arterielle Hypertonie
- kardiale Arrhythmien
- Ticstörung/Tourette-Syndrom
- Anfallsleiden

In klinischer Dosierung wurde bisher keine Toleranzentwicklung festgestellt (*AACAP Guidelines* 1997). Die Effekte von Stimulanzien sind bei einer Dauereinnahme zumindest bei Kindern über einen Zeitraum von zwei Jahren nachweisbar (MTA 1999). Lediglich im Hochdosisbereich ist nach einer Einnahmedauer von 6-9 Monaten eine Wirkungsabschwächung beschrieben (DuPaul 1998). Eine weitere bei Kinder und Jugendlichen feststellbare Nebenwirkung kann in einem sog. *rebound*-Effekt bestehen, das heißt in einem verstärkten Auftreten der hyperkinetischen Symptomatik bei Nachlassen der Medikation. Auch hier kann durch Änderung des Dosierung oder durch Gabe eines Retardpräparates Abhilfe geschaffen werden.

Überdosierungen können sich in Erregungszuständen bis hin zu psychotischem Erleben mit optischen und auditorischen Halluzinationen manifestieren. Eine bestehende manifeste Psychose ist mithin eine Kontraindikation zur Gabe von Stimulanzien. Ein erhöhtes Abhängigkeitspotenzial von Methylphenidat, D-Amphetamin und Pemolin besteht bei therapeutischer Dosierung der oralen Einnahme nicht. Allerdings wurde der Missbrauch einer intranasalen sowie der intravenösen Verabreichung beschrieben (Garland 1998, Parran 1991). Aktueller Medikamenten- und Drogenabusus ist daher eine Kontraindikation für den Einsatz von Stimulanzien.

Absolute Kontraindikationen für Stimulanzienbehandlung

- manifeste Psychose
- Medikamenten- oder Drogenabusus
- Schwangerschaft/Stillzeit

3.6.2. Selektive Noradrenalin-Wiederaufnahmehemmer

Bei Unwirksamkeit von Methylphenidat, bei Kontraindikationen oder bei komorbiden Erkrankungen, wie etwa Depressivität und Angststörungen, verwendet man oft Atomoxetin oder Antidepressiva. Zur signifikanten Wirksamkeit bei ADHS im Erwachsenenalter ist aber lediglich der selektive Noradrenalinaufnahmehemmer Atomoxetin untersucht (Adler et al. 2006, Sevecke et al. 2005) (☞ auch Kap. 2.5.2.5.).

In einer ersten placebokontrollierten, doppelblinden Crossover-Studie von Spencer und Mitarbeitern (1998) an 22 Erwachsenen im Alter von 19-60 Jahren zeigte sich der Wirkstoff Atomoxetin als wirksam und gut verträglich. Die Ansprechrate betrug ungefähr 52 %.

In zwei 10-wöchigen, doppelblinden, placebokontrollierten Studien an 280 bzw. 256 Erwachsenen (18-76 Jahre) war Atomoxetin deutlich dem Placebo überlegen (Michelson et al. 2003). Sowohl Unkonzentriertheit als auch Impulsivität und Hyperaktivität reduzierten sich. Die Rate der Nebenwirkungen lag bei unter 10 %.

Die physiologischen und psychomotorischen Wirkungen bzw. Nebenwirkungen von Atomoxetin und Methylphenidat versus Placebo wurden 48 Stunden lang in einer Doppelblindstudie an 16 Erwachsenen untersucht (Heil et al. 2002). Es zeigte sich in allen gemessenen vegetativen Parametern ein deutlicher Unterschied von Atomoxetin und Methylphenidat zu Placebo. Im Gegensatz zu Methylphenidat löste Atomoxetin kein subjektiv stimulierendes Gefühl aus.

In einer 1-jährigen Langzeitstudie an Erwachsenen wurden ein Anstieg des systolischen Blutdrucks sowie des Ruhepulses beschrieben, was sich jedoch nach Absetzen des Medikamentes wieder normalisierte. Es kam zu keiner QT-Zeitveränderung, jedoch zu häufigeren Palpitationen (Wernicke et al. 2003).

Die Untersuchungen von Adler und Mitarbeitern (2003) an Erwachsenen über einen Zeitraum von 48 und 97 Wochen zeigen, dass Atomoxetin auch in diesem Zeitraum wirksam und gut verträglich ist. Die Responderrate lag bei 47 % und schien mit höheren Dosen anzusteigen.

Im deutschsprachigen Raum ist die Verordnung von Atomoxetin nur dann zugelassen, wenn die Behandlung bereits vor dem 18. Lebensjahr begann.

3.7. Medikamente der dritten Wahl

Bei ausbleibender Wirkung der Stimulanzienbehandlung, Vorliegen der o.g. Kontraindikationen oder einer klinisch im Vordergrund stehenden komorbiden Störung, sollte alternativ oder auch bereits primär, je nach im Vordergrund stehender klinischer Symptomatik, auf andere Substanzgruppen in Form einer Monotherapie oder in Kombination mit Stimulanzien gewechselt werden. Nach Wilens et al. (1998) kann dies aus den vorgenannten Gründen bei bis zu 50 % der initial mit Stimulanzien behandelten Patienten der Fall sein. Die Erfolge, bezogen auf die Kernsymptomatik der ADHS, sind jedoch bei den anderen Substanzen nicht so überzeugend. Tab. 3.6 gibt einen Überblick über die bisherigen Studien.

Als Medikamente der zweiten Wahl sind vor allem die trizyklischen Antidepressiva zu nennen. Sie greifen v.a. in den noradrenergen Hirnmetabolismus ein. Klinischen Studien bei Kindern zufolge kommt ihnen eine gute, jedoch mit den Stimulanzien nicht vergleichbare Wirkung auf die hyperkinetische Kernsymptomatik zu (Spencer 1996). Bedingt durch den z.T. ausgeprägten anticholinergen Effekt ist die Wirkung, insbesondere auf die kognitiven Fähigkeiten, abgeschwächt. Insgesamt besitzen sie aber den Vorteil eines geringen Missbrauchspotenzials, eines gegenüber den Stimulanzien unterschiedlichen Nebenwirkungsspektrums (z.B. keine Ticexazerbation, keine hypertensive Wirkung), einer nur einmaligen Gabe am Tag und ihrer Effektivität bei komorbiden depressiven Störungen und Angstsymptomen. Das Nebenwirkungsspektrum umfasst neben Mundtrockenheit, Sehstörungen und Verdauungsproblemen auch potentiell kardiotoxische Wirkungen. Zumindest im Kindesalter sind bislang mehrere Todesfälle durch Provokation letaler Herzrhythmusstörungen berichtet worden (Varley, McClellan 1997). Für Desipramin und Nortryptilin konnte bei Erwachsenen eine zufriedenstellende und über ein Jahr anhaltende Wirkung bezüglich der hyperkinetischen Symptomatik

Wirkstoff	Studie	Design	n	Alter (J.)	Ergebnis
Desipramin	Wilens et al. 1996	doppelblind placebo-kontrolliert	41	?	68 % Responder
Desipramin, Nortriptylin	Wilens et al. 1995b	retrospektiv	37	41	54 % deutliche Verbesserung, 14 % leichte Verbesserung
Bupropion	Wender et al. 1990	offen	19	39	8 deutliche Verbesserung, 6 leichte Verbesserung, 5 Patienten ausgeschieden
Pargylin	Wender et al. 1983	offen	22	32	bei 13 Patienten leichte Verbesserung, 6 Patienten ausgeschieden
Deprenyl	Wender et al. 1985b	offen	11	?	Wirkung bei 6 von 9 Patienten, jedoch Bevorzugung von Stimulanzien, 2 Patienten ausgeschieden
Nomifensin	Shekim et al. 1989	offen	18	28	bei allen Patienten Verbesserung der hyperkinetischen Symptome, 1 Patient mit allergischer Reaktion
S-Adenosyl-L-Methionin	Shekim et al. 1990b	offen	8	?	6 Patienten mit Verbesserung, leichte Nebenwirkungen
Propranolol	Mattes 1986	offen retrospektiv	13	22	11 Patienten Verbesserung
L-Dopa	Wood et al. 1982]	offen	8	25-35	keine Verbesserung bei hoher Nebenwirkungsrate
Phenylalanin	Wood et al. 1985	doppelblind crossover	19	28	kurze Stimmungsaufhellung, keine Veränderung der hyperkinetischen Symptome
Tyrosin	Reimherr et al. 1987	offen	12	30	8 Patienten mit initialer Verbesserung, aber Toleranzentwicklung
Venlafaxin	Adler et al. 1995 Findling et al. 1996 Hedges et al. 1995	3 offene Studien	44	?	12 Patienten (27 %) brachen wegen Nebenwirkungen ab, von den verbleibenden 32 zeigten 27 eine Verbesserung der ADHD-Symptomatik

Tab. 3.6: Studien zur Behandlung von ADHS im Erwachsenenalter mit Antidepressiva und anderen Medikamenten.

nachgewiesen werden (Wilens 1995a). Allerdings ist z.B. für Desipramin erst im höheren Dosisbereich (200-300 mg) mit einer zufriedenstellenden klinischen Wirkung zu rechnen und eine volle klinische Wirksamkeit tritt erst nach einigen Wochen ein. Außerdem kann es wegen einsetzender Tachyphylaxie im Verlauf der Behandlung notwendig sein, die Dosierung anzupassen.

Klinische Wirksamkeit scheinen auch das atypische Antidepressivum Bupropion (Wender, Reimherr 1990) sowie die MAO-Hemmer Pargylin (Wender et al. 1983) Selegelin (Ernst et al. 1996) und Deprenyl (Wood et al. 1983) zu besitzen. Venlafaxin, ein kombinierter Serotonin- und Noradrenalinwiederaufnahmehemmer erwies sich in drei offenen klinischen Studien an zusammengenommen 44 Patienten in einer Dosierung zwischen 75 und 150 mg ebenfalls als effektiv (Adler et al. 1995; Findling et al. 1996; Hedges et al. 1995), in 27 % wurde die Behandlung jedoch nicht zu Ende geführt.

Auch den selektiven Serotonin-*reuptake*-Hemmern, wie Fluoxetin (Iaboni et al. 1996), kommt offenen Studien zufolge ein positiver Effekt auf die hyperkinetischen Symptome zu. Die Datenlage ist hier für eine abschließende Bewertung allerdings noch zu gering. Aufgrund der vorwiegenden Wirkung auf den serotoninergen Stoffwechsel scheint die Indikation aber eher für eine Begleittherapie bei komorbiden depressiven Symptomen zusammen mit den Stimulanzien zu bestehen. Über β-Blocker, wie Propanolol, liegen nur sehr begrenzte Erfahrungen vor. In einer Dosierung bis 640 mg bei Erwachsenen konnten bei den Behandelten sowohl Wutausbrüche als auch die hyperkinetischen Symptome signifikant verringert werden (Mattes 1986).

Clonidin, ein α2-Agonist mit noradrenerger Aktivitätshemmung, der zur Behandlung hypertensiver Krisen eingesetzt wird, gilt als Mittel der dritten Wahl, wenn sowohl die Stimulanzienbehandlung als auch Antidepressiva keine hinreichende therapeutische Wirkung erbracht haben. Die Substanz beeinflusst zwar die kognitiven Defizite der Patienten nur in geringerem Maße, dafür ist sie ausgesprochen gut wirksam im Hinblick auf eine Verringerung der Impulsivität und der aggressiven Verhaltenssymptome. Auch kann sie eingesetzt werden bei ausgeprägten Schlafstörungen sowie begleitenden Tics. Aufgrund des zum Teil starken Nebenwirkungsspektrums mit Orthostaseproblemen, arterieller Hypotonie, Verlängerung der kardialen Überleitungszeit, Sedierung sowie *rebound*-Hypertonie bei zu schnellem Absetzen, ist die Einsetzbarkeit aber als begrenzt zu betrachten und erfordert ein intensives kardiologisches und Kreislaufmonitoring. In Kombination mit Stimulanzien sind mehrere Todesfälle unklarer Genese beschrieben worden (Cantwell 1997).

Eine kombinierte Pharmakotherapie aus Stimulanzien und anderen Substanzgruppen, v.a. Antidepressiva, scheint bei Versagen einer Monotherapie oder bei ausgeprägten komorbiden Störungen indiziert zu sein. Es liegen auch Daten über eine Wirkungsverstärkung bei Kombination von Methylphenidat und Desipramin vor (Rapport et al. 1993).

In Tab. 3.7 sind die jeweiligen stoffgruppenspezifischen unerwünschten Wirkungen nochmals aufgeführt.

3.8. Praktische Gesichtspunkte der Behandlung

Abb. 3.4 gibt einen Überblick über das Behandlungsvorgehen, bei dem je nach Ausprägung der Symptomatik und den vorliegenden Komorbiditäten neben der Pharmakotherapie auch Psychotherapie und soziotherapeutische Maßnahmen in die Behandlung integriert werden sollten.

Die medikamentöse Behandlung der Hyperkinetischen Störung bei Erwachsenen sollte sich primär an der im Vordergrund stehenden Symptomatik orientieren. Bei Vorliegen eines klassischen hyperkinetischen Erscheinungsbildes sollte die Behandlung mit Stimulanzien begonnen werden, von denen Methylphenidat aufgrund der größten Wirksamkeit und des am geringsten ausgeprägten Nebenwirkungsspektrums an erster Stelle steht. Vor dem Beginn der Stimulanzienbehandlung ist die Erhebung eines Blutstatus mit weißem Blutbild und Transaminasen, die Messung des Blutdrucks, fakultativ eine EKG-Untersuchung bei Verdacht oder Bestehen einer Herzrhythmusstörung oder einer koronaren Herzkrankheit, sowie eine EEG-Untersuchung bei vorliegendem zerebralen Anfallsleiden notwendig. Bei entsprechenden Risikofaktoren sollten die entsprechenden Untersuchungen auch während der Behandlung, v.a. bei Dosissteigerungen, durchgeführt werden.

Methylphenidat ist in Deutschland verschreibungspflichtig nach Betäubungsmittelgesetz und überdies für das Erwachsenenalter nicht zugelassen. Bei Kindern und Jugendlichen beträgt die maximal zugelassene Dosierung 60 mg als Tagesdosis. Aufgrund der beschriebenen besseren Wirksamkeit im höheren Dosisbereich sind bei Erwachsenen z.T. deutlich höhere Dosierungen notwendig (Fargason, Ford 1994), in Einzelfällen sind Dosierungen bis 120 mg beschrieben (Woods 1986).

Grundsätzlich sollte ein Medikationsversuch unter kontrollierten Bedingungen erfolgen, d.h. die Fremdeinschätzung der Wirkungen bzw. unerwünschten Wirkungen sollte, wenn möglich, durch eine ständig mit dem Patienten zusammenlebende Person erfolgen.

Die Austestung ist aufgrund der möglichen Nebenwirkungen einschleichend mit ca. 10 mg am Tag morgens vorzunehmen. Nachfolgend kann in drei- bis viertägigen Intervallen oder wöchentlich

Stoffgruppe	Potenzielle Nebenwirkung	Diagnostische Kontrollen und therapeutisches Management
Stimulanzien	• dosisabhängige Puls- und Blutdruckerhöhung • Senkung der zerebralen Anfallsschwelle • Auslösung und Verschlechterung einer Ticstörung • Auslösung bzw. Exazerbation psychotischen Geschehens • Pemolin: Hepatotoxizität	• Anamnese bzgl. kardiovaskulärer (Vor-) Erkrankungen, evtl EKG • bei Bestehen eines Anfallsleidens suffiziente antikonvulsive Einstellung und EEG-Kontrollen • bei Auftreten von Ticsymptomen Dosisreduktion oder Kombination mit Tiapridex, evtl. Clonidingabe • unter Pemolin vor und unter der Behandlung regelmäßige Kontrollen des Leberstoffwechsels
Trizyklische Antidepressiva	• kardiale Arrhythmien • Senkung der zerebralen Anfallsschwelle	• vor und während der Behandlung, v.a. nach Dosiserhöhungen EKG-Kontrollen; Ausschluss Long QT-Syndrom • EEG-Kontrolle im Hochdosisbereich und bei vorbestehendem Anfallsleiden • Plasmaspiegelbestimmungen zur Steuerung von Nebenwirkungen
Bupropion	• Verstärkung von Ticstörungen • Auslösung hypomanischer Episoden • Senkung der zerebralen Anfallsschwelle	• EEG-Kontrolle • Dosisreduktion bei Auftreten von Ticsymptomen
Carbamazepin	• Störung der weißen Blutbildung und potenzielle Hepatotoxizität	• regelmäßige Kontrollen des Blutbildes und der hepatischen Funktion, v.a. vor und zu Beginn der Behandlung
Clonidin	• Hypotonie • bradykarde Rhythmusstörungen mit AV-Block • Sick-Sinus-Syndrom • *rebound*-Hypertonie und Tachykardie bei zu rascher Beendigung der Behandlung	• vor Behandlungsbeginn anamnestische Abklärung auf kardiovaskuläre Erkrankungen • Puls-Blutdruck- und EKG-Kontrollen während der Behandlung • ausschleichende Beendigung der Behandlung

Tab. 3.7: Stoffgruppenspezifische unerwünschte Wirkungen und korrespondierende diagnostische Kontrollen.

die Dosierung angehoben werden bis eine maximale klinische Wirkung beobachtet wird oder mögliche Nebenwirkungen keine weiteren Höherdosierungen zulassen. Da die Wirkungsdauer individuell sehr unterschiedlich anhält, können mehrmalige Gaben am Tag erforderlich sein. Grundsätzlich empfiehlt sich bei nur kurz anhaltender Wirkung von Methylphenidat, starken Symptomschwankungen unter der Behandlung oder einem sog. *rebound*-Effekt, d.h. einer Zunahme der Symptomatik bei nachlassender Medikamentenwirkung, die Verabreichung der Retard-Form von Methylphenidat. Hier setzt die Wirkung verzögert ein, dafür aber gleichmäßiger und länger anhaltend. Nachteilig kann sich auswirken, dass sich eine exakte individuelle Dosisfindung schwieriger gestaltet.

Bei im Rahmen einer Austestung erwiesener unzureichender klinischer Wirksamkeit oder bei Auftreten subjektiv oder objektiv nicht tolerabler

Substanz	Handelsname	Darreichungsform	Startdosis	Mittlere Einzeldosis	Durchschnittl. Wirkdauer einer Dosis	Gewichtsbez. therapeutische Tagesdosis
Methylphenidat	Ritalin® Equasym® Medikinet®	10 mg Tbl. 5, 10, 20 mg Tbl. 5, 10, 20 mg Tbl.	5 mg	10-25 mg	3-4 Stunden	0,3-1,0 mg/kg KG
SR/LA Methylphenidat	SR Ritalin® LA Ritalin®	20 mg Tbl. 20, 30, 40 mg Tbl.	(evtl. Beginn mit Methylphenidat)	20 mg	5-6 Stunden 6-8 Stunden	0,3-1,0 mg/kg KG
	Medikinet ret®	10, 20, 30, 40 mg Kps.	10 mg	20-40 mg	6-8 Stunden	0,3-1,0 mg/kg KG
Retard. Methylphenidat	Concerta®	18, 36, 54 mg Tbl.	(evtl. Beginn mit Methylphenidat)	18-36 mg	8-10 Stunden	0,3-1,0 mg/kg KG
D-Amphetamin		Saft, 5 und 10 mg Kps.	5 mg	5-20 mg	4-5 Stunden	0,2-0,8 mg/kg KG
D-L-Amphetamin-racemat		Saft, 5 und 10 mg Kps.	5 mg	5-20 mg	4-5 Stunden	0,15-0,8 mg/kg KG

Tab. 3.8: Verfügbare Stimulanzien zur Behandlung von ADHS.

Nebenwirkungen empfiehlt es sich, zunächst in der Substanzklasse der Stimulanzien zu bleiben, da sowohl die Wirksamkeit, als auch das Nebenwirkungsprofil unter den verfügbaren Substanzen sehr unterschiedlich ausgeprägt sein kann. Die erste Alternative zu Methylphenidat stellen D-Amphetamin oder eine Mischung aus links- und rechtsdrehendem Amphetamin dar. Amphetamin ist in Deutschland als Fertigpräparat nicht im Handel erhältlich, sondern muss über die Apotheke hergestellt werden, auch nach BTM-Rezeptverordnung. Gegenüber Methylphenidat ist eine geringere Dosis zu wählen, bei Kindern und Jugendlichen ca. 50 %, maximal ca. 0,5 mg/kg KG, entsprechend 40 mg. Es sollte mit einer Einmalgabe von 5 mg begonnen werden, um dann in weiteren 5 mg-Schritten die Dosierung zu steigern. Wegen der gegenüber Methylphenidat längeren Halbwertszeit ist es möglich, dass eine einmalige Gabe am Tag ausreichend ist.

Der Wechsel auf Präparate der zweiten und dritten Wahl hängt nachfolgend primär von der Ausprägung der komorbiden Symptomatik ab. Bei begleitender depressiver Symptomatik kommen trizyklische Antidepressiva zum Einsatz. Aufgrund deren relativ kurzer Halbwertszeit empfiehlt sich eine zweimalige Gabe am Tag. Auch hier wird einschleichend dosiert mit Steigerungen alle vier bis fünf Tage auf bis 3 mg/kg KG für Imipramin, 4 mg/kg KG für Desipramin sowie 2 mg/kg KG Nortryptilin. Maximale klinische Wirkungen treten auch hier erst nach einigen Wochen auf und wegen eintretender Tachyphylaxie kann es notwendig sein, die Dosierung im Verlauf der Behandlung anzupassen. Im Unterschied zu den Stimulanzien ist eine durchgängige Gabe während der gesamten Woche zu empfehlen. Plasmaspiegelbestimmungen eignen sich nicht zur Steuerung optimaler therapeutischer Effekte, da keine lineare Korrelation zu den klinischen Effekten bestehen (Spencer et al. 1996). Die potenzielle Kardiotoxizität sowie Senkung der zerebralen Anfallsschwelle sind bei der Behandlung zu beachten und durch ein diagnostisches EKG- und EEG-Monitoring zu kontrollieren.

Stehen aggressive und impulsive Verhaltenssymptome im Vordergrund, kann der Einsatz von Clonidin, Bupropion oder Carbamazepin erwogen werden. Wegen des nicht unerheblichen Sedierungseffektes sollte Clonidin einschleichend dosiert werden, beginnend mit 0,05 mg abends. Im weiteren Verlauf kann schrittweise eine Höherdosierung bis auf 0,3 mg/kgKG/Tag vorgenommen werden. Zumeist sind wegen der kurzen Halbwertszeit und dem Auftreten von *rebound*-Effekten bei nachlassender Wirkung drei bis vier Gaben am Tag notwendig. Während der Aufdosierungsphase sind regelmäßig Blutdruck- und Pulskontrollen sowie ein EKG-Monitoring notwendig.

Bupropion ist auf dem deutschen Markt nicht zugelassen. Es werden Dosierungen von 4-6 mg/kg/Tag in zwei Einzelgaben empfohlen. Die Substanz ist gut verträglich. Allerdings macht das Risikos einer Senkung der Anfallsschwelle EEG-Kontrollen, v.a. zu Beginn der Behandlung, notwendig.

Carbamazepin wird ebenfalls einschleichend dosiert mit einer zweimaligen Gabe des Retardpräparates am Tag. Wegen der potenziellen hämatologischen sowie hepatischen Nebenwirkungen sollten vor und im Verlauf der Behandlung regelmäßige Laborkontrollen erfolgen. Es wird ein therapeutisches Fenster zwischen 4 und 12 mg/l angestrebt, wobei das Einsetzen der psychotropen, impulsdämpfenden Wirkung individuell sehr unterschiedlich ist.

3.9. Leitlinien im Erwachsenenalter

Ebert und Mitarbeiter (2003) legen mit Unterstützung der Deutschen Gesellschaft für Psychiatrie, Psychotherapie und Nervenheilkunde (DGPPN) für den deutschsprachigen Raum erstmals Leitlinien zur Diagnostik und Therapie von ADHS im Erwachsenenalter vor. Sie bevorzugen keines der international gebräuchlichen Diagnosesysteme, fordern aber die Angabe, welches System verwendet wurde.

Sie empfehlen, die Diagnose aufgrund eines Interviews zu stellen, wobei zur strukturierten Erhebung und Erfassung der Symptomatik auch Fragebögen hilfreich sein können. Testpsychologische Untersuchungen erhöhen die diagnostische Sicherheit, sind jedoch nicht belegend für die Diagnose ADHS.

Die Diagnose setzt sich nach Krause und Krause (2003) aus drei Komponenten zusammen:

- aktuelle Beschwerden
- retrospektiv festzustellende Symptome einer ADHS/hyperkinetischen Symptomatik im Kindesalter
- Angaben zur Familienanamnese

In den Leitlinien werden folgende spezielle Inhalte des Interviews mit dem Patienten als notwendige Grundlage für die Diagnosestellung verlangt:

- Vollständige psychiatrische Untersuchung
- Erfassung von Differenzialdiagnosen und Komorbiditäten
  - insbesondere Substanzmissbrauch, Persönlichkeitsstörungen, affektive Störungen, Angststörungen, Ticstörungen, Teilleistungsstörungen
  - ADHS-spezifische Inhalte des Interviews
  - Symptome im Entwicklungsverlauf, auch unter Einschluss von Symptomchecklisten und Selbstbeurteilungsbögen, eventuelles Auftreten der Symptomatik bereits im Kindergarten, in der Schule, im Studium. Beurteilung des Leistungs- und Sozialverhaltens, des schulischen und beruflichen Werdegangs, möglichst mit objektiven Dokumenten.
  - Familienanamnese bezüglich ADHS, Ticstörungen, Substanzmissbrauch, affektiven Störungen u.ä.
- Ausschluss organischer psychischer Störungen
  - Krankheitsanamnese hinsichtlich organischer, vor allem hirnorganischer Erkrankungen sowie Medikamenteneinnahme und Gebrauch psychotroper Substanzen
  - Körperliche Untersuchung und somatische Zusatzdiagnostik, besonders Schilddrüsenfunktion bei Indikation, EEG und NMR
- Interview mit wichtigen Vertrauenspersonen und/oder Eltern
  - Ergänzende standardisierte Beurteilungsskalen werden empfohlen

  Hierzu gehören u.a.:
- Wender-Utah-Rating-Skala zur Beurteilung der Symptome in der Kindheit
- Conners-Skala, Brown-Symptom-Checkliste nach DSM-IV zur Beurteilung der aktuellen Symptomatik
- Testpsychologische Untersuchung
  z.B. kognitive Leistungsfähigkeit, neuropsychologische Tests zu Aufmerksamkeit und Exekutivfunktionen (z.B. Testbatterie zur Aufmerksamkeitsprüfung (TAP))

In den Leitlinien wird ein multimodaler Behandlungsplan vorgeschlagen, der sich auf publizierte und evidenzbasierte Therapiestudien bezieht. Indikation für eine Behandlung stellen der Ausprägungsgrad der Symptomatik mit ihren psychischen und sozialen Beeinträchtigungen sowie die

Relevanz der Symptome im Kontext vorhandener Ressourcen dar. Die Autoren weisen ausdrücklich darauf hin, dass die Frage, wann eine Behandlung begonnen werden soll, d.h. bei welchem Schwere- und/oder Beeinträchtigungsgrad welche Maßnahmen indiziert sind, bislang wissenschaftlich nicht belegt ist. Von daher kommt einer genauen Verlaufskontrolle der Symptomatik unter der Behandlung ein besonderer Stellenwert zu. Der multimodale Ansatz sollte neben einer Aufklärung des Patienten sowie wichtiger Bezugspersonen pharmakologische und psychotherapeutische Ansätze umfassen:

- Als effektivste Pharmakotherapie wird die Stimulanzienbehandlung aufgrund der vorliegenden Studien mit dem Evidenzgrad Ib bewertet. Alle anderen pharmakologischen Therapien (trizyklische Antidepressiva mit ausgeprägtem noradrenergen Wirkmechanismus, Lithium und andere Antidepressiva sind nach Expertenkonsens aufgrund des Nebenwirkungsprofiles oder geringerer bzw. fehlender Wirksamkeit und nicht ausreichender Datenlage in der klinischen Praxis zweite Wahl oder nicht empfehlenswert (Evidenzstufe IV).
- Zur Psychotherapie liegen keine kontrollierten Studien bei Erwachsenen vor. Die Wirksamkeit von störungsspezifischen auf die ADHS-Symptomatik ausgerichteten Vergleichsstudien erlaubt nur die Eingruppierung in die Evidenzstufe III.
- Die Kombination von Psycho- und Pharmakotherapie wurde bislang nicht ausreichend untersucht, so dass der Nachweis einer höheren Effizienz einer Kombinationsbehandlung nicht belegt ist.
- Effekte und Nebenwirkungen von Langzeitbehandlungen sind ebenfalls empirisch nicht überprüft worden. Auch hinsichtlich der Frage von Abhängigkeitsentwicklungen bei Gabe von Psychostimulanzien im Erwachsenenalter sind kontrollierte Studien erforderlich.
- Ob eine Therapie noch weiter notwendig ist, kann nach Besserung oder Remission der Symptomatik durch Absetzversuche geklärt werden, wann dies am besten geschehen sollte, ist empirisch nicht belegt, sondern nur durch die klinische Erfahrung begründet.

3.10. Zusammenfassung

Die medikamentöse Behandlung der Hyperkinetischen Störung spielt derzeit für das Erwachsenenalter eine herausragende Rolle. Die Initiierung einer medikamentösen Therapie setzt eine gründliche, möglichst standardisierte Diagnostik mittels Eigen- und Fremdanamnese, Exploration des Patienten sowie Flankierung durch Fragebogenverfahren voraus. Größte Aufmerksamkeit sollte hierbei der Erhebung möglicher komorbider Störungen gewidmet werden, da diese die Auswahl der in Frage kommenden Substanz wesentlich beeinflussen können. Im allgemeinen wird die Behandlung mit einem Psychostimulanz begonnen, dessen Wirksamkeit individuell unter kontrollierten Bedingungen zu überprüfen ist. Bei ausbleibender Wirksamkeit, dem Auftreten intolerabler unerwünschter Wirkungen, dem Vorhandensein möglicher Kontraindikationen oder symptomatisch im Vordergrund stehender Komorbiditäten wie Angstsymptomen oder Depressionen sind Mittel der zweiten und dritten Wahl v.a. aus dem antidepressiven Formenkreis zu wählen.

Krause und Krause (2005) weisen darauf hin, dass bei 30 bis 50 % der Erwachsenen mit ADHS die Wirkung einer alleinigen Gabe von Stimulanzien nicht ausreichend ist. Sie empfehlen entsprechende Kombinationen bei Depressionen und Angststörungen mit Venlafaxin, bei Zwangsstörungen mit Sertralin, bei Patienten mit autistischen Merkmalen mit Fluoxetin. Parallel zur medikamentösen Einstellung sollte jedoch immer eine Psychotherapie durchgeführt werden, um die Selbstregulations- und Selbstmanagementfähigkeiten, aber auch die häufig reaktiven negativen Erlebnis- und Konfliktmuster zu verändern.

4. Durchführungshinweise zur Verschreibung von Methylphenidat

4.1. Allgemeines

Stimulanzien gehören zu den unter das Betäubungsmittelgesetz (BtMG) fallende Substanzen. Zur Ausübung des ärztlichen Berufs befugte Personen dürfen von den unter das BtMG fallende Substanzen die so genannten "verschreibungsfähigen" entsprechend den Bestimmungen der Betäubungsmittel-Verschreibungsverordnung (BtMVV) verschreiben, verabreichen oder zum unmittelbaren Verbrauch überlassen, wenn ihre Anwendung am oder im menschlichen Körper begründet ist und der beabsichtigte Zweck nicht auf andere Weise erreicht werden kann (13 Abs. 1 BtMG). Eine Verschreibung ist dagegen als nicht begründet anzusehen, wenn auch eine andere, den Menschen weniger gefährdende Maßnahme in Frage kommt, die verordnete Menge medizinisch nicht gerechtfertigt ist und bei Missbrauchsgefahr der bestimmungsgemäße Gebrauch des BtM nicht sichergestellt ist. Für die Verschreibungspraxis sei also schon aufgrund der Gesetzeslage an dieser Stelle nochmals der Hinweis erlaubt, dass die Stimulanzienbehandlung der Aufmerksamkeitsdefizit-/Hyperaktivitätsstörung (ADHS) einen Baustein der Therapie darstellt, zuvor aber stets (selbst-)kritisch hinterfragt werden muss, ob das angestrebte Behandlungsziel nicht auch mit Hilfe anderer, psychotherapeutischer oder pädagogischer Maßnahmen erreicht werden kann. Der Hinweis auf die Rechtfertigung der verordneten Menge, d.h. Dosis, bedeutet, dass vor einer in letzter Zeit aus unserer Sicht zu unkritisch durchgeführten so genannten Hochdosisbehandlung mit Stimulanzien (> 1 mg/kg KG Methylphenidat) zu warnen ist. Sie kann lediglich nach genauer individueller Titration als gerechtfertigt anzusehen sein.

4.2. Verschreibungsvorschriften

Ein Arzt darf Betäubungsmittel für den Bedarf eines von ihm behandelten Patienten verschreiben. Der Arzt ist für das Verschreiben wie auch für die Nachweisführung über den Verbleib sowie Bestand der von ihm verordneten, erhaltenen, angewandten oder sonstwie bei ihm verbliebenen Betäubungsmittel und auch der Rezepte selbst verantwortlich. Ferner ist er dazu verpflichtet, die sich in seinem Besitz befindlichen BtM und Rezepte gesondert aufzubewahren und gegen unbefugte Entnahme zu sichern (15 BtMG). Ein Verlust ist der Bundesopiumstelle unmittelbar unter der Angabe der Rezeptnummer anzuzeigen. Die sorgfältige und sichere Aufbewahrung sollte nachweisbar sein, damit auch bei Verlust durch Einbruch in die Praxis kein Zweifel daran aufkommen kann.

Für die Verschreibung von BtM gelten innerhalb von 30 Tagen verschreibbare Höchstmengen. Ein Arzt darf für einen Patienten - innerhalb von 30 Tagen - Methylphenidat auf ein oder zwei Rezepte bis zu der Höchstmenge von 1.500 mg (= 150 Tabletten á 10 mg) verschreiben. Im begründeten Einzelfall, z.B. bedingt durch die Schwere der Erkrankung und unter Wahrung der erforderlichen Sicherheit des BtM-Verkehrs für einen in der Dauerbehandlung des Arztes stehenden Patienten, dürfen auch mehr als zwei BtM-pflichtige Substanzen verschrieben und die Höchstmenge sowie die angegebene zeitliche Begrenzung überschritten werden. Eine derartige Verschreibung ist mit dem Buchstaben "A" zu kennzeichnen. Hierdurch kann z.B. die in der klinischen Praxis nicht selten anzutreffende Schwierigkeit umgangen werden, dass im Rahmen einer low-dose Methylphenidatbehandlung mit einer halben Tablette/Tag die zulässige Zeitbegrenzung überschritten wird.

4.3. Umgang mit den Betäubungsmittelrezeptformularen

BtM müssen auf den von der Bundesopiumstelle (Friedrich-Ebert-Allee 38, 53113 Bonn, Fax: 0228/2075207) ausgegebenen jeweils dreiteiligen amtlichen Formblättern (BtM-Rezepte) verschrieben werden. Diese Formblätter werden auf schriftliche Anforderung an die Bundesopiumstelle unter Vorlage der Berufsberechtigung übersandt. Die Formblätter dürfen nur im Vertretungsfall, d.h. bei Krankheit, Urlaub oder anderweitiger Verhinderung und unter entsprechender Nachweisführung (Unterschrift in Vertretung) auf eine andere Person übertragen werden. Ein Arzt im Praktikum darf BtM auf mit seiner BtM-Nummer gekennzeichneten BtM-Rezepten verordnen, sofern er unter der Aufsicht eines Arztes steht und nach dessen Urteil hierzu in der Lage ist. Er ist jedoch nicht berechtigt, einen Vertragsarzt zu vertreten.

4.4. Ausfertigung der Verschreibungsformblätter

Die Teile I und II (d.h. erstes und drittes Blatt) der Betäubungsmittelrezeptformulare sind zur Vorlage in der Apotheke bestimmt, der Durchschlag (Teil III) verbleibt als Nachweis beim verschreibenden Arzt. Der Verschreibende hat im übrigen den Teil III, bei fehlerhafter Ausschreibung aber auch die Teile I und II, der von ihm verschriebenen Betäubungsmittelrezepte über einen Zeitraum von drei Jahren bei sich aufzubewahren und, auf Verlangen der zuständigen Landesbehörde, einzusenden.

Bei der Verschreibung auf dem Formblatt ist der Name, der Vorname, und die Anschrift (Straße, Hausnummer und Ortschaft) des Patienten anzugeben, gegebenenfalls auch der Vermerk "Praxisbedarf". Außerdem muss das Ausstellungsdatum angegeben werden. Wichtig ist der Hinweis an den Patienten, dass das Rezept innerhalb von 7 Tagen vom Verschreibungsdatum gerechnet bei der Apotheke vorgelegt werden muss, ansonsten verliert es seine Gültigkeit.

Die Menge des Arzneimittels ist in mg sowie in Stückzahlen der abgeteilten Formen anzugeben. Die Stückzahl (z.B. zwanzig Tabletten) muss nicht mehr in Worten angegeben werden. Statt dessen dürfen die zur Kennzeichnung der handelsüblichen Packungsgrößen verwendeten Kürzel "N1", "N2", "N3" verwendet werden. Des Weiteren muss eine Dosierungsanweisung mit der Einzel- und Tagesverteilung erfolgen. Im Falle der Übergabe eines Dosierungsschema (z.B. bei der Titration mit steigenden Dosierungen) an den Patienten ist der Vermerk "gemäß schriftlicher Anweisung" ausreichend. Für eine bevorstehende individuelle Dosisermittlung können auch Kapseln in verschiedenen Dosierungen (z.B. 5 und 10 mg Kapseln) mit dem schriftlichen Hinweis "zur klinischen Austestung rezeptiert werden".

Der Verschreibende hat schließlich seinen vollen Namen, die Berufsbezeichnung sowie seine Dienstadresse mit Telefonnummer auf dem Rezept zu vermerken und es zu unterschreiben. Die bisherige Forderung der handschriftlichen Ausfertigung des Rezeptes wurde inzwischen aufgegeben und ist der Bedingung der "Dauerhaftigkeit" gewichen, womit auch eine schreibmaschinen- oder rechnergestützte Ausfertigung zulässig ist. Änderungen (z.B. Dosierungen) auf dem Rezeptformular sind immer vom Verschreibenden vorzunehmen und nachfolgend durch Unterschrift zu bestätigen. Falls Änderungen nach telefonischer Rücksprache mit der Apotheke vorgenommen werden, muss der Verschreibende die vereinbarte Veränderung auf dem bei ihm verbliebenen Rezeptdurchschlag vornehmen.

Bei Auslandsreisen sollte zur Sicherheit eine Bescheinigung für das Mitführen von Betäubungsmitteln im Rahmen einer ärztlichen Behandlung vorhanden sein. Aus diesem Formular geht hervor, dass die Medikation aus medizinischen Gründen eingenommen wird und das entsprechende Arzneimittel mitgeführt werden darf (☞ Abb. 4.1).

Bescheinigung für das Mitführen von Betäubungsmitteln im Rahmen einer ärztlichen Behandlung
– Artikel 75 des Schengener Durchführungsabkommens –

A Verschreibender Arzt:

(Name) (Vorname) (Telefon) (1)

(Anschrift) (2)

(Stempel des Arztes) (Datum) (Unterschrift des Arztes) (3)

B Patient:

(Name) (Vorname) (4) (Nr. des Passes oder eines anderen Ausweisdokumentes) (5)

(Geburtsort) (6) (Geburtsdatum) (7)

(Staatsangehörigkeit) (8) (Geschlecht) (9)

(Wohnanschrift) (10)

(Dauer der Reise in Tagen) (11) (Gültigkeitsdauer der Erlaubnis von/bis – max. 30 Tage) (12)

C Verschriebenes Arzneimittel:

(Handelsbezeichnung oder Sonderzubereitung) (13) (Darreichungsform) (14)

(Internationale Bezeichnung des Wirkstoffs) (15) (Wirkstoff-Konzentration) (16)

(Gebrauchsanweisung) (17) (Gesamtwirkstoffmenge) (18)

(Reichdauer der Verschreibung in Tagen – max. 30 Tage) (19)

(Anmerkungen) (20)

D Für die Beglaubigung zuständige Behörde:

(Bezeichnung) (21)

(Anschrift) (Telefon) (22)

(Stempel der Behörde) (Datum) (Unterschrift der Behörde) (23)

Abb. 4.1: Bescheinigung für das Mitführen von Betäubungsmitteln im Rahmen einer ärztlichen Behandlung.

4.5. Standardisierte Rezepturen

In dem vom Pharmazeutischen Laboratorium des "Neues Rezeptur-Formularium" finden sich folgende standardisierte Rezepturen für Amfetaminsulfat sowie Dexamfetaminsulfat:

Amfetaminsulfat-Kapseln 5 mg/10 mg (NRF 22.5.)		5 mg	10 mg	BtM
Amfetaminsulfat		0,005 g	0,010 g	
Füllstoff (Mannitol mit 0,5 % hochdispersem Siliciumdioxid)		nach Bedarf	nach Bedarf	
Anwendung:	bei hyperkinetischen Störungen			
Dosierung:	individuelle Gebrauchsanweisung			
Haltbarkeit:	Aufbrauchsfrist: 3 Monate (Weithalsglas), Laufzeit: 1 Jahr (Weithalsglas)			
Packungsgröße:	30 Kapseln			
Anmerkung:	andere Stärken sind nach der gleichen Rezeptur herstellbar			

Amfetaminsulfat-Saft 0,2 % (m/V) (NRF 22.4.)			BtM
Amfetaminsulfat		0,18 g	
Natriumbenzoat		0,14 g	
Wasserfreie Citronensäure		0,9 g	
Saccarose		22,8 g	
Gereinigtes Wasser		zu 100,0 g	
Anwendung:	bei hyperkinetischen Störungen		
Dosierung:	individuelle Gebrauchsanweisung		
Haltbarkeit:	Aufbrauchsfrist: 6 Monate (Glasflasche), Laufzeit: 6 Monate (Glasflasche)		
Packungsgröße:	100 ml (ca. 110 g)		

Dexamfetaminsulfat-Tropfen 2,5 % (NRF 22.9.)			BtM
Dexamfetaminsulfat		2,5 g	
Konserviertes Wasser		zu 100,0 g	
Anwendung:	bei hyperkinetischen Störungen		
Dosierung:	individuelle Gebrauchsanweisung		
Haltbarkeit:	Aufbrauchsfrist: 6 Monate (Glasflasche), Laufzeit: 6 Monate (Glasflasche)		
Packungsgröße:	20 g		

5. Ergänzende Literatur

Abikoff, H. (1985) Efficacy of training interventions in hyperactive children. A critical review. The Clinical Psychological Review 5, 479-512

Abikoff, H. (1987) An evaluation of cognitive behavior therapy for hyperactive children. In: Lahey, B.B. & Kadzin, A.E. (Eds.). Advances in clinical child psychology, Vol.10, 171-216, New York, Plenum

Abikoff, H.B., Vitiello, B., Riddle, M.A., Cunningham, C., Greenhill, L.L., Swanson, J.M., Chuang, S.Z., Davies, M., Kastelic, E., Wigal, S.B., Evans, L., Ghuman, J.K., Kollins, S.H., McCracken, J.T., McGough, J.J., Murray, D.W., Posner, K., Skrobala, A.M., Wigal, T. (2007) Methylphenidate effects on functional outcome in preschoolers with attention-deficit/hyperactivity disorder: Results from the National Institute of Mental Preschoolers with Attention Deficit/Hyperactivity Disorder Treatment Study (PATS). J Child Adolesc Psychopharm 17:581-592

Adam, C., Döpfner, M., Lehmkuhl, G. (2002) Der Verlauf von Aufmerksamkeitsdefizit-/Hyperaktivitätsstörungen (ADHS) im Jugend- und Erwachsenenalter. Kindheit und Entwicklung 11 (2), 73-81

Adler, L.A., Resnick, S., Kunz, M., Devinsky, O. (1995) Open-label trial of venlafaxine in adult patients with attention deficit hyperactivity disorder. Psychopharmacology Bulletin 31, 785-788

Adler, L., Spencer, T., Sutton, V., Jones, D., Summer, C.R. (2003) Dose and Time Response of Atomoxetine Use in Adult ADHD. Poster American Academy of Child & Adolescent Psychiatry (AACAP), Miami, Abstractband: 112-113

Adler, L.A., Sutton, V.K., Moore, R.J. (2006) Quality of life assessment in adult patients with attention-deficit/hyperactivity disorder treated with atomoxetine. J Clin Psycho-pharmacol 26, 648-52

Allen, A.J., Kurlan, R.M., Gilbert, D.L., Coffey, B.J., Linder, S.L., Lewis, D.W., Winner, P.K., Dunn, D.W., Dure, L.S., Sallee, F.R., Milton, D.R., Mintz, M.I., Ricardi, R.K., Erenberg, G., Layton, L.L., Feldman, P.D., Kelsey, D.K., Spencer, T.J. (2005) Atomoxetine treatment in children and adolescents with ADHD and cormorbid tic disorders. Neurology 65, 1941-1949

Aman, M.G., Armstrong, S., Buican, B. & Sillick, T. (2002). Four-year follow-up of children with low intelligence and ADHD: a replication. Research in Developmental Disabilities 23, 119-134.

Aman, M.G., Binder, C., & Turgay, A. (2004). Risperidone Effects in the Presence/Absence of Psychostimulant Medicine in Children with ADHD, Other Disruptive Behavior Disorders, and Subaverage IQ. Journal of Child and Adolescent Psychopharmacology 14 (2), 243-254.

American Academy of Pediatrics (2002) Clinical Practice Guideline: Treatment of the school-age child with ADHD. Pediatrics 108, 1033-1044

American Academy of Child and Adolescent Psychiatry (1997) Practice parameters for the assessment and treatment of children, adolescents and adults with attention-deficit /hyperactivity disorder. Journal of the American Academy of Child and Adolescent Psychiatry 36, 85-121

American Academy of Child and Adolescent Psychiatry (2002) Practice parameter for the Use of Stimulant Medications in the Treatment of Children, Adolescents, and Adults. J Am Acad Child Adolesc Psychiat 41, 265–495

American Academy of Child and Adolescent Psychiatry (2002) Practice parameter for the Use of Stimulant Medications in the Treatment of Children, Adolescents, and Adults. J Am Acad Child Adolesc Psychiat 41 (2) Suppl., 26-49

American Academy of Child and Adolescent Psychiatry (2007) Practice parameter for the assessment and treatment of children and adolescents with Attention-Deficit/Hyperactivity Disorder. J Am Acad Child Adolesc Psychiatry 46, 894-921

Angold, A., Erkanli, A., Egger, H.L., Costello, E.J. (2000) Stimulant treatment for Children: A Community Perspective. J Am Acad Child Adolesc Psychiatry 39, 975-984

Arnold, E. L.; Christopher, J.; Huestis, R.; Smeltzer, D. J. (1978) Methylphenidate vs dextroamphetamine vs caffeine in minimal brain dysfunction. Archives of General Psychiatry 35, 463-473

Banaschewski, T., Hollis, Ch., Oosterlaan, J., Roeyers, H., Rubia, K., Willcutt, E., Taylor, E. (2005) Towards an understanding of unique and shared pathways in the psychopathophysiology of ADHD. Developmental Science 8: 2, 132-140

Banaschewski, T., Coghill, D., Santosh, P., Zuddas, A., Asherson, P., Buitelaar, J., Danckaerts, M., Döpfner, M., Faraone, S.V., Rothenberger, A., Sergeant, J., Steinhausen, H.C., Sonuga-Barke, E., Taylor, E. (2006) Long-acting medications for the hyperkinetic disorders. A systematic review and European treatment guideline. Eur Child Adolesc Psychiatry, May 5

Banaschewski, T., Coghill, D., Santosh, P., Zuddas, A., Asherson, Ph., Buitelaar, J., Danckaerts, M., Döpfner, M., Faraone, S.V., Rothenberger, A., Sergeant, J., Steinhausen, H.-Ch., Sonuga-Barke, E.J.S., Taylor, E. (2008a) Langwirksame Medikamente zur Behandlung der hyperkinetischen Störungen. Teil 1: Übersicht und Empfehlungen. Z Kinder-Jugenpsychiat Psychother 36 (2), 81-95

Banaschewski, T., Coghill, D., Santosh, P., Zuddas, A., Asherson, Ph., Buitelaar, J., Danckaerts, M., Döpfner, M., Faraone, S.V., Rothenberger, A., Sergeant, J., Steinhausen, H.-Ch., Sonuga-Barke, E.J.S., Taylor, E. (2008b) Langwirksame Medikamente zur Behandlung der hyperkinetischen Störungen. Teil 2: Ein quantativer Vergleich der langwirksamen Präparate. Z Kinder-Jugendpsychiat Psychother 36 (2), 97-107

Bangs, M.E., Emslie, G.J., Spencer T.J., Ramsey, J.L. et al. (2005). A study of atomoxetine in adolescents with ADHD and comorbid depression. Paper presented at 45 th Annual meeting of the New Clinical Drug Evaluation Unit (NCDEU); June 6-9, Boca Raton, Fl.

Bangs, M.E., Hazell, P., Danckaerts, M., Williams, D., Moore, R.J., Levine, L. (2006) Atomoxetine for the treatment of attention-deficit/hyperactivity disorder and oppositional defiant disorder in children and adolescents (accepted for oral presentation). 159th Annual Meeting of the American Psychiatric Association. Atlanta, GA

Barbaresi, W.J., Katusic, S.K., Colligan, R.C., Pankratz, V.S., Weaver, A.L., Weber, K.J., Mrazek, D.A., Jacobsen, S.J. (2002) How Common Is Attention-Deficit/ Hyperactivity Disorder? Arch Pediatr Adolesc Med 156, 217-224

Barkley, R.A. (1989) Hyperactive girls and boys: Stimulant drug effects on mother-child interactions. J Child Psychol Psychiat 30, 379-390

Barkley, R.A. (1990) Attention-Deficit Hyperactivity Disorder: A handbook for diagnosis and treatment. New York, Guilford Press

Barkley, R.A. (1995) A closer look at the DSM-IV criteria for ADHS: Some unresolved issues. ADHS Report 3. Guilford Press, New York 1-5

Barkley, R.A. (1997) Behavioral inhibition, substained attention, and executive functions: Constructing a unifying theory of ADHD. Psychological Bulletin 121, 65-94

Barkley, R.A. (1998) Attention-Deficit Hyperactivity Disorder: A Handbook for Diagnosis and Treatment, 2nd edition. New York, Guildford Press

Barkley, R.A., Karlsson, J., Pollard, S., Murphy, J. V. (1985) Developmental changes in mother-child interactions of hyperactive boys: Effects of two dose levels of Ritalin. Journal of Child Psychology and Psychiatry and Allied Disciplines 26, 705-715

Barkley, R.A., Fischer, M., Edelbrock, C.S., Smallish, L. (1990) The adolescent outcome of hyperactive children diagnosed by research criteria, I: an 8-year prospective follow-up study. Journal of the American Academy of Child and Adolescent Psychiatry 29, 546-557

Barkley, R.A., Fischer, M., Smallish, L., Fletcher, K. (2003) Does the Treatment of Attention-Deficit/Hyperactivity Disorder With Stimulants Contribute to Drug Use/Abuse? A 13-Year Prospective Study. Pediatrics Vol. 111, No 1, 97-109

Barr, C.L., Xu, C., Kroft, J., Feng, Y., Wigg, K., Zai, G., Tannock, R., Schachar, R., Malone, M., Roberts W., Nothen, M.M., Grunhage, F., Vandenbergh, D.J., Uhl, G., Sunohara, G., King, N., Kennedy, N.L. (2001) Haplotype study of three polymorphisms at the dopamine transporter locus confirm linkage to attention-deficit/hyperactivity disorder. Biol Psychiatry 49, 333-339

Barr, C.L., Kroft, J., Feng, Y., Wigg, K., Roberts, W., Malone, M., Schowitz, A., Schachar, R., Tannock, R., Kennedy, J.L. (2002) The norepinephrine transporter gene and attention-deficit hyperactivity disorder. Am J Med Genet 114(3), 255-259

Barrickman, L., Perry, P., Allen, A., Kuperman, S., Arndt, S., Herrman, K., Schumacher, E. (1995) Bupropion versus methylphenidate in the treatment of attention-deficit hyperactivity disorder in adults. J Am Acad Child Adolesc Psychiat 34, 649-657

Baumgaertel, A., Wolraich, M., Dietrich, M. (1995) Comparison of diagnostic criteria for attention deficit disorders in a German elementary school sample. Journal of the American Academy of Child and Adolescent Psychiatry, 34, 629-638

Belle DJ, Ernest CS, Sauer JM, Smith BP, Thomasson HR, Witcher JW (2002). Effect of potent CYP2D6 inhibition by paroxetine on atomoxetine pharmacogenetics. J Clin Pharmacol 42, 1219-1227

Bene, E., Anthony, J. (1957) Manual for the Family Relations Test. London: NFER Publishing Company

Bene, E. (1976) Manual for the Family Relations Test married couples version. London NFER Publishing Company

Berkovitch, M., Pope, E., Philips, J., Koren, G. (1995) Pemoline-associated fulminant liver failure: testing the evidence for causation. Clinical Pharmacological Therapeutics 57, 696-698

Biederman, J., Faraone, S. V., Keenan, K., Benjamin, J., Krifcher, B., Moore, C., Sprich-Buckminster, S., Ugaglia, K., Jellinek, M. S., Steingard, R., Spencer, T., Norman, D., Kolodny, R., Krau, I., Perrin, J., Keller, M. B., Tsuang, M. T. (1992) Further evidence for family-genetic risk factors in attention deficit hyperactivity disorder; Patterns of comorbidity in probands and relatives in psychiatrically and pediatrically referred samples. Archives of General Psychiatry 49, 728-738

Biederman, J., Faraone, S.V., Spencer, T., Wilens, T.E., Norman, D., Lapey, K.A., Mick, E., Lehman, B., Doyle, A. (1993) Patterns of psychiatric comorbidity, cognition and psychosocial functioning adults with attention deficit hyperactivity disorder. Am J Psychiatry 150, 1792-1798

Biederman, J., Faraone, S. V., Mick, E., Spencer, T., Wilens, T., Kiely, K., Guite, J., Ablon, J. S., Reed, E., Warburton, R. (1995) High risk for attention deficit hyperactivity disorder among children of parents with childhood onset of the disorder: A pilot study. American Journal of Psychiatry 152, 431-435

Biederman, J., Spencer, T. (2000) Non-stimulant treatment for ADHS. European Child and Adolescent Psychiatry 9, 51-59

Biedermann, J., Heiligenstein, J.H., Faries, D.E., Galil, N., Dittmann, R., Emslie, G.J., Kratochvil, Ch.J., Laws, H.F., Schuh, K.J. (2002) Efficacy of Atomoxetine versus placebo in school-age girls with attention-deficit/ hyperactivity disoerder. Pediatrics 6, 1-7

Biederman, J. (2005) Attention-Deficit/Hyperactivity Disorder: A Selective Overview. Biol Psychiatry 57, 1215-1220

Biederman, J., Mick, E.O., Surman, C. et al. (2007) Comparative acute efficacy and tolerability of OROS and immediate release formulations of methylphenidate in the treatment of adults with attention-deficit/hyperactivity disorder. BMC Psychiatry 7, 49ff

Birnbaum, H.G., Kessler, R.C., Lowe, S.W., Secnik, K., Greenberg, P.E., Leong, S.A., Swensen, A.R. (2005) Costs of attention deficit-hyperactivity disorder (ADHD) in the US: excess costs of persons with ADHD and their family members in 2000. Curr Med Res Opin 21, 195-205

Black, B. & Uhde, T.W. (1994). Treatment of elective mutism with fluoxetine: a double-blind, placebo-controlled study. Journal of the American Academy of Child and Adolescent Psychiatry, 33, 1000-1006.

Borland, B.L., Heckman, H.K. (1976) Hyperactive boys and their brothers: A 25-year follow-up study. Arch Gen Psychiatry 33, 669-675

Bostic, U.Q., Biederman, J., Spencer, T.J., Wilens, T.E., Prince, J.B., Monuteaux, M.C. et al. (2000) Pemoline treatment of adolescents with Attention-Deficit-Hyperactivity disorder: a short-term controlled trial. J Child Adolesc Psychopharmacology 10 (3), 205-216

Bramble, D. (2003) Annotation: The use of psychotropic medications in children: a British view. J Child Psychology and Psychiatry 2, 169-79

Brandeis, D., van Leeuwen, T.H., Rubia, K., Vitacco, D., Steger, J., Pascual-Marqui, R.D., Steinhausen, H.C. (1998) Neuroelectric mapping reveals precursor of stop failures in children with attention deficits. Behav Brain Res 94, 111-125

Brown, W.J., Wernicke, J., Allen, A.J., Michelson, D., Harder, D., Milton, D., Kelsey, D. (2002) Efficacy of Atomoxetine in Children and Adolescents with Attention-Deficit/Hyperactivity Disorder. Poster American Pediatric Academy (APA), Philadelphia

Brühl, B., Döpfner, M., Lehmkuhl, G. (2000) Der Fremdbeurteilungsbogen für hyperkinetische Störungen (FBB-HKS) - Prävalenz hyperkinetischer Störungen im Elternurteil und psychometrische Kriterien. Kindheit und Entwicklung 9, 115-125

Bubl, E., Perlov, E., Tebartz Van Elst, L. (2006). Aripiprazole in patients with Tourette syndrome. World Journal of Biological Psychiatry 7, 123-125.

Buitelaar, J., Bergsma, A. (2000) Sociocultural factors and the treatment of ADHD. In: Attention deficit/hyperkinetic disorders: Their diagnosis and treatment with stimulants. Seminar organised by the Pompidou Group. Strasbourg 8-10 December: Council of Europe, 19-54

Bundesärztekammer: Aufmerksamkeitsdefizit-/Hyperaktivitätsstörung (ADHS). Deutscher Ärzte-Verlag Köln 2007

Campbell, S.B. (1990) Behavior problems in preschool children. New York, Guilford.

Campbell, M., Adams, P.B., Small, A.M. et al. (1995). Lithium in hospitalized aggressive children with conduct disorder: a double-blind and placebo-controlled study. Journal of the American Academy of Child and Adolescent Psychiatry, 36, 589-596.

Cantwell, D.P., Swanson, J., Connor, D.H., (1997) Case study: adverse response to clonidine. Journal of the American Academy of Child and Adolescent Psychiatry 36, 539-544

Castellanos, F.X. (1999) Stimulants and tic disorders: from dogma to data. Arch Gen Psychiatry 56, 337-338

Castellanos, F.X., Tannock, R. (2002) Neuroscience of attention-deficit/hyperactivity disorder: the search for endophenotypes. Nat Rev Neursci 3: 617-628

Castellanos, F.X., Giedd, J.N., Berquin, P.C., Walter, J.M., Sharp, W., Tran, T. Vaituzis, A.C., Blumenthal, J.D., Nelson, J., Bastain, T.M., Zijdenbos, A., Evans, A.C., Rapoport, J.L. (2001) Quantitative brain magnetic resonance imaging in girls with attention-deficit/hyperactivity disorder. Arch Gen Psychiatry 58, 289-295

Castellanos, F.X., Giedd, J.N., Elia, J., Marsh, W.L., Ritchie, G.F., Hamburger, S.D., Rapoport, J.L. (1997) Controlled stimulant treatment of ADHD and comorbid Tourette's syndrome: effects of stimulant and dose. Journal of the American Academy of Child and Adolescent Psychiatry 36, 589-596

Cohen, P., Cohen, J., Kasen, S., Velez, C.N., Hartmark, D., Johnson, J., Rojas, M., Brook, J., Streuning, E.L. (1993) An epidemiological study of disorders in late childhood and adolescence. I: age and gender specific prevalence. Journal of Child Psychology and Psychiatry 34, 851-867

Cohen, D. (2007). Should the use of selective serotonin reuptake inhibitors in child and adolescent depression be banned? Psychotherapie und Psychosomatik 76 (1), 5-14.

Collier, C.P., Soldin, S.J., Swanson, J.M., MacLeod, S.M., Weinberg, F., Rochefort, J.G. (1985) Pemoline pharmacokinetics and long-term therapy in children with attention-deficit-disorder and hyperactivity. Clin Pharmacokinetics 10, 269-278

Comings, D.E. (1990) Tourette syndrome and human behavior. Duarte, CA, Hope Press

Conner, D.F., Fletcher, K.E., Swanson, J.M. (1999) A meta-analysis of clonidine for symptoms of attention-deficit hyperactivity disorder. J Am Acad Child Adolesc Psychiat 38, 1551-1559

Conner, D.F. (2002) Preschool attention deficit hyperactivity disorder : a review of prevalence, diagnosis, neurobiology and stimulant treatment. J Dev Behav Pediatr 23, 51-59

Conners, C.K., Casat, C.D., Gualtieri, C.T., Weller, E., Reader, M., Reiss, A., Weller, R.A., Khayrallah, M., Ascher, J. (1996) Bupropion hydrochloride in attention deficit disorder with hyperactivity. Journal of the American Academy of Child and Adolescent Psychiatry 35, 1314-1321

Conners, C.K., Epstein, J.N., March, J.S., Angold, A., Wells, K.C., Klaric, J., Swanson, J.M., Arnold, L.E., Abikoff, H.B., Elliott, G.R.. Greenhill, L.L.. Hechtman, L.. Hinshaw, S.P., Hoza, B., Jensen, P.S., Kraemer, H.C., Newcorn, J.H., Pelham, W.E., Severe, J.B., Vitiello, B., Wigal, T. (2001) Multimodal treatment of ADHD in the MTA: an alternative outcome analysis. Journal of the American Academy of Child and Adolescent Psychiatry 40, 159-167

Correia Filho A.,G., Bodanese, R., Silva, T.L., Alares J.P., Aman, M. & Rohde, L.A. (2005). Comparison of risperidone and methylphenidate for reducing ADHD symptoms in children and adolescents with moderate mental retardation. Journal of the American Academy of Child and Adolescent Psychiatry, 44 (8), 748-55.

Costin, J., Vance A., Barnett, R., O'Shea, M., Luk, E.S.L. (2002) Attention Deficit Hyperactivity Disorder and Comorbid Anxiety: Practitioner Problems in Treatment Planning. Child Adolesc Mental Health, Vol. 7, No. 1, 16-24

Deutsche Gesellschaft für Kinder- und Jugendpsychiatrie und Psychotherapie, Berufsverband der Ärzte für Kinder- und Jugendpsychiatrie und Psychotherapie in Deutschland, Bundesarbeitsgemeinschaft der leitenden Klinikärzte für Kinder- und Jugendpsychiatrie und Psychotherapie (2000, 2003, 2007). Leitlinien zur Diagnostik und Therapie von psychischen Störungen im Säuglings-, Kindes- und Jugendalter, S. 237-250. Köln: Deutscher Ärzte Verlag.
Internet: www.uni-duesseldorf.de/www/ awmf

Diamond, I.R., Tannock, R., Schachar, R.J. (1999) Response to methylphenidate in children with ADHD and comorbid anxiety. Journal of the American Academy of Child and Adolescent Psychiatry 38, 402-409

Dilling, H., Mombour, W., Schmidt, M.H. (1991) Internationale Klassifikation psychischer Störungen ICD-10 Kapitel V (F). Klinisch-diagnostische Leitlinien. Bern: Huber

Döpfner, M. (1996, 2000) Hyperkinetische Störungen. In Petermann, F. (Hrsg.) Lehrbuch der klinischen Kinderpsychologie, 4. Auflage 153 - 189. Göttingen, Hogrefe.

Döpfner, M., Lehmkuhl, G., Roth, N. (1996) Kombinationstherapien. Kindheit und Entwicklung 5, 118-123

Döpfner, M., Lehmkuhl, G. (1997) Von der kategorialen zur dimensionalen Diagnostik. Praxis der Kinderpsychologie und Kinderpsychiatrie 46, 519-547

Döpfner, M., Lehmkuhl, G. (1998a) Die multimodale Therapie von Kindern mit hyperkinetischen Störungen. Der Kinderarzt 29, 171-181

Döpfner, M., Lehmkuhl, G. (1998b) Die multimodale Therapie von Kindern mit hyperkinetischen Störungen, Teil II: Psychologische Interventionen. Der Kinderarzt 29, 331-335

Döpfner, M., Lehmkuhl, G. , Schepker, R. & Frölich J. (2007). Hyperkinetische Störungen (F90.0). Deutsche Gesellschaft für Kinder- und Jugendpsychiatrie, Psychosomatik und Psychotherapie, Bundesarbeitsgemeinschaft Klinikärzte der leitenden Klinikärzte für Kinder- und Jugendpsychiatrie und Psychotherapie & Berufsverband der Ärzte für Kinder- und Jugendpsychiatrie, Psychosomatik und Psychotherapie. Leitlinien zur Diagnostik und Therapie von psychischen Störungen im Säuglings-, Kindes- und Jugendalter. Köln: Deutscher Ärzte Verlag, 239-254.

Döpfner, M., Lehmkuhl, G., Görtz-Dorten, A. (2008) Diagnostik-System für psychische Störungen im Kindes- und Jugendalter nach ICD-10 und DSM-IV (DISYPS-KJ). (2., korr. und erg. Aufl.). Bern, Huber

Döpfner, M., Lehmkuhl, G. (2001) Diagnostische Verfahren bei der Beurteilung von ADHS. ADHS-Report 5

Döpfner, M., Lehmkuhl, G. (2002a) ADHS von der Kindheit bis zum Erwachsenenalter – Einführung in den Themenschwerpunkt. Kindheit und Entwicklung 11, 67-72

Döpfner, M.; Lehmkuhl, G. (2002b) Evidenzbasierte Therapie von Kindern und Jugendlichen mit Aufmerksamkeitsdefiit-/Hyperaktivitätsstörung (ADHS). Praxis für Kinderpsychologie und Kinderpsychiatrie 51, 419-440

Döpfner, M., Lehmkuhl, G. (2003). Methylphenidat Retard. ADHS-Report 12, 1-4

Döpfner, M., Lehmkuhl, G. (2006) Aufmerksamkeitsdefizit-/Hyperaktivitätsstörung – Neuropsychologie. In: Förstl, H., Hautzinger, M., Roth, G. (Hrsg.) Neurologie psychischer Störungen. Heidelberg: Springer 2006, 671-689

Döpfner, M., Reister, C. (1997) Tic-Störungen. In: Petermann, F. (Hrsg.) Fallbuch der Klinischen Kinderpsychologie und -psychotherapie. 2 überarbeitete Auflage (2000), Hogrefe, Göttingen

Döpfner, M., Lehmkuhl, G., Schürmann, S. (1996) Das Therapieprogramm für Kinder mit hyperkinetischem und oppositionellem Problemverhalten (THOP) - Aufbau und Einzelfall-Evaluation. Zeitschrift für Kinder- und Jugendpsychiatrie und Psychotherapie 24, 145-163

Döpfner, M., Schürmann, S., Frölich, J., Quast, Ch., Wolff Metternich, T., Lehmkuhl G. (1997a) THOP – Das Therapieprogramm zur Behandlung von Kindern mit hyperkinetischem und oppositionellem Problemverhalten. Kindheit und Entwicklung 6, 230-246

Döpfner, M., Schürmann, S., Lehmkuhl, G. (1997b) Hyperkinetische Störungen. In Petermann, F. (Hrsg.): Fallbuch der klinischen Kinderpsychologie S. 35-58. Göttingen, Hogrefe

Döpfner, M., Wolff Metternich, T., Berner, W., Englert, E., Lenz, K., Lehmkuhl, U., Lehmkuhl, G., Poustka, F., Steinhausen, H.C. (1997c) Die psychopathologische Beurteilung von Kindern und Jugendlichen in vier kinder- und jugendpsychiatrischen Inanspruchnahmestichproben – eine multizentrische Studie. Praxis der Kinderpsychologie und Kinderpsychiatrie 46, 548-565

Döpfner, M., Berner, W., Flechtner, H., Lehmkuhl, G., Steinhausen, H.-C. (1998b) Psychopathologisches Befund-System für Kinder und Jugendliche (CASCAP-D): Befundbogen, Glossar und Explorationsleitfaden. Göttingen, Hogrefe

Döpfner, M., Schürmann, S., Lehmkuhl, G. (1999) Wackelpeter und Trotzkopf. Hilfen für Eltern bei hyperkinetischem und oppositionellem Verhalten (2., überarb. Aufl.). Weinheim: Psychologie Verlags Union

Döpfner, M., Frölich, J., Lehmkuhl, G. (2000a) Hyperkinetische Störungen. Leitfaden Kinder- und Jugendpsychotherapie (Bd. 1) Göttingen: Hogrefe

Döpfner, M., Lehmkuhl, G., Heubrock, D., Petermann, F. (2000b) Diagnostik psychischer Störungen im Kindes- und Jugendalter. Leitfaden Kinder- und Jugendpsychotherapie, Band 2. Göttingen, Hogrefe

Döpfner, M., Frölich, J., Lehmkuhl, G. (2000c) Ratgeber Hyperkinetische Störungen. Informationen für Betroffene, Eltern, Lehrer und Erzieher. Göttingen, Hogrefe

Döpfner, M., Lehmkuhl, G., Heubrock, D., Petermann, F. (2000d) Ratgeber Psychische Auffälligkeiten bei Kindern und Jugendlichen. Informationen für Betroffene, Eltern, Lehrer und Erzieher. Ratgeber Kinder- und Jugendpsychiatrie (Bd. 2). Göttingen: Hogrefe

Döpfner, M., Schürmann, S., Frölich, J. (2002) Therapieprogramm für Kinder mit hyperkinetischem und oppositionellem Problemverhalten (THOP) (3., erw. Aufl.) Weinheim: Psychologie Verlags Union

Döpfner, M., Banaschewski, T., Schmidt, J., Uebel, H., Schmeck, K., Gerber, W.D., Günter, M., Knölker, U., Gehrke, M., Häßler, F., Möhler, E., Brünger, M., Ose, C., Fischer, R., Poustka, F., Lehmkuhl, G., Rothenberger, A. (2003) Langzeitwirksames Methylphenidat bei Kindern mit Aufmerksamkeitsdefizit-/Hyperaktivitätsstörungen. Eine multizentrische Studie. Nervenheilkunde 22, 85-92

Döpfner, M., Lehmkuhl, G., Steinhausen, H-C. (2006) Kinder-Diagnostik-System (KIDS 1: Aufmerksamkeitsdefizit- und Hyperaktivitätsstörungen. Göttingen: Hogrefe, 2006

Döpfner, M., Breuer, D., Schürmann, S., Wolff Metternich, T., Rademacher, C., Lehmkuhl, G. (2004) Effectiveness of an adaptive multimodal treatment in children with Attention Deficit Hyperactivity Disorder – global outcome. European Child and Adolescent Psychiatry 13, Suppl. 1, 117-129

Döpfner, M., Sinzig, J., Breuer, D., Gerber, W.D., Banaschewski, T., Freisleder F., J., Günter, M., Hässler, K., Schmeck, K., Ose, C., Lehmkuhl, G. (2004) Comparative Efficacy of once-a-day Extended-Release Methylphenidate, two-times-daily immediate- Release Methylphenidate, and placebo in a laboratory school setting. European Child and Adolescent Psychiatry 13, Suppl. 1, 93-101

Donovan, S.J., Stewart, J.W., Nunez, E.V., Quitkin, F.M., Parides, M., Daniel, W., Susser, E., & Klein, D.F. (2000). Divalproex treatment for youth with explosive temper and mood lability: a double-blind, placebo-controlled crossover design. American Journal of Psychiatry 157, 818-820.

Dougherty, D.D., Bonab, A.A., Spencer, T.J., Rauch, S.L., Madras, B.K., Fischman, A.J. (1999) Dopamine transporter density in patients with attention deficit hyperactivity disorder. Lancet 354, 2132-2133

Douglas, V. (1975) Are drugs enough? To treat or train the hyperactive child. International Journal of Mental Health 4, 199-212

Douglas, V. (1989) Can Skinnerian theory explain attention deficit disorder? A reply to Barkley. In: Bloomingdale, L.M., Swanson, J.M. (eds.): Attention deficit disorder, Vol. IV. Oxford, Pergamon, 235-254

Dresel, S., Krause, J., Krause, K.H:, LaFougere, C., Brinkbaumer, K., Kung, H.F., Hahn, K., Tatsch K. (2000)

Attention deficit hyperactivity disorder: Bindung of [99mTc]TRODAT-1 to the dopamine transporter before and after methylphenidate treatment. Eur J Nucl Med 27, 1518-1524

DuPaul, G.J., Barkley, R.A., McMurray, M.B. (1994) Response of children with ADHD to methylphenidate: interaction with internalising symptoms. J Am Acad Child Adolesc Psychiatry 33, 894-903

DuPaul, G.J., Barkley, R.A., Connor, D.F. (1998) Stimulants. In: Barkley, R.A. (Ed.) Attention-deficit hyperactivity disorder, 510-551. New York, Guilford

DuPaul, G.J., McGoey, K.E., Eckert, T.L., van Brakle, J. (2001) Preschore children with attention-deficit/hyperactivity disorder: impairments in behavioral, social and school functioning. J Am Acad Child Adolesc Psychiat 40, 508-515

Durston, S., Fossella, J.A. Mulder, M.J. et al. (2008) Dopamine transporter genotype conveys familial risk of attention-deficit/hyperactivity disorder throught striatal activation. J Am Acad Child Adolesc Psychiatry 47: 61-67

Ebert, D., Krause, J., Roth-Sackenheim, C. (2003) ADHS im Erwachsenenalter – Leitlinien auf der Basis eines Expertenkonsensus mit Unterstützung der DGPPN. Nervenarzt 10, 939-946

Efron, D., Jarman, F., & Barker, M. (1997). Methylphenidat versus dexamphetamine in children with attention deficit hyperactivity disorder: a double-blind, crossover trial. Pediatrics 100, E6.

Eggers, C., Rothenberger, A. & Berghaus, U. (1988). Clinical and neurobiological findings in children suffering from tic disease following treatment with tiapride. European Archive Psychiatry Neurological Science 237: 223-239.

Emslie, G.J., Findling, R.L., Yeung, P.P., Kunz, N.R. & Li, Y. (2007). Venlafacine ER for the treatment of pediatric subjects with depression: results of two placebo-controlled trials. Journal of Child and Adolescent Psychopharmacology, 46, 479-488.

Emslie, G.J., Heiligenstein, J.H., Wagner, K.D. et al. (2002). Fluoxetine for acute treatment of depression in children and adolescents: a placebo-controlled, randomised clinical trial. Journal of Child and Adolescent Psychopharmacology, 41, 1205-1215.

Emslie, G.J., Rush, A.J. & Weinsberg, W.A. (1997). A double-blind, randomised, placebo-controlled trial of fluoxetine in children and adolescents with depression. Archive Genetic Psychiatry 54, 1031-1037.

Emslie, G.J., Wagner, K.D., Kutcher, S. et al. (2006). Paroxetine treatment in children and adolescents with major depressive disorder: a randomized, multicenter, double-blind, placebo-controlled trial. Journal of Child and Adolescent Psychopharmacology, 45, 709-719.

Erenberg, G., Cruse, R.P., Rothner, A.D. (1985) Gilles de la Tourette's syndrome: effects of stimulant drugs. Neurology 29, 1346-1348

Ernst, M., Liebenauer, L.L., Jons, P.H. (1996) Selegeline in adults with attention-deficit hyperactivity disorder: clinical efficacy and safety. Psychopharmacol Bull 32, 327-334

Ernst, M., Zametkin, A.J., Matochik, J.A., Cohen, R.M. (1998) Dopa decarboxylase activity in attention defict hyperactivity adults – a (fluorine-18) fluorodopa positron emission tomography study. J Neurosci 18, 5901-5907

Esser, G., Schmidt, M., Woerner, W. (1990) Epidemiology and course of psychiatric disorders in school-age childen - results of a longitudinal study. Journal of Child Psychology and Psychiatry 31, 243-263

Esser, G., Schmidt, M.H., Blanz, B., Fätkenheuer, B., Fritz, A., Koppe, T., Laucht, M., Rensch, B., Rothenberger, A. (1992) Prävalenz und Verlauf psychischer Störungen im Kindes- und Jugendalter. Ergebnisse einer prospektiven Längsschnittstudie von 8-18 Jahren. Z Kinder Jugendpsychiat 20: 232-242

Faraone, S.V. (2003) Understanding the Effect Size of ADHD Medications: Implications for Clinical Care. Medscape Psychiatry & Mental Health 8 (2)

Faraone, S.V., Biederman, J. (1998) Neurobiology of attention-deficit hyperactivity disorder. Biol Psychiatry 44, 951-958

Faraone, S.V., Biederman, J., Weiffenbach, B., Keith, T., Chu, M.P., Weaver, A., Spencer, T.J., Wilens, T.E., Frazier, J., Cleves, M., Sakai, J. (1999) Dopamine D4 gene 7-repeat allele and attention deficit hyperactivity disorder. Am J Psychitry 156, 768-770

Faraone, S.V., Biederman, J., Mick, E., Wiliamson, S., Wilens, T., Spencer, T., Weber, W., Jetton, J., Kraus, I., Pert, J., Zallen, B. (2000) Family study of girls with attention deficit hyperactivity disorder. Am J Psychiatry 157, 1077-1083

Faraone, S.V., Biederman, J., Spencer, T., Aleardi, M., META-ANALYSIS CTEOMFAU (2006) Comparing the efficacy of medications for ADHD using meta-analysis. Medscape General Medicine 8, 4

Fargason, R.E., Ford, C.V. (1994) Attention-deficit hyperactivity disorder in adults: diagnosis, treatment, and prognosis. South Med J 87, 302-309

Faraone, S.V., Perlis, R.H., Doyle, A.E., Smoller, J.W., Goralnick, J.J., Holmgren, M.A., Sklar, P. (2005) Molecular Genetics of Attention-Deficit/Hyperactivity Disorder. Biol Psychiatry 57, 1313-1323

Fegert, J.M., Herpertz-Dahlmann, B. (2004). Administration of selective serotonin reuptake inhibitors (SSRI)

for depression in children and adolescents. Der Nervenarzt 75 (9), 908-910.

Fegert, J.M., Herpertz-Dahlmann, B. (2005). Serotonin reuptake inhibitors in children. Warnings on the administration, results analysis, and recommendations. Der Nervenarzt 76 (11), 1330-1339.

Fegert, J.M., Hebebrand, J. (2006) Stellungnahme zu fraglichen kardialen Risiken der Stimulanzgabe. Z Kinder- und Jugendpsychiatrie und Psychotherapie 34, 295-297

Feifel, D. (1996) Attention deficit hyperactivity disorder in adults. Postgraduate Medicine 100, 207-218

Feldman, H., Cumrine, P., Handen, B.L., Alvin, R., Teodori, J. (1989) Methylphenidate in children with seizures and attention-deficit disorder. American Journal of Diseases of Children 143, 1081-1086

Feldman S.A., Denhoff E., Denhoff J.I. (1979) The attention disorders and relatet syndromes: Outcome in adolescence and young adult life. In: Stern L, Denhoff E (Hrsg): Minimal brain dysfunction: A developmental approach. Masson Publishing, New York

Findling R.L., Schwartz M.A., Flannery D.J., Manos M.J. (1996) Venlafaxine in adults with attention-deficit / hyperactivity disorder: an open clinical trial. J Clin Psychiatry 57, 184-189

Findling, R.L., McNamara, N.K., Branicky, L.A., Schluchter, M.D., Lemon, E. & Blumer, J.L. (2000). A double-blind pilot study of risperidone in the treatment of conduct disorder. Journal of the American Academy of Child and Adolescent Psychiatry, 39, 509-516.

Findling, R.L., Newcorn, J.H., Malone, R.P., Waheed, A., Prince, J.B. & Kratochvil, C.J. (2007). Pharmacotherapy of Aggression in a 9-Year-Old with ADHD. Journal of the American Academy of Child and Adolescent Psychiatry, 46(5), 653-658.

Fine S., Johnson C. (1993) Drug and placebo side effects in methylphenidate-placebo trial for attention-deficit hyperactivity disorder. Child Psychiatry and Human Development 24, 25-30

Fitzpatrick, P., Klorman, R., Brumaghim, J., Borgstedt, A. (1992) Effects of sustained-release and standard preparations of Methylphenidate on attention deficit disorder. J Am Acad Child Adolesc Psychiat 31, 226-234

Frölich, J., Döpfner, M. (1997) Individualisierte Diagnostik bei Kindern mit hyperkinetischen Störungen. Prax Kinderpsychol Kinderpsychiat 46, 597-609

Frölich, J., Döpfner, M., Berner, W., Lehmkuhl, G. (2000) Effects of combined behavioral treatment with parent management training in ADHD.

Frölich, J., Döpfner, M., Biegert, H., Lehmkuhl, G. (2002a) Praxis des pädagogischen Umgangs von Lehrern mit hyperkinetisch-aufmerksamkeitsgestörten Kindern im Schulunterricht. Prax Kinderpsychol Kinderpsychiat 51, 494-506

Frölich, J., Döpfner, M., Berner, W., Lehmkuhl, G. (2002b) Behandlungseffekte kombinierter kognitiver Verhaltenstherapie mit Elterntraining bei hyperkinetischen Kindern. Prax Kinderpsychol Kinderpsychiat 51, 476-493

Frölich, J., Lehmkuhl, G., Döpfner, M. (2009) Medikamentöse Behandlungsalgorithmen bei Aufmerksamkeitsdefizit-/Hyperaktivitätsstörungen unter Berücksichtigung spezifischer Komorbiditäten. Z Kinder-Jugendpsychiatry Psychotherapie

Gadow K.D., Nolan, E. Sprafkin, J., Sverd, J. (1995a) School observations of children with attention-deficit hyperactivity disorder and comorbid tic disorder: effects of methylphenidate treatment. Journal of Developmental and Behavioral Pediatrics 16, 167-176

Gadow K.D., Sverd H., Sprafkin J., Nolan E., Ezor N. (1995b) Efficacy of methylphenidate for attention-deficit hyperactivity disorder in children with tic disorder. Arch Gen Psychiatry 52, 444-455

Gadow, K.D., Sverd, J., Sprafkin, J., Nolan, E.E. Grossman, S. (1999) Long-term methyophenidate therapy in children with comorbid attention-deficit hyperactivity disorder and chronic multiple tic disorder. Archive of General Psychiatry 56, 330-336

Gadow, K.D., Nolan, E.E., Sverd, J., Sprafkin, J. & Schwartz, J. (2002). Anxiety and depression symptoms and response to methylphenidate in children with attention-deficit hyperactivity disorder and tic disorder. Journal of Clinical Psychopharmacology 22: 267-274.

Garland, E.J. (1998) Pharmacotherapy of adolescent attention deficit hyperactivity disorder: challenges, choices and caveats. J Psychopharmacology 12 (4), 385-395

Garland E.J. (1998) Intranasal abuse of prescribed methylphenidate. J Am Acad Child Adolesc Psychiatry 37, 573-574

Geller, D., Donnelly, C., Lopez, F., Rubin, R., Newcorn, J., Sutton, V., Bakken, R., Paczkowski, M., Kelsey, D. & Sumner, C. (2007). Atomoxetine Treatment for Pediatric Patients With Attention-Deficit/Hyperactivity Disorder With Comorbid Anxiety Disorder. Journal of the American Academy of Child and Adolescent Psychiatry, 46 (9), 1119-1127.

Gerling J., Brady K., Chen A., Quinn C., Herskovits E., Brandeen-Roche K., Denckla M.B., Nryan R.N. (2000) Neuroimaging variables related to development of secondary attention deficit hyperactivity disorder after closed head injury in children and adolescents. Brain Injury 14, 205-218

Ghuman, J.K., Riddle, M.A., Vitiello, B., Greenhill, L.L., Chuang, S.Z., Wigal, S.B., Kollings, S.H., Abikoff, H.B.,

McCracken, J.T., Kastelic, E., Scharko, A.M., McGough, J.J., Murray, D.W., Evans, L., Swanson, J.M., Wigal, T., Posner, K., Cunningham, C., Davies, M., Skrobala, A.M. (2007) Comorbidity moderates response to methylphenidate in the Preschoolers with Attention-Deficit/Hyperactivity Disorder Treatment Study (PATS). J Child Adolesc Psychopharm 17:563-579.

Gillberg, C., Melander, H., von Knorring, A.L., Janols, L.O., Thernlund, G., Hagglof, B., Eideval-Wallin, L., Gustafsson, P., Knopp, S. (1997) Long-term stimulant treatment of children with attention-deficit hyperactivity disorder symptoms: a randomized, double blind, placebo-contorlled trial. Archives of General Psychiatry 54, 857-864

Gillberg, Ch., Gillberg, I.C., Rasmussen, P., Kadesjö, B., Söderström, H., Rästam, M., Johnson, M., Rothenberger, A., Niklasson, L. (2004) Co-existing disorders in ADHS – implications for diagnosis and intervention. Eur Child Adolesc Psychiatry (Suppl. 1) 13, I/80-I/92

Gilmore, A., Milne, R. (2001) Methylphenidate in children with hyperactivity: review and cost-utility analysis. Pharmacoepidemiol Drug Safe 10, 85-94

Gittelman R., Mannuzza S., Shenker R., Bonagura N. (1985) Hyperacactive boys almost grown up: I. Psychiatric status. Arch Gen Psychiatry 42, 937-947

Görtz, A., Döpfner, M., Nowak, A., Bonus, B., Lehmkuhl, G. (2002) Ist das Selbsturteil Jugendlicher bei der Diagnostik von Aufmerksamkeitsdefizit-/Hyperaktivitätsstörungen hilfreich? Eine Analyse mit dem Diagnostiksystem DISYPS. Kindheit und Entwicklung 11, 82-89

Gomez, R., Harvey, J., Quick, C., Scharer, I., Harris, G. (1999) DSM-IV AD/HD: Confirmatory Factor Models, Prevalence and Gender and Age Differences Based on Parent and Teacher Ratings of Australian Primary School Children. Journal of Child Psychology and Psychiatry 40, 265-274

González, M. A., Pentikis, H. S., Anderl, N., Benedict, M. F., DeCory, H.H., Hirshey Dirksen, S. J., Hatch, S.J. (2002) Methylphenidate bioavailability from extended-release formulations. International Journal of Clinical Pharmacology and Therapeutics 40, 175-184

Greenhill, L.L., Swanson, J.M., Vitiello, B., Davies, M., Clevenger, W., Wu, M., Arnold, L.E., Abikoff, H.B., Bukstein, O.G., Conners, C.K., Elliott, G.R., Hechtman, L., Hinshaw, S.P., Hoza, B., Jensen, P.S., Kraemer, H.C., March, J.S., Newcorn, J.H., Severe, J.B., Wells, K., Wigal, T. (2001). Impairment and deportment responses to different methylphenidate doses in children with ADHD: the MTA titration trial. Journal of the American Academy of Child an Adolescent Psychiatry 40(2), 180-187

Greenhill, L.L., Findling, R.L., Swanson, J.M. (2002) MPH MR ADHD Study Group: A double-blind, placebo-controlled study of modified-release methylphenidate in Children with attention-deficit/hyperactivity disorder. Pediatrics 109, 1–7

Greenhill, L, Kollins,S., Abikoff, H., McCracken, J., Riddle M., Swanson, J., McGough, J., Wigal, S., Wigal, T., Vitiello, 8., Skrobala, A., Posner, K., Ghuman, J., Cunningham, C., Davies, M., Chuang, S., Cooper, T. (2006) Efficacy and Safety of Immediate-Release Methylphenidate Treatment for Preschoolers With ADHD. J Am Acad Child Adolesc Psychiatry 45, 1284-1293

Gross-Tsur, V., Manor, O., Van der Meere, J., Joseph, A., Shalev, R.S. (1997) Epilepsy and attention deficit hyperactivity disorder: is methylphenidate safe and effective?. Journal of pediactrics 130, 670-674

Groen, G., Scheithauer, H., Essan, C.A., Petermann, F.(1997) Epidemiologie depressiver Störungen im Kindes- und Jugendalter. Zeitschrift für klinische Psychologie, Psychiatrie und Psychotherapie 45, 113-142

Guengerich, F.P., Bell, L.C., Okazaki, O. (1995) Interpretations of cytochrome P450 mechanisms from kinetic studies. Biochimie 77:573-580

Gualtieri, C.T., Hicks, R.E., Patrick, K.et al. (1984) Clinical correlates of methylphenidate blood levels. The Drug Monit 6, 379-92

Gualtieri, C.T., Ondrusek, M.G., Finley, C. (1985) Attention deficit disorder in adults. Clin Neuropharmacol 8, 343-356

Guevara, J., Lozano, P., Wickizer, Th., Mell, L., Gephart, H. (2002) Psychotropic Medication Use in a Population of Children Who Have Attention-Deficit/Hyperactivity Disorder. Pediatrics 109, 733-739

Handen, B.L., Breaux, A.M., Gosling, A., Ploof, D.L., Feldman, H. (1990) Efficacy of methylphenidate among mentally retarded children with attention deficit hyperactivity disorder. Pediatrics 86, 922-930

Handen, B.L., Breaux, A.M., Janosky, J., McAuliffe, S., Feldman, H., Gosling, A. (1992) Effects and noneffects of methylphenidate in children with mental retardation and ADHD. Journal of the American Academy of Child and Adolescent Psychiatry 31, 455-461

Handen, B.L., Janosky, J., McAuliffe, S., Breaux, A.M., Feldman, H. (1994) Prediction of response to methylphenidate among children with ADHD and mental retardation. Journal of the American Academy of Child and Adolescent Psychiatry 33, 1185-1193

Hazell, P.L. & Stuart, J.E. (2003). A randomized controlled trial of clonidine added to psychostimulant medication for hyperactive and aggressive children. Journal of the American Academy of Child and Adolescent Psychiatry, 42, 886-894.

Hechtman, L., Weiss, G., Perlman, T. (1984) Young adult outcome of hyperactive children who recieved long-term stimulant treatment. J Am Acad Child Psychiatry 23, 261-269

Hechtman, L., Abikoff, H. (1995) Multimodal treatment plus stimulants versus stimulant treatment in ADHD children: results from a two year comparative treatment study. Proceedings of the Annual Meeting of the American Academy of Child and Adolescent Psychiatry p. 17 – 22. New Orleans

Hedges, D., Reimherr, F.W., Rogers, A., Strong, R., Wender, P.H. (1995) An open trial of venlafaxine in adult patients with attention deficit hyperaktivity disorder. Psychopharmacol Bulletin 31, 4, 779-83

Hegerl, U. (2007). Antidepressants and suicidality: Risk-benefit analysis. Der Nervenarzt 78 (1), 7-14.

Heil, S.H., Holmes, H.W., Bickel, W.K., Higgins, S.T., Badger, G.J., Laws, H.F., Faries, D.E. (2002) Comparison of the subjective, physiological, and psychomotor effects of atomoxetine and methylphenidate in light drug users. Drug and Alcohol Dependence 67, 149-156

Heinrich, H., Gevensleben, H., Strehl, U. (2007) Annotation: Neurofeedback – train your brain to train behaviour. J Child Psychology and Psychiatry 48:1, 3-16

Hesslinger, B., Tebartz van Elst, L., Nyberg, E. et al. (2002) Psychotherapy of attention-deficit/hyperactivity disorder in adults – a pilot study using a structured skills programm. Eur Arch Psychiatry Clin Neurosci 252, 177-84

Holtmann, M., Stadler, Ch., Leins, U., Strehl, U., Bierbaumer, N., Poustka, F. (2004) Neurofeedback in der Behandlung der Aufmerksamkeitsdefizit-/Hyperaktivitätsstörung (ADHS) im Kindes- und Jugendalter. Z Kinder-Jugendpsychiatr 32, 187-200

Holtmann, M., Stadler, Ch. (2006) Electroencephalographic biofeedback for the treatment of attention-deficit hyperactivity disorder in childhood and adolescence. Expert Review of Neurotherapeutics 6 (4), S. 533-540

Horrigan, J. P., Barnhill, L. J. (2000) Low-dose amphetamine salts and adult attention-deficit/ hyperactivity disorder. J Clin Psychiatry 61(6), 414-417

Hoza, B., Gerdes, A.C., Mrug, S., Hinshaw, S.P., Bukowski, W.M., Gold, J.A., Arnold, L.E., Abikoff, H.B., Conners, C.K., Elliott, G.R., Greenhill, L.L., Hechtman, L., Jensen, P.S., Kraemer, H.C., March, J.S., Newcorn, J.H., Severe, J.B., Swanson, J.M., Vitiello, B., Wells, K.C., Wigal, T. (2005). Peer-assessed outcomes in the multimodal treatment study of children with attention deficit hyperactivity disorder. Journal of Clinical Child and Adolescent Psychology 34(1), 74-86

Hughes, C.W., Emslie, G.J., Crismon, M.L., Posner, K., Birmaher, B., Ryan, N., Jensen, P., Curry, J., Vitiello, B., Lopez, M., Shon, S.P., Pliszka, S.R., Trivedi, M.H. & The Texas Consensus Conference Panel on Medication Treatment of Childhood Major Depressive Disorder (2007). The Texas Children's Medication Algorithm Project: Update From Texas Consensus Conference Panel on Medication Treatment of Childhood Major Depressive Disorder. Journal of the American Academy of Child and Adolescent Psychiatry, 46 (6), 667-686.

Hunt, R.D. (1997) Nosology, neurobiology, and clinical patterns of ADHS in adults. Psychiatr Ann 27, 572-581

Huss, M., Stadler, C., Salbach, H., Mayer, P., Ahle, M., Lehmkuhl, U. (2002) ADHS im Lehrerurteil: Ein Vergleich von Klinik- und Normstichprobe anhand der Conners-Skalen. Kindheit und Entwicklung 11 (2), 90-97

Huss, M., Högl, B. (2003) ADS/ADHS in Deutschland – die ersten Ergebnisse der bundesweiten "Profil"-Studie. In: Schulte-Markwort, M., Zinke, M. (Hrsg.): Aufmerksamkeitsdefizit-/Hyperaktivitätsstörung. Fortschritte in der Diagnose und Therapie. Springer, Berlin Heidelberg New York, 18-20

Huss, M. (2003) Chancen und Pflichten einer modernen Stimulantientherapie. In: Lehmkuhl, U. (Hrsg.): Psychotherapie und Psychopharmakotherapie im Kindes- und Jugendalter. Vandenhoeck & Ruprecht, Göttingen, 71-92

Hynd, G. W.; Semrud-Clikeman, M.; Lorys, A. R.; Novey, E. S.; Eliopulos, D., Lyytinen, H. (1991) Corpus callosum morphology in attention deficit-hyperactivity disorder: morphometric analysis of MRI. Journal of Learning Disabilities 24, 141-146

Hynd, G. W., Her, K. L., Novey, E. S., Eliopulos, D., Marshall, R., Gonzales, J. J., Voeller, K. K. (1993) Attention-deficit hyperactivity-disorder and asymmetry of the caudate nucleus. Journal of Child Neurology 8, 339-347

Iaboni, F, Bouffard, R, Minde, K, et al. (1996) The efficacy of methylphenidate in treating adults with attention-deficit hyperactivity disorder (abstract). Proc Am Acad Child Adolesc Psychiatry, Oct., Philadelphia

Jadad, A.R., Booker, L., Gould, M., Kakuma, R., Boyle, M., Cunningham, C. E., Kim, M., Schachar, R. (1999) The treatment of attention-deficit hyperactivity disorder: An annotated bibliography and critical appraisal of published systematic reviews and metananalyses. Canadian Journal of Psychiatry 44, 1025–1035

Jadad, A.R., Boyle, M., Cunningham, C., Kim, M., Schachar, R. (1999b) Treatment of Attention-Deficit/ Hyperactivity Disorder. Evidence Report/Technology Assessment No. 11 (Prepared by McMaster University under Contract No. 290-97-0017). AHRQ Publication No. 00-E005. Rockville MD: Agenca for Healthcare Research and Quality

James, R. S., Sharp, W., Bastain, T.M., Patti, A. B., Walter, J. M., Czarnolewski, M., Castellanos, X. (2001) Doubleblind, placebo-controlled study of single-dose amphetamine formulations in ADHD. Journal of the American Academy of Child and Adolescent Psychiatry 40, 1268–1276

Jensen, P.S., Shervette, R.E., Xenakis, S.N., Richters, J. (1993) Anxiety and depressive disorders in attention deficit disorder with hyperactivity: New findings. American Journal of Psychiatry 150, 1203-1209

Jensen, P.S., Hinshaw, S.P., Kraemer, H.C., Lenora, N., Newcorn, J.A., Abikoff, H.B., March, J.S., Arnold, L.E., Cantwell, D.P., Conners, C.K., Elliott, G.R., Greenhill, L.L., Hechtman, L., Hoza, B., Pelham, W.E., Severe, J.B., Swanson, J.M., Wells, K.C., Wigal, T., Vitiello, B. (2001) ADHS comorbidity findings from the MTA study: comparing comorbid subgroups. J Am Acad Child Adolesc Psychiat 40, 147-158

Jensen, P.S., Hinshaw, S.P., Swanson, J.M., Greenhill, L.L., Conners, C.K., Arnold, L.E., Abikoff, H.B., Elliott, G., Hechtman, L., Hoza, B., March, J.S., Newcorn, J.H., Severe, J.B., Vitiello, B., Wells, K., Wigal, T. (2001). Findings from the NIMH Multimodal Treatment Study of ADHD (MTA): implications and applications for primary care providers. Journal of Developmental and Behavioral Pediatrics 22 (1), 60-73

Jensen, P., Dittmann, R.W. (2003) Fakten statt Mythen – die Ergebnisse der MTA-Studie. In: Schulte-Markwort, M., Zinke, M. (Hrsg.): Aufmerksamkeitsdefizit-/Hyperaktivitätsstörung. Fortschritte in der Diagnose und Therapie. Springer, Berlin Heidelberg New York, 9-11

Jensen, P.S., Garcia, J.A., Glied, S., Crowe, M., Foster, M., Schlander, M., Hinshaw, Vitielle, B., Arnold, L.E., Elliott, G., Hechtman, I., Newcorn, J.P., Pelham, W.E., Swanson, J., Wells, K. (2005) Cost-effectiveness of ADHD treatments: findings from the multimodal treatment study of children with ADHD. Am J Psychiatry 162, 1628-36

Kadesjö, Ch., Kadesjö, B., Hägglöe, B., Gillberg, Ch. (2001) ADHS in Swedish 3- to 7-Year-Old Children. J Am Acad Child Adolesc Psychiat 40(9), 1021-1028

Kaufman, A.S., Kaufman, N.L. (1991) Kaufman-Assessment-Battery for Children. K-ABC. Deutschsprachige Fassung von P. Melchers und U. Preuß. Lisse: Swets & Zeitlinger

Kazdin, A.E. (1997) Parent Management Training: evidence, outcomes, and issues. J Am Acad Child Adolesc Psychiat 36, 1349-1356

Kelsey D, Malcom S, Bakken R, Paczkowski M, Sutton V, Sumner C (2004) Effect of Atomoxetine in Treating Pediatric ADHD in a Natural Setting. Poster American Academy of Child & Adolescent Psychiatry (AACAP), Washington, Nr. A21

Kelsey DK, Sumner CR, Casat CD, Coury DL, Quintana H, Saylor KE, Sutton VK, Gonzales J, Malcom SK, Schuh KJ, Allen AJ (2004) Once-daily atomoxetine treatment for children with attention-deficit/hyperactivity disorder, including an assessment of evening and morning behavior: a double-blind, placebo-controlled trial. Pediatrics 114 (1), 1-8

Kelsey, D.K., Sutton, V.K., Lewis, D., Schuh, K., Sumner, C.R., Quintana, H. (2005) Morning-versus evening-dosed atomoxetine: effects on core ADHD symptoms. 158th Annual Meeting of the American Psychiatric Association. Atlanta, GA

Kemner, J.E., Wan, G.J. (2003) Increased persistency with once-daily OROS_Methylphenidate: an analysis of healthcare claims. 16th US Psychiatric and Mental Health Congress, Orlando, FL

Kent, L., Doerry, U., Hardy, E., Parmar, R., Gingell, K., Hawi, Z., Kirley, A., Lowe, N., Fitz-Gerald, M., Gill, M., Craddock, N. (2002) Evidence that variation at the serotonin transporter gene influence susceptibility disorder (ADHD): analysis and pooled analysis. Mol Psychiat 7, 908-912

Kierfeld, F., Döpfner, M. (2006) Bibliotherapie als Behandlungsmöglichkeit bei Kindern mit externalen Verhaltensstörungen. Z Kinder- und Jugendpsychiatrie und Psychotherapie 34, 377-385

King, S., Griffin, S., Hodges, Z., Weatherly, H., Asseburg, C., Richardson, G., Golder, S., Taylor, E., Drummond, M., Riemsma, R. (2004) Methylphenidate, dexamfetamine and atomoxetine for the treatment of attention deficit hyperactivity disorder in children (commercial in confidence information removed); produced by the Centre for Reviews and Dissemination (CRD). www,buce,irg,zj/pdf/ADHD_assessment_report.pdf

Kiresuk, T.J., Sherman, R.E. (1983) Goal attainment scaling: A general method for evaluating comprehensive community mental health programs. Community Mental Health Journal 4, 443-453

Klein, R.G., Abikoff, H., Klass, E., Ganeles, D., Seese, L.M. & Pollack, S. (1997). Clinical efficacy of methylphenidate in conduct disorder. Archives of Genetic Psychiatry 54, 1073-1080.

Kohler, F.W.; Strain, P.S. (1990) Peer-assisted interventions: Early promises, notable achievements, and future aspirations. Clinical Psychology Review 10, 441-452

Kollins, S., Rush, C., Pazzglia, P., Ali, J. (1998) Comparison of acute behavioral effects of sustained-release and immediate-release Methylphenidate. Experimental and Clinical Psychopharmacology 6, 367-374

Kollins, S., Greenhill, L., Swanson, J., Wigal, S., Abikoff, H., McCracken, J., Riddle, M., McGough, J., Vitiello, B., Wigal, T., Skrobala, A., Posner, K., Ghuman, J., Davies, M., Cunningham, C., Bauzo, A. (2006) Rationale, Design, and Methods of the Preschool ADHD Treatment Study (PATS). J Am Acad Child Adolesc Psychiatry 45, 1275-1283

Kratochvil, Ch.J., Heiligenstein, J.H., Dittmann, R., Spencer, T.J., Biedermann, J., Wernicke, J., Newcorn, J.H., Casat, C., Milton, D., Michelson, D. (2002) Atomoxetine and Methylphenidate treatment in children with ADHD: A prospective, randomized, open-label trial. Journal of American Child and Adolescents Psychiatry 41, 776-784

Kratochvil, C., Newcorn, J., Gao, H., Michelson, D. (2003) Atomoxetine for Comorbid ADHD and Affective Symptoms. Poster American Academy of Child and Adolescent Psychiatry (AACAP), Miami, Abstractband: 160

Kratochvil, C.J., Vitiello, B., Brent, D., Bostic, J.Q. & Naylor, M.W. (2006). Selecting an Antidepressant for the Treatment of Pediatric Depression. Journal of the American Academy of Child and Adolescent Psychiatry, 45 (3), 371-373.

Krause, K.-H., Krause, J., Trott, G.-E. (1998) Das hyperkinetische Syndrom (Aufmerksamkeitsdefizit-/Hyperaktivitätsstörung) des Erwachsenenalters. Nervenarzt 69, 543-556

Krause, K-H, Krause, J. (1999) Diagnostik und Therapie der Aufmerksamkeitsdefizit-/Hyperaktivitätsstörung im Erwachsenenalter. Dtsch Med Wschr 124, 1309-1313

Krause, K.-H., Dresel, S., Krause J. (2000) Neurobiologie der Aufmerksamkeitsdefizit-/Hyperaktivitätsstörung. Psycho 26, 199-208

Krause, J., Krause, K.-H. (2003, 2005) ADHS im Erwachsenenalter. Die Aufmerksamkeitsdefizit-/Hyperaktivitätsstörung bei Erwachsenen. Schattauer, Stuttgart New York, 2. erweiterte Auflage

Krause, J., Krause, K.H., Dresel, S.H. et al. (2006) ADHD in adolescence and adulthood, with a spezial focus on the dopamine transporter and nicotine. Dialogues Clin Neurosci 8: 29-36.

Kuschel. A., Miller, Y., Köppe, E., Lübke, A., Hahlweg, K., Sanders, M.R. (2000) Prävention von oppositionellen und aggressiven Verhaltensstörungen bei Kindern. Kindheit und Entwicklung 9, 20-29

Kupermann, S., Johnson, B., Arndt, S., Lindgren, S., Wolraich, M. (1996) Quantitative EEG differences in a nonclinical sample of children with ADHD and undifferentiated ADD. Journal of the American Academy of Child and Adolescent Psychiatry 35, 1009-1017

Labellarte, M.J., Ginsburg, G.S., Walkup, J.T. & Riddle, M.A. (1999). The treatment of anxiety disorders in child and adolescents. Biological Psychiatry 46, 1567-1578.

Lage, M., Hwang, P. (2004) Effect of methylphenidate formulation for attention deficit hyperactivity disorder on patterns and outcomes of treatment. J Child Adolescent Psychopharmacol 14, 575-581

Langer, D.H., Sweeney, K.P., Bartenbach, D.E., Davis, P.M., Menander, K.B. (1986) Evidence of lack of abuse or dependence following pemoline treatment: results of a retrospective survey. Drug Alcohol Depend 17, 213-227

Lauterbach, K.W., Stock, S. (2001) Reform des Risikostrukturausgleichs. Disease Management wird aktiviert. Deutsches Ärzteblatt 98, 1935-1937

Lauth, G.W., Naumann, K., Roggenkämper, A., Heine, A. (1996) Verhaltensmedizinische Indikation und Evaluation einer kognitiv-behavioralen Therapie mit aufmerksamkeitsgestörten/hyperaktiven Kindern. Zeitschrift für Kinder- und Jugendpsychiatrie und Psychotherapie 24, 164 - 175

Lauth, G.W., Schlottke, P.F. (1999) Training mit aufmerksamkeitsgestörten Kindern. Diagnostik und Therapie (4., korr. Aufl.). Weinheim: Psychologie Verlags Union

Lee, T.S., Lee, T.D., Lombroso, P.J., King, R.A. (2004) Atomoxetine and tics in ADHD. J Am Acad Child Adolesc Psychiatry 43, 1068-1069

Lehmkuhl, G., Döpfner, M. (2002a) Behandlung des hyperkinetischen Syndroms. In: Bundesärztekammer (Hg.): Fortschritt und Fortbildung in der Medizin, Bd. 26, 20-28

Lehmkuhl, G., Döpfner, M. (2002b) Hyperkinetische Störungen. Monatsschr Kinderheilk 150, 179-185

Lehmkuhl., G., Döpfner, M. (2003) Aufmerksamkeitsdefizit-/Hyperaktivitätsstörungen (ADHS). In: Herpertz-Dahlmann, B., Resch, F., Schulte-Markwort, M., Warnke, A Entwicklungsspychiatrie. Biopsychologische Grundlagen und die Entwicklung psychischer Störungen. Schattauer, Stuttgart New York, 524-540

Lehmkuhl, G., Adam, Ch., Döpfner, M. (1998) Impulskontrollgestörte Kinder und ihre weitere Entwicklung. In: Klosterkötter, J. (Hg.): Frühdiagnostik und Frühbehandlung psychischer Störungen. S. 97-121, Berlin, Springer

Lehmkuhl, G., Sevecke, K., Frölich, K., Lehmkuhl, G. (2002) Multimodales Therapiekonzept bei hyperkinetischer Störung. MMW-Fortschr Med 47, 34-38

Lehmkuhl, G., Döpfner, M., Breuer, D., Rademacher, C., Wolff-Metternich, T., Schürmann, S. (2003) Follow-up after multimodal treatment in 16-year-old adolescents with ADHD. Eur Child and Adolescent Psychiatry 12, 101

Lehmkuhl, G., Köster, I., Schubert, I. (2006) Gesundheitsökonomie in der Kinder- und Jugendpsychiatrie. In: Gerber, A., Lauterbach, K.W. (Hrsg.): Gesundheitsökonomie und Pädiatrie. Schattauer, Stuttgart New York, S. 229-239

Lehmkuhl, G., Poustka, F., Schmidt, M.H. (2007) Behandlung von ADHS mit Atomoxetin. Monatsschr Kinderheilkd 155:645-648.

Leon, A.C., Marzuk, P.M., Tardiff, K., Bucciarelli, A., Piper, T.M., & Galea, S. (2006). Antidepressants and Youth Suicide in New York City, 1999-2002. Journal of the American Academy of Child and Adolescent Psychiatry, 45 (9), 1054-1058.

Leuzinger-Bohleber, M., Brandei, Y., Hüther, H.G. (2006) ADHS-Prävention statt Medikalisierung. Göttingen Vandenhoeck & Ruprecht

Levy, F. (1993) Side effects of stimulant use. J Pediatrics 29, 250-254

Loney, J., Whaley-Klahn, M.A., Kosier, T., Conboy, J. (1983) Hyperactive boys and their brothers at 21: predictors of agressive and antisocial outcomes. In: Van Dusen KT u. Mednick SA (Hrsg) Prospective studies of crime and delinquency. Kluwer-Nijhoff Publishers, Boston, 181-206

Lopez, F., Silva, R., Pestreich, L., Muniz, R. (2003) Comperative Efficacy of two once daily Methylphenidate Formulations (Ritalin® LA and Concerta®) and Placebo in Children with Attention Deficit Hyperactivity Disorder across the school day. Pediatric Drugs 5, 545-555

Lord, J, Paisley, S. (2000) The clinical effectiveness and cost-effectiveness of methylphenidate for hyperactivity in childhood. London: National Institute for Clinical Excellence (NICE) version 2, August 2000

Lyseng-Williamson, K.A., Keating, G.M. (2002) Extended-Release Methylphenidate (Ritalin® LA). Drugs 62, 2251-2259

Mannuzza, S., Klein, R., Bonagura, N., König,P.H., Shenker, R. (1988) Hyperactive boys almost grown-up. II: Status of subjects without a mental disorder. Archives of General Psychiatry 45, 13-18

Mannuzza, S., Gittelman-Klein, R., Kathy, A., Addalli, B.A. (1991) Young adult mental status of hyperactive boys and their brothers: A prospective follow-up study. J Am Acad Child Adolesc Psychiatry 30, 743-751

Mannuzza, S., Gittelman-Klein, R., Bessler, A., Malloy, P., LaPadula, M. (1993) Adult outcome of hyperactive boys: educational achievement, occupational rank, and psychiatric status. Arch Gen Psychiatry 50, 565-576

Markowitz, J.S., Straughn, A.B., Patrick, K.S. (2003) Advances in the Pharmacotherapy of Attention-Deficit-Hyperactivity Disorder: Focus on Methylphenidate Formulations. Pharmacotherapy 23(10), 1281-1299

Markowitz, J.S., Straughn, A.B., Patrick, K.S. (2003) Pharmacokinetics of methylphenidate after oral administration of two modified-release formulations in healthy adults. Clinical Pharmacokinetic 42, 393-401

Mattes, J. A. (1986) Propranolol for adults with temper outbursts and residual attention deficit disorder. J Clin Psychopharmacol 6, 299-302

Mattes, J.A., Boswell, L., Oliver, H.(1984) Mathylphenidate effects on symptoms of attention deficit disorder in adults. Arch Gen Psychiatry 41, 1059-1063

Mattay, V., Berman, K.F., Ostrem, J.L., Esposito, G., van Horn, J.D., Bigelow, L.B., Weinberger, D.R. (1996) Dextroamphetamine enhances "neural network-specific" physiologicals signals: A positron-emission tomography rCBf study. J Neurosci 16, 4816-4822

Matza, L.S., Paramore, C., Prasad, M. (2005) A review of the economic burden of ADHD. Cost Eff Resor Alloc 3, 5

Max, J.E., Fox, P.T., Lancaster, J.L., Kochunov, P., Methews, K., Manes, F.F., Robertson, B., Arndt, S., Robin, D.A., Lansing, A. E. (2002) Putamen lesions and the development of attention-deficit/hyperactivity symptomatology. J Am Acad Child Adolesc Psychiat 41, 563-571

McCracken, J. T., Biedermann, J., Greenhill, L. L., Laurence, L., Swanson, J., McGough, J., Spencer, T. J., Posner, K., Wigal, S., Pataki, C., Zhang, Y., Tulloch, S. (2003) Analog classroom assessment of a once-daily mixed amphetamine formulation, SLI381 (Adderall XR), in children with ADHD. Journal of Child and Adolescent Psychiatry 42, 673-683

Mc Cracken JT, Sallee FR, Leonard HL et al. (2003). Improvement of ADHD by atomoxetine in children with tic disorders. Poster American Academy of Child and Adolescent Psychiatry (AACAP), Miami, Abstractband, 117

McGough, J., McCracken, J., Swanson, J., Riddle, M., Kollins, S., Greenhill, L., Abikoff, H., Davies, M., Chuang, S., Wigal, T., Wigal, S., Posner, K., Skrobala, A., Kastelic, E., Ghuman, J., Cunngingham, C., Shigawa, S., Moyzis, R., Vitiello, B. (2006) Pharmacogenetics of Methylphenidate Response in Preschoolers With ADHD. J Am Acad Child Adolesc 45, 13141322

Meichenbaum, D.H., Goodmann, J. (1971) Training impulsive children to talk to themselves: A means of developing self-control. Journal of Abnormal Child Psychology 77, 115-129

Michelson, D., Faries, D., Wernicke, J., Kelsey, D., Kendrick, K., Sallee, R., Spencer, Th. and the Atomoxetine ADHS Study Group (2001) Atomoxetine in the Treatment of Children and Adolescents With Attention-Deficit/Hyperactivity Disorder: A Randomized, Placebo-Controlled, Dose-Response Study. Pediatrics 108, 1-9

Michelson, D., Allen, A.J., Busner, J., Casat, C., Dunn, D., Kratochvil, Ch., Newcorn, J., Sallee, F.R., Sangal, R.B., Saylor, K., West, S., Kelsey, D., Wernicke, J., Trapp, N.J., Harder, D. (2002) Once-Daily Atomoxetine Treatment for Children and Adolescents with Attention Deficit Hyperacitivity Disorder: A Randomized, Placebo-

Controlled Study. American Journal of Psychiatry 159, 1896-1901

Michelson, D., Adler, L., Spencer, T., Reimherr, F.W., West, S.A., Allen, A.J., Kelsey, D., Wernicke, J., Dietrich, A., Milton, D. (2003) Atomoxetine in adults with ADHD: two randomized, placebo-controlled studies. Biol Psychiatry 53, 112-120

Milberger, S., Biederman, J., Faraone, S.V., Murphy, J., Tsuang, M.T. (1995) Attention deficit hyperactivity disorder and comorbid disorders: issues of overlapping symptoms. American Journal of Psychiatry 152, 1793-1799

Milman, D.H. (1979) Minimal brain dysfunction : Outcome in late adolescence and early adult years. J Clin Psychiatry 8, 371-380

Miller, A., Lee, S.K., Raina, P., Klassen, A., Zupanic, J., Olsen, L. (1998) A review of therapies for attention-deficit/hyperactivity disorder. Ottowa: CCOHTA, Canadian Coordinating Centre for Health Technology Assessment

Mintz, J., Kiesler, D.J. (1982) Individualized measures of psychotherapy outcome. In: Kendall, P.C., Butcher, J.N (Eds.). Handbook of research methods in clinical psychology, 491-534. New York, Wiley

Mirsky, A.F., Duncan, C.C. (2001) A nosology of disorders of attention. Annals of the New York Academy of Sciences 931, 17-32

Moll, G.H., Hüther, G. (2006) Aufmerksamkeitsdefizit-/Hyperaktivitätsstörung – Neurobiologie. In: Förstl, H., Hautzinger, M., Roth, G. (Hrsg.) Neurologie psychischer Störungen. Heidelberg, Springer, 651-669

Monastra, V.J., Lubar, J.F., Linden, M., VanDeusen, P., Green, G., Wing, W., Philips, A., Fenger, T.N. (1999) Assessing attention deficit hyperactivity disorder via quantitative electroencephalography: An initial validation study. Neuropsychology 13, 424-433

Monastra, V.J., Monastra, D.M., George, S. (2002) The effects of stimulant therapy, EEG biofeedback, and parenting style on the primary symptoms of attention-deficit-/hyperactivity disorder. Applied Psychophysiology and Biofeedback 27, 231-249

MTA Cooperative Group (1999a) A 14-month randomized clinical trial of treatment strategies for attention-deficit/hyperactivity disorder. Archives of General Psychiatry 56, 1073-1086

MTA Cooperative Group (1999b) Moderators and Mediators of treatment response for children with attention-deficit / hyperactivity disorder. Archives of General Psychiatry 56, 1088-1096

MTA Cooperative Group. (2004). National Institute of Mental Health Multimodal Treatment Study of ADHD follow-up: 24-month outcomes of treatment strategies for attention-deficit/hyperactivity disorder. Pediatrics 113(4), 754-761.

MTA Cooperative Group. (2004). National Institute of Mental Health Multimodal Treatment Study of ADHD follow-up: changes in effectiveness and growth after the end of treatment. Pediatrics 113(4), 762-769

Müller, R. (1985) Diagnostischer Rechtschreibtest für 2. Klassen. DRT 2. Weinheim: Beltz

Müller-Vahl, K.R., Geomelas, M., Makowski, L., et al. (2004). Clinical Symptoms in Tourette syndrome: a prospective study in 480 patients. Poster abstracts. 4th International Scientific Symposium on Tourette-Syndrome, Cleveland, Ohio.

Mukaddes, N.M. & Abali, O. (2003). Quetiapine treatment of children and adolescents with Tourette's disorder. Journal of Child and Adolescent Psychopharmacology 13, 295-299.

Murphy, K.R. (1996) Adults with attention deficit hyperactivity disorder: assessment and treatment considerations. Seminars Speach Language 17(3), 245-253

Murphy, K.R., Barkley, R.A.: (1995) Preliminary normative Data on DSM-IV criteria for adults. ADHD Report 3. Guilford Press, New York 6-7

Murphy, K.R., LeVert, S. (1995) Out of the fog. Treatment Options and Coping Strategies for Adult Attention Deficit Disorder. Skylight Press, New York

Murray, D., Kollins, S.H., Hardy, K.K., Abikoff, H.B., Swanson, J.M., Cunningham, C., Vitiello, B., Riddle, M.A., Davies, M., Greenhill, L.L., McCracken, J.T., McGough, J.J., Posner, K., Skrobala, A.M., Wigal, T., Wigal, S.B., Ghuman, J.K., Chuang, S.Z. (2007) Parent versus teacher ratings of attention-deficit/hyperactivity disorder symptoms in the Preschoolers with Attention-Deficit/Hyperactivity Disorder Treatment Study (PATS). J Child Adolesc Psychopharm 17: 605-619

Musten, L.M., Firestone, P., Pisterman, S., Bennett, S., Mercer, J. (1997) Effects of methylphenidate on preschool children with ADHD: cognitive and behavioral functions. J Am Acad Child Adolesc Psychiat 36: 1407-1415

National Institute of Health Consensus Development Conference Statement (2000) Diagnosis and Treatment of Attention-Deficit/Hyperactivity Disorder (ADHD). J Am Acad Child Adolesc Psychiat 39, 182-193

Newcorn J, Michelson D, Spencer T (2003) Atomoxetine treatment in children/adolescent ADHD with comorbid ODD. Poster European Journal of Child and Adolescent Psychiatry 12, supplement 2, 142-143

Newcorn, J.H., Spencer, T.J., Biederman, J., Milton, D.R., Michelson, D. (2005) Atomoxetine treatment in children and adolescents with attention-deficit/hyperactivity disorder and comorbid oppositional defiant disorder. J Am Acad Child Adolesc Psychiatry 44, 240-248

Newcorn, J.H., Kratochvil, Ch.J., Allen, A.J., Casat, Ch.D., Ruff, D.D., Moore, R.J., Michelson, D. (2008) Atomoxetine and Osmotically Released Methylphenidate for the Treatment of Attention Deficit Hyperactivity Disorder: Acute Comparison and Differential Response. Am J Psychiatry AiA:1-10

Nigg, J.T., Willcutt, E.G., Doyle, A.E., Sonuga-Barke, E.J.S. (2005) Causal Heterogeneity in Attention-Deficit/Hyperactivity Disorder: Do We Need Neuropsychologically Impaired Subtypes? Biol Psychiatry 57, 1224-1230

Nissen, S.E. (2006) ADHD Drugs and Cardiovascular Risk. N Engl J Med 354:14, 1445-1448

Nolan, E.E., Gadow, K.D., Sprafkin, J. (1999) Stimulant medication withdrawal during long-term therapy in children with comorbid attention-deficit hyperactivity disorder and chronic multiple tic disorder. Pediatrics 103, 730-737

Oades, R.D. (2002) Dopamin may be "hyper" with respect to noradrenaline metabolism, but "hypo" with respect to serotonin metabolism in children with attention-deficit hyperactivity disorder. Brain Res 10, 97-102

Oehler, K.-U. (2007) Frühstücksverhalten bei Kindern mit ADHS: häufig unregelmäßig und nicht ausreichend. Poster: Kongress BKJPP

Onofri, M., Paci, D., D'Andreamatteo, G., Toma, L. (2000) Olanzapine in severe Gilles de la Tourette Syndrome: a 52-week double-blind cross-over study vs. low-dose pimozide. J Neurology 247 (6), 443-446

Overmeyer, S., Taylor, E. (1999) Annotation: Principles of treatment for hyperkinetic disorder: Practice approaches for the U.K. J Child Psychol Psychiat 40, 1147-1157

Owens, E.B., Hinshaw, S.P., Kraemer, H.C., Arnold, L.E., Abikoff, H.B., Cantwell, D.P., Conners, C.K., Elliott, G., Greenhill, L.L., Hechtman, L., Hoza, B., Jensen, P.S., March, J.S., Newcorn, J.H., Pelham, W.E., Severe, J.B., Swanson, J.M., Vitiello, B., Wells, K.C., Wigal, T. (2003). Which treatment for whom for ADHD? Moderators of treatment response in the MTA. Journal of Consulting and Clinical Psychology 71(3), 540-552

Pandina, G.J., Aman, M.G. & Findling, R.L. (2006). Risperidone in the management of disruptive behaviour disorders. Journal of Child and Adolescent Psychopharmacology, 16, 379-392.

Pappadopulos, E., MacIntyre, J.C., Crismon, M.L., Findling, R.L., Malone, R.P., Derivan, A., Schooler, N., Sikich, L., Greenhill, L., Schur, S.B., Felton, C.J., Kranzler, H., Rube, D.M., Sverd, J., Finnerty, M., Ketner, S., Siennick, S.E., & Jensen, P.S. (2003). Treatment Recommendations for the Use of Antipsychotics for Aggressive Youth (TRAAY). Part II. Recommendations for clinicians. Journal of the American Academy of Child and Adolescent Psychiatry, 42, 145-161.

Parran, T.V., Jasinski, D.R. (1991) Intravenous methylphenidate abuse: prototype for prescription drug abuse. Arch Intern Medicine 151, 781-783

Patrick, K.S., Markowitz, J.S. (1997) Pharmacology of methylphenidate, amphetamine enantiomers and pemoline in attention-deficit hyperactivity disorder. Human Psychopharmacology 12, 527-546

Pelham, W., Sturges, J., Hoza, J., Schmidt, C., Bijlsma, J.J., Milich, R., Moorer, S. (1987) Sustained release and standard methylphenidate effects on cognitive and social behaviour in children with attention deficit disorder. Pediatrics 80, 491-501

Pelham, W.E., Schnedler, R.W., Bender, M.E., Nilsson, D.E., Miller, J., Budrow, M.S., Rommel, M., Paluchowsky, C., Marks, D. (1988) The combination of behaviour therapy and methylphenidate in the treatment of ADD: A therapy outcome study. In: Bloomingdal, L. (ed.): Attention deficit disorders. Vol. 3. New York, Spectrum

Pelham, W.E., Greenslade, K.E., Vodde-Hamilton, M., Murphy, D.A., Greenstein, J.J., Gnagy, E.M. (1990) Relative efficacy of long-acting stimulants on children with ADHD: A comparison of standard methylphenidate, sustained-released methylphenidate, sustained-released dextroamphetamine, and pemoline. Pediatrics 86, 226-237

Pelham, W., Waschbusch, D.A. (1999) Behavioral intervention in attention-deficit/hyperactivity disorder. In Quay, H., Hogan, A.E. (Ed.). Handbook of disruptive disorders. New York: Kluwer Academic/Plenum, 255-278

Pelham, W.E., Arofnoff, H.R., Midlam, J.K., Shapiro, C.J., Gnagy, E.M., Chronis, A.M., Onyango, A.N., Forehand, G., Nguyen, A., Waxmonsky, J. (1999) A comparison of ritalin and adderall: Efficacy and time-course in children with attention-deficit/hyperactivity disorder. Pediatrics 103, 343

Pelham, W.E., Gnagy, E.M., Chronis, A.M., Burrows-Maclean, L., Fabiano, G.A., Onyango, A.N., Meichenbaum, D.L., Williams, A., Aronoff, H.R., Steiner, R.L. (1999a) A comparison of morning-only and morning/late afternoon Adderall to morning-only, twice-daily, and three-times-daily methylphenidate in children with attention-deficit/hyperactivity disorder. Pediatrics 104, 1300-1311

Pelham, W.E., Aronoff, H.R., Midlam, J.K., Shapiro, C.J., Gnagy, E.M., Chronis, A.M., Onyango, A.N., Forehand, G., Nguyen, A., Waxmonsky, J.A. (1999b) A comparison of Ritalin and Adderall: efficacy and time-course in children with attention-deficit/hyperactivity disorder. Pediatrics 103

Pelham, W., Gnagy, E.M., Burrows-Maclean, L., Williams, A., Fabiano, G.A., Morrisey, S.M., Chronis, A.M., Forehand, G.L., Nguyen, C.A., Hoffman, M.T., Lock, T.M., Fiebelkorn, K., Coles, E.K., Panahon, C.J., Steiner, R.L., Meichenbaum, D.L., Onyango, A.N., Morse, G.D. (2001) Once-a-day Concerta methylphenidate versus three-times-daily methylphenidate in laboratory and natural settings. Pediatrics 107, E105

Pellock, J.M. (1996) Pharmacological treatment of children with attention-deficit hyperactivity disorder syndrome: when to start und when to stop. Int Pediatrics 11, 295-299

Pentikis, H.S., Simmonis, R.D., Benedict, M.E., Hatch, S.J. (2002) Methylphenidate bioavailability in adults when an extended-release multiparticulate formulation is administred sprinkled on food or as an intact capsule. Journal of the American Academy of Child and Adolescent Psychiatry 41, 443-449

Perwien, A.R., Faries, D., Kratochvil, C. (2003) Long-Term Effects of Atomoxetine on Health-Related Quality of Life. Poster American Academy of Child and Adolescent Psychiatry (AACAP), Miami, Abstractband: 168

Perwien, A.R., Faries, D.E., Kratochvil, C.J., Sumner, C.R., Kelsey, D.K., Allen, A.J. (2004) Improvement in health-related quality of life in children with ADHD: an analysis of placebo controlled studies of atomoxetine. J Developmental and Behavioral Pediatrics 25, 264-271

Petermann, F., Döpfner, M., Schmidt, M.H. (2001a) Aggressiv-dissoziale Störungen. Leitfaden Kinder- und Jugendpsychotherapie (Bd. 3). Göttingen: Hogrefe

Petermann, F., Döpfner, M., Schmidt, M.H. (2001b) Ratgeber Aggressives Verhalten. Informationen für Betroffene, Eltern, Lehrer und Erzieher. Ratgeber Kinder- und Jugendpsychotheapie (Bd. 3). Göttingen: Hogrefe

Philipsen, A., Richter, H., Peters, J. (2007) structured group psychotherapy in adults with attention-deficit/hyperactivity disorder: results of an open multicentre study. J Nerv Ment Dis 195, 1013-9

Philipsen, A., Heßlinger, B., Tebartz van Elst, L. (2008) Aufmerksamkeitsdefizit-Hyperaktivitätsstörung im Erwachsenenalter – Diagnostik, Ätiologie und Therapie. Dtsch Ärztebl 105, 311-7

Phillips, T., Salmon, G., James, A.C. (2003) Prescribing practices in child and adolescent psychiatry: change over time 1993-2000. Child and Adolescent Mental Health 8, 23-8

Physician's Desk Reference: PDR (1995) Montvale, New York: Medicale Economics Data Production Company

Piacentini, J., Shaffer, D., Fisher P., Schwab-Stone, M., Davies, M., Gioia, P. (1993) The diagnostic interview schedule for Children – revised version (DISC-R). III: concurrent criterion validity. Journal of the American Academy of Child and Adolescent Psychiatry 32, 658-665

Pliszka, S.R. (1989) Effect of anxiety on cognition, behavior, and stimulant response in ADHD. Journal of the American Academy of Child and Adolescent Psychiatry 28, 882-887

Pliszka, S.R. (1998). Comorbidity of attention-deficit/hyperactivity disorder with psychiatric disorder: an overview. Journal of Clinical Psychiatry 59 (7), 50-58.

Pliszka, S.R., Greenhill, L.L., Crismon, M.L., Sedillo, A., Carlson, C., Conners, C.K., McCracken, J.T., Swanson, J.M., Hughes, C.W., Llana, M.E., Lopez, M., Toprac, M.G. (2000a) The Texas Children's Medication Algorithm Project: Report of the Texas Consensus Conference Panel on Medication Treatment of Childhood Attention-Deficit/Hyperactivity Disorder. Part I. Attention-Deficit/Hyperactivity Disorder. Journal of the American Academy of Child and Adolescent Psychiatry 39, 908-19

Pliszka, S.R., Greenhill, L.L., Crismon, M.L., Sedillo, A., Carlson, C., Conners, C.K., McCracken, J.T., Swanson, J.M., Hughes, C.W., Llana, M.E., Lopez, M., Toprac, M.G.(2000b) The Texas Children's Medication Algorithm Project: Report of the Texas Consensus Conference Panel on Medication Treatment of Childhood Attention-Deficit/Hyperactivity Disorder. Part II: Tactics. Attention-Deficit/Hyperactivity Disorder. J Am Acad Child Adolesc Psychiat 39, 920- 927

Pliszka, S.R., Browne, R.G., Olvera, R.L., Wynne, S.K. (2000c) A double-blind, placebo-controlled study of Adderall and methylphenidate in the treatment of Attention-Deficit/Hyperactivity disorder. J Am Acad Child Adolesc Psychiat 39, 619-626

Pliszka, S.R., Lopez, M., Crismon, L., Toprac, M.G., Hughes, C.W., Emslie, G.J., Boemer, Ch. (2003) A Feasibility Study of the Children's Medication Algorithm Project (CMAP) Algorithm for the Treatment of ADHD. J Am.Acad. Child Adolesc. Psychiatry 42, 279-287

Pliszka, S.R., Crismon, M.L., Hughes, C.W., Conners, C.K., Emslie, G.J., Jensen, P.S., McCracken, J.T., Swanson, J.M., Lopez, M. & The Texas Consensus Conference Panel on Pharmacotherapy of Childhood Attention-Deficit/Hyperactivity Disorder (2006). The Texas Children's Medication Algorithm Project: Revision of the Algorithm for Pharmacotherapy of Attention-Deficit/Hyperactivity Disorder. Journal of the American Academy of Child and Adolescent Psychiatry, 45 (6), 642-647.

Pliszka, S.R. (2007). Pharmacologic Treatment of Attention-Deficit/Hyperactivity Disorder: Efficacy, Safety and Mechanisms of Action. Neuropsychological Review 17 (1), 61-72.

Practice Parameter for the Assessment and Treatment of Children and Adolescents With attention-deficit/ hyperactivity disorder (2007). Journal of the American Academy of Child and Adolescent Psychiatry, 46 (7), 894-921.

Practice Parameter for the Assessment and Treatment of Children and Adolescents With Anxiety Disorders (2007). Journal of the American Academy of Child and Adolescent Psychiatry, 46, 267-283.

Prasad, S. & Poole L. (2006). Assessing Quality of Life in Children and Adolescents with ADHS: SUNBEAM Open Comparative Study of Atomoxetine and Standard Therapy. Patient Reported Outcomes 36:16-19.

Prasad, S. et al. (2006 b). A Randomised, Controlled, Open-label Study of the Broader Efficacy of Atomoxetine Hydrochloride in Comparison to Standard Current Therapy in the Treatment of Attention Deficit/Hyperactivity Disorder (ADHD) in UK Children and Adolescents. Posterpräsentation auf der 25. Konferenz des Collegium Internationale Neuro-Psychopharmacologicum Psychiatry (CINP), 9.-13. Juli 2006, Chicago, USA.

Prasad, S., Steer, Ch. (2008) Switching from Neurostimulant Therapy to Atomoxetine in Children and Adolescents with Attention-Deficit Hyperactivity Disorder. Pediatr Drugs 10(1): 39-47

Quay, H.C. (1997) Inhibition and attention deficit hyperactivity disorder. J abn Child Psychol 25, 7-13

Rademacher, C., Walter, D., Döpfner, M. (2002) SELBST - ein Therapieprogramm zur Behandlung von Jugendlichen mit Selbstwert-, Aktivitäts- und Affekt-, Leistungs- und Beziehungsstörungen. Kindheit und Entwicklung 11, 107-118

Rapport M.D., Carlson G.A., Kelley K.L., Pataki, C. (1993) Methylphenidate and desipramine in hospitalized children: I. Separate and combined effects on cognitive function. J Am Acad Child Adolesc Psychiatry 32, 333-342

Rasmussen, P., Gillberg, C. (2000) Natural outcome of ADHD with developmental coordination disorder at age 22 years: A controlled, longitudinal, community-based study. J Am Acad Child Adolesc Psychiatry 39, 1424-1431

Ratey, J.J., Greenberg, M.S., Bemporad, J.R., Lindem, K.J. (1992) Unrecognized attention-deficit hyperactivity disorder in adults presenting for outpatient psychotherapy. J Child Adolesc Psychopharmacol 2, 267-275

Regeur, L., Pakkenberg, B., Fog, R. & Pakkenberg, H. (1986). Clinical features and long-term treatment with pimozide in 65 patients with Gilles de la Tourette's syndrome. Journal of Neurology and Neurosurgery Psychiatry 49, 791-795.

Reimherr F. W., Wender P. H., Wood D. R., Ward M. F. (1987) An open trial of l-tyrosine in the treatment of attention deficit hyperactivity disorder, residual type. Am J Psychiatry 107, 1071-1073

Remschmidt. H., Schmidt, M., Poustka, F.(Hrsg. 2001) Multiaxiales Klassifikationsschema für psychische Störungen des Kindes und Jugendalters nach IDC 10 der WHO. Bern, Huber

Remschmidt, H. by the Global ADHD Working Group: Global consensus on ADHD/HKD. Euro Child Adolesc Psychiatry 2005 14, 127-137

Renner, T.J., Gerlach, M., Romanos, M., Herrmann, M., Reif, A., Fallgatter, A.J., Lesch, K.-P. (2008) Neurobiologie des Aufmerksamkeitsdefizit-/Hyperaktivitätssyndrom. Nervenarzt 79 (7), 771-781

Research Unit on Pediatric Psychopharmacology Anxiety Study Group (RUPP, 2001) Fluvoxamine for the treatment of anxiety disorders in children and adolescents. N Engl J Med 344, 1279-1285

Research Unit on Pediatric Psychopharmacology Anxiety Study Group (RUPP, 2003) Searching for moderators and mediators of pharmacological treatment effects in children and adolescents with anxiety disorders. J Am Acad Child Adolesc Psychiatry 42, 13-21

Richters, J.E., Arnold, L.E., Jensen, P.S., Abikoff, H., Conners, C.K., Greenhill, L.L., Hechtman, L., Hinshaw, S.P., Pelham, W.E., Swanson, J.M. (1995) NIMH Collaborative multisite multimodal treatment study of children with ADHD: I. Background and rationale. Journal of the American Academy of Child and Adolescent Psychiatry 34, 987-1000

Riddle, M.A. (2007) New Findings from the Preschoolers with Attention-Deficit/Hyperactivity Disorder Treatment Study (PATS). J Child Adolesc Psychopharmacology 17(5). 543-546.

Riggs, P.D., Hall, S.K., Mikulich-Gilbertson, S.K., Lohman, M., Kayser, A. (2004) A Randomized Controlled Trial of Pemoline for Attention-Deficit/Hyperactivity Disorder in Substance-Abusing Adolescents. J Am Acad Child Adolesc Psychiatry 43(4), 420-429

Robin, A. (1998) ADHD in Adolescents. Diagnostic and Treatment. Guilford Press, New York

Rösler, M., Heßlinger, B., Philipsen, A. (2007) ADHS im Erwachsenenalter, In: Vorderholzer, U., Hohage, F. (Hrsg.) (2007) Therapie psychischer Erkrankungen – State of the Art. 2. Auflage. München, Urban & Fischer

Rösler, M., Retz, W. (2007) Sozialmedizinische Aspekte der ADHS – über die Ursachen und Folgen komorbider Störungen. PsychNeuro 33, 390-394

Roessner, V., Robatzek, M., Knapp, G., Banaschewski, T., Rothenberger, A. (2006) First-onset tics in patients with attention-deficit-hyperactivity disorder: impact of stimulants. Developmental Medicine & Child Neurology 48(7), 616-621

Rohde, L.A. (2002) ADHS in Brazil: The DSM-IV criteria in a culturally different population. J Am Acad Child Adolesc Psychiatry 41, 1131-1133

Rohde, L.A., Biederman, J., Busnello, E.A., Zimmermann, H., Schmitz, M., Martins, S. (1999a) ADHD in a school sample of Brazilian adolescents: a study of prevalence, comorbid conditions and impairments. J Am Acad Child Adolesc Psychiatry 38, 716-722

Rohde, L.A., Biederman, J., Knijnik, M.P., Ketzer, C., Chachamovin, E., Vieira, G.M. (1999b) Exploring different information sources for DSM-IV ADHD diagnoses in Brazilian adolescents. J Attent Disord 3, 91-96

Rohde, L.A., Szobot, C., Polanczyk, G., Schmitz, M., Martins, S., Tramontina, S. (2005) Attention-Deficit/Hyperactivity Disorder in a Diverse Culture: Do Research and Clinical Findings Support the Notion of a Cultural Construct for the Disorder? Biol Psychiatry 57, 1436-1441

Rostain, A.L., Ramsay, J.R. (2006) A combined treatment approach for adults with ADHD – results of an open study of 43 patients. J Atten Disord 10, 150-9

Rothenberger, A., & Banaschewski, T. (2003). Ticstörungen. Arbeitsgemeinschaft Medizinischer Fachgesellschaften (AWMF, Ed.). Leitlinien zur Diagnostik und Therapie von psychischen Störungen im Säuglings-, Kindes- und Jugendalter. Köln: Deutscher Ärzte Verlag, 311-317.

Rothenberger, A. (2003) Wirksamkeit von Pharmakotherapie bei ADHS. Internat. ADHS-Satellitensymposion Wien 2003

Rynn, M., Kunz, N., Lamm, L., Nicolacopoulos, E. & Jenkins, L. (2002). Venlafaxine XR for treatment of GAD in children and adolescents. Presented at the 49th Annual Meeting of the American Academy of Child and Adolescent Psychiatry, San Francisco, October 22-27.

Safer, D.J., Heaton, R.C., Allen, R.P., Spinnato, N.C., Prumo, F.M. (1976) A motivational environment for behaviorally deviant junior high school students. Journal of Abnormal Child Psychology 4, 263-275

Safer, D.J., Zito, J.M., Fine, E.M. (1996) Increased methylphenidate usage for attention deficit disorder in the 1990s. Pediatrics 98, 1084-1088

Safren, S.A., Otto, M.W., Sprich, S. et al. (2005) Cognitive-behavioral therapy for ADHD in medication-treated adults with continued symptoms, Behav Res Ther 43, 831-42

Sallee, F.R., Kurlan, R., Goetz, C.G., Singer, H., Scahill, L., Law, G., Dittman, V.M. & Chappell, P.B. (2000). Ziprasidone treatment of children and adolescents with Tourette's syndrome: a pilot study. Journal of the American Academy of Child and Adolescent Psychiatry 39, 292-299.

Sanders, M.R. (1999) Triple P-Positive Parenting Program: towards an empirically validated multilevel parenting and family support strategy for the prevention of behavioral emotional problems in children. Clinical Child and Family Psychology Review 2, 71-90

Sanders, M.R., Markie-Dadds, C., Tully, L.A., Bor, W. (2000a) The Triple-P-Positive Parenting Program: a comparison of enhanced, standard, and self-directed behavioral family intervention for parents of children with early onset conduct problems. J Cons Clin Psychol 68, 624-640

Sanders, M.R., Montgomery, D.T., Brechman-Toussant, M.L. (2000b) The mass media and the prevention of child behavior problems: the evaluation of a television series to promote positive outcomes for parents and their children. J Child Psychology and Psychiatry 41, 939-948

Sandor, P., Musisi, S., Moldofsky, H. & Lang, A. (1990). Tourette syndrome: a follow-up study. Journal of Clinical Psychopharmacology 10, 197-199.

Saß, H., Wittchen, H.-U., Zaudig, M. (1996) Diagnostisches und statistisches Manual psychischer Störungen, DSM-IV. Göttingen, Hogrefe

Satterfield, J.H., Schell, A.M., Nicholas, T., Backs, R.W. (1988) Topographic study of auditory event-related potentials in normal boys and boys with attention deficit hyperactivity disorder. Psychophysiology; 27, 591-606

Scahill, L., Schwab-Stone, M. (2000) Epidemiology of ADHD in School-Age Children

Scahill, L., Leckman, J.F., Schultz, R.T., Katsovich, K. & Peterson, B.S. (2003). A placebo-controlled trial of risperidone in Tourette syndrome. Neurology 60, 1130-1135.

Scahill, L., Erenberg, G., Berlin, C.M., Budman, C., Coffey, B.J., Jankovic, J., Kiessling, L., King, R.A., Kurlan, R., Lang, A., Mink, J., Murphy, T., Zinner, S. & Walkup, J. (2006). Contemporary assessment and pharmacotherapy of Tourette syndrome: NeuroRx 3, 192-206.

Schachter HM, Pham B, King J Langford S, Moher D (2001). How efficacious and safe is short-acting methylphenidate fort he treatment of attention-deficit disorder in children and adolescents? A meta-analysis. CMAJ 165, 1475-1488

Schlack, R., Hölling, H., Kurth, B.-M., Huss, M. (2007) Die Prävalenz der Aufmerksamkeitsdefizit-/Hyperaktivitätsstörung (ADHS) bei Kindern und Jugendlichen in Deutschland. Bundesgesundheitsbl – Gesundheitsforsch – Gesundheitsschutz 50: 827-835

Schlander, M., Schwarz, O., Trott, G.E., Viapiano, M., Bonauer, N. (2007) Who cares for patients with attention-deficit/hyperactivity disorder/ADHS)? Insights from Nordbaden (Germany) on administrative prevalence and physican involvement in health care provision. Eur Child Adolesc Psychiatry 16, 430-38

Schmidt, M.H., Mocks, P., Lay, B., Eisert, H.G., Fojkar, R., Fritz-Sigmund, D., Marcus, A., Musaeus, B. (1997) Does oligoantigenic diet influence hyperactive/ conduct-disordered children – a controlled trial. European Child Adolescent Psychiatry 6, 88-95

Schmidt, M.H. (2002) Hyperkinetisches Syndrom: Diagnostik, Differentialdiagnostik, Ätiologie und Verlauf. In: Bundesärztekammer (Hrsg.): Fortschritt und Fortbildung in der Medizin 26, III/4-III/10

Schubert, I., Lehmkuhl, G., Spengler, A., Döpfner, M., von Ferber, L. (2001) Methylphenidat bei hyperkinetischen Störungen. Deutsches Ärzteblatt 98, 541-544

Schubert, I., Köster, I., Adam, Ch., Ihle, P., Döpfner, M., Lehmkuhl, G. (2003) Psychopharmakaverordnungen bei Kindern und Jugendlichen mit Behandlungsanlass "Hyperkinetische Störung". Eine Untersuchung zur Arzneimittelanwendung in der ambulanten Versorgung auf der Basis der Versichertenstichprobe AOK Hessen / KV Hessen (1998-2001). Z Gesundheitswissenschaften, Journal Public Health 11(4), 306-315

Schubert, 1., Horch, K. (2004) Gesundheit von Kindern und Jugendlichen. Schwerpunktbericht der Gesundheitsberichterstattung des Bundes. Berlin, Robert-Koch-Institut

Schubert, I., Köster, I. (2007) Daten der Versichertenstichprobe AOK Hessen/KV Hessen. Fachgespräch ADHS 17.9.2007, Berlin

Schulte-Körne, G., Deimel, W., Gutenbrunner, C., Henninghausen, K., Blank, R., Rieger, Ch., Remschmidt, H. (1996) Der Einfluss einer oligoantigenen Diät auf das Verhalten von hyperkinetischen Kindern. Zeitschrift für Kinder- und Jugendpsychiatrie 24, 176-183

Schulte-Markwort, M., Warnke, A. (2004) Methylphenidat. Thieme Verlag, Stuttgart New York

Schulz, E., Klatt, J. (2007) Eine randomisierte klinische Studie zum Nachweis der Nahrungsunabhängigkeit von Ritalin LA. Poster: Kongress BKJPP

Schur, S.B., Sikich, L., Finling, R.L. et al. (2003). Treatment recommendations for the use of antipsychotics for aggressive youth (TRAAY). I: a review. Journal of the American Academy of Child and Adolescent Psychiatry, 42, 132-144.

Schweikert, L. A., Strober, M., Moskowitz, A. (1997) Efficacy of Methylphenidate in Bulimia nervosa comorbid with Attention Deficit Hyperactivity Disorder: A case report. International Journal of Eating Disorders 21, 299-302

Sergeant, J. (2000) The cognitive-energetic model: An empirical approach to attention-deficit hyperactivity disorder. Neuroscience and Biobehavior 24, 7-12

Sevecke, K., Döpfner, M., Lehmkuhl, G. (2004) Die Wirksamkeit von Stimulanzien-Retardpräparaten bei Kindern und Jugendlichen mit ADHD – eine systematische Übersicht. Z Kinder-Jugendpsychiat 32, 265-278

Sevecke, K., Battel, S., Dittmann, R., Lehmkuhl, G., Döpfner, M. (2006) Wirksamkeit von Atomoxetin bei Kindern, Jugendlichen und Erwachsenen mit ADHS. Nervenarzt 77, 294-308

Sevecke, K., Dittmann, R., Lehmkuhl, G., Döpfner, M. (2006) Atomoxetinbehandlung von Kindern und Jugendlichen mit ADHS. Monatschr Kinderheilk 154, 894-902

Sevecke, K., Lehmkuhl, G., Krischer, M. (2009 in press) ADHS und Persönlichkeitsstörungen bei klinisch behandelten und inhaftierten Jugendlichen. Praxis der Kinderpsychologie und Kinderpsychiatrie

Shekim, W. O., Masterson, A., Cantwell, D. P., Hanna, G. L., McCracken, J. T. (1989) Nomifensine maleate in adult attention deficit disorder. J Nerv Ment Dis 177, 296-299

Shekim, W.O., Asarnow, R. F., Hess, E., Zaucha, K., Wheeler, N. (1990a) A clinical and demographic profile of a sample of adults with attention deficit hyperactivity disorder, residual state. Comp Psychiatry 31, 416-25

Shekim, W. O., Antun, F., Hanna, G. L., McCracken, J. T., Hess, E. B. (1990b) S-adenosyl-l-methionine (SAM) in adults with temper outbursts and residual attention deficit disorder. J Clin Pharmacol 6, 299-302

Silva, R.R., Munoz, D.M., Alpert, M. (1996) Carbamazepine use in children and adolescents with features of attention-deficit hyperactivity disorder: a metaanalysis. J Am Acad Child Adolesc Psychiatry 35, 352-358

Singer, H.S., Brown, H., Quaskey, S., Rosenberg, L.A., Mellitts, E.D., Denckla, M.B. (1995) The treatment of attention-deficit hyperactivity disorder in Tourette syndrome: a double-blind placebo-controlled study with clonidine and desipramine. Pediatrics 95(1), 74-81

Sinzig, J., Döpfner, M., Plück, J., Banaschewski, T., Stephani, U., Lehmkuhl, G., Rothenberger, A., Arbeitsgruppe Methylphenidate (2004) Lassen sich hyperkinetische Auffälligkeiten am Nachmittag durch eine Morgengabe von Methylphenidat Retard vermindern? Z Kinder- Jugendpsychiat Psychother

Sinzig, J., Döpfner, M., Lehmkuhl, G. & German Methylphenidate Study Group (2007). Long-Acting Methylphenidate Has an Effect on Aggressive Behavior in Children with Attention-Deficit/Hyperactivity Disorder. Journal of Child and Adolescent Psychopharmacology 17 (4), 421-432.

Smalley, S. L., Bailey, J. N., Palmer, C., Cantwell, D. P., McGough, J. J., Del`Homme, M. A., Asarnow, J.R., Woodward, J.A., Ramsey, C., Nelson, S.F. (1998) Evidence that the dopamine D4 receptor is a susceptibility gene in attention deficit hyperactivity disorder. Molecular Psychiatry 3, 370-372

Smith, B.H., Pelham, W.E., Evans, W.H., Gnagy, E., Molina, B., Bukstein, O., Greiner, A., Myak, C., Presnell, M., Willoughby, M. (1998a) Dosage effects of methylphenidate on the social behavior of adolescents diagnosed with attention-deficit hyperactivity disorder. Experimental and Clinical Psychopharmacology 6, 187-204

Smith, B.H., Pelham, W.E., Gnagy, E., Yudell, R.S. (1998b) Equivalent effects of stimulant treatment for attention-deficit hyperactivity disorder during childhood and adolescence. J Am Acad Child Adolesc Psychiat 37, 314-321

Sobanski, E., Alm, B. (2004) Aufmerksamkeitsdefizit-/Hyperaktivitätsstörung (ADHS) bei Erwachsenen. Nervenarzt 75: 697-716

Sonuga-Barke, E.J., Williams, E., Hall, M., Saxton, T. (1996) Hyperactivity and delay aversion III: The effect on cognitive style of imposing delay after errors. J Child Psychol Psychiat 37, 189-194

Sowell, E.R., Thompson, P.M., Welcome, S.E. et al. (2003) Cortical abnormalities in children and adolescents with attention-deficit hyperactivity disorder. Lancet 362: 1699-1707

Spencer, T., Wilens, T.E., Biederman, J., Faraone, S.V., Ablon, S., Lapey, K.(1995) A double blind, crossover comparison of methylphenidate and placebo in adults with childhood onset ADHD. Arch Gen Psychiatry 52, 434-443

Spencer, T., Biederman, J., Wilens, T., Harding, M., O'Donnell, D., Griffin, S. (1996) Pharmacotherapy of attention-deficit hyperactivity disorder across the life cycle. J Am Acad Child Adolesc Psychiatry 35, 409-432

Spencer, T., Biederman, J., Wilens, T., Price, J., Hatch, M., Jones, J., Harding, M., Faraone, S.V., Seidman, L. (1998) Effetiveness and Tolerability of Tomoxetine in adults with attention Deficit Hyperactivity disorder. American Journal of Psychiatry 155, 693-695

Spencer, T., Biedermann, J., Heiligenstein, J., Wilens, T., Faries, D., Prince, J., Faraone, S.V., Rea, J., Witcher, J., Zervas, S. (2001) An open-label, dose-ranging study of Atomoxetine in children with attention deficit hyperactivity disorder. Journal of Child and Adoloescent psychopharmacology 3, 251-265

Spencer, T., Heiligenstein, M.D., Biedermann, J., Faries, D.E., Kratochvil, C.J., Conners, C.K., Potter, W.Z. (2002) Results from 2 Proof-of-Concept, Placebo-controlled stuides of Atmonxetine in Children with Attention-Deficit/Hyperactivity Disorder. Journal of Clinical Psychiatry 12, 1140-1147

Spencer, T.J., Ruff, D.R., Feldman, P.D., Michelson, D. (2003) Long-term Effects of Atomoxetine on Growth in Children and Adolescents with ADHD. Poster American Academy of Child & Adolescent Psychiatry (AACAP), Miami, Abstractband: 170

Spencer, T., Biederman, J., Wilens, T., Doyle, R., Surman, C., Prince, J., Mick, E., Aleardi, M., Herzig, K., Faraone, S. (2005) A Large, Double-Blind, Randomized Clinical Trial of Methylphenidate in the Treatment of Adults with Attention-Deficit/Hyperactivity Disorder. Biol Psychiatry 57, 456-463

Spencer, T.J., Abikoff, H.B., Connor D.F. et al. (2006). Efficacy and safety of mixed amphetamine salts extended release (Adderall XR) in the management of oppositional defiant disorder in school-aged children and adolescents: a 4-week, multicenter, randomized, double-blind, parallel-group, placebo-controlled, forced-dose-escalation study. Clinical Therapy 28, 402-418.

Spencer, T.J., Sallee, F.R., Gilbert, D.L., Dunn, D.W., McCracken, J.T., Coffey, B.J., Budman, C.L., Ricardi, R.K., Leonard, H.L., Allen, A.J., Milton, D.R., Feldman, P.D., Kelsey, D.K., Geller, D.A., Linder, S.L., Lewis, D.W., Winner, P.K., Kurlan, R.M., Mintz, M. (2008) Atomoxetine Treatment of ADHD in Children With Comorbid Tourette Syndrome. J Attention Disorders 11(4), 470-481

Stein, M.A., Blondis, T.A., Schnitzler, E.R., O'Brien, T., Fishkin, J., Blackwell, B., Szumowski, E., Roizen, N.J. (1996) Methylphenidate dosing: twice daily versus three times daily. Pediatrics 98, 748-756

Steinhausen, H.C. (Hrsg., 2000) Hyperkinetische Störungen bei Kindern, Jugendlichen und Erwachsenen. Stuttgart, Kohlhammer

Sumner, C, Donnelly, C., Lopez, F.A., Sutton, V., Bakken, R., Paczkowski, M., Kelsey, D. (2005) Atomoxetine treatment for pediatric patients with ADHD and comorbid anxiety. 158th Annual Meeting of the American Psychiatric Association, Atlanta, GA

Sutton VK, Milton DR, Ruff DD et al (2004). Atomoxetine's efficacy over time in children and adolescents with attention-deficit/hyperactivity disorders. Poster, International Association of Child and Adolescent Psychiatry and Allied Professions (IACAPAP), Berlin, Abstractband 331

Swanson, J.M., Flockhart, D., Udrea, D., Cantwell, D., Connor, D., Williams, L. (1996) Clonidine in the treatment of ADHD: Questions about safety and efficacy. Journal of Child and Adolescent Psychopharmacology 5, 301-304

Swanson, J.M., Flodman, P., Kennedy, J., Spence, M.A., Moyzis, R., Schuck, S., Murias, M., Moriarity, J., Barr, C., Smith, M., Posner, M. (2000) Dopamine genes and ADHS. Neurosci Biobehav Rev 23, 21-25

Swanson, J., Greenhill, L., Pelham, W., Wilens, T., Wolraich, M., Abikoff, H., Atkins, M., August, G., Biedermann, J., Bukstein, O., Conners, C.K., Efron, L., Fiebelkorn, K., Fried, J., Hoffman, M., Lamprecht, L., Lerner, M., Leventhal, B., McBurnett, K., Morse, E., Palumbo, D., Pfiffner, L., Stein, M., Wigal, S., Winans, E. (2000) Initiating ConcertaTM (OROS® methylphenidate HCI) in children with attention-deficit hyperactivity disorder. Journal of Clinical Research 3, 59–76

Swanson, J.M., Kraemer, H.C., Hinshaw, S.P., Arnold, L.E., Conners, C.K., Abikoff, H.B., Clevenger, W., Davies, M., Elliott, G.R., Greenhill, L.L., Hechtman, L., Hoza, B., Jensen, P.S., March, J.S., Newcorn, J.H., Owens, E.B., Pelham, W.E., Schiller, E., Severe, J.B., Simpson, S., Vitiello, B., Wells, K., Wigal, T., Wu, M. (2001) Clinical relevance of the primary findings of the MTA: success rates based on severity of ADHD and ODD symptoms at the end of treatment. J Amer Acad Child Adolesc Psychiat 40, 168-179

Swanson, J.M., Volkow, N.D. (2002) Pharmacokinetic and pharmacodynamic properties of stimulants: implications for the design of new treatments for ADHD. Behav Brain Res 10, 73-78

Swanson, J.M., Wigal, S.B., Wigal, T., Sonuga-Barke, E., Greenhill, L.L., Biederman, J., Kollins, S., Nguyen, A.S., DeCory, H.H., Hirshe Dirksen, S.J., Hatch, S.J. (2004) A comparison of once-daily extended-release methylphenidate formulations in children with attention-deficit/hyperactivity disorder in the laboratory school (the Comacs Study). Pediatrics 113, e206-e216

Swanson, J., Greenhill, L., Wigal, T., Kollins, S., Stehli, A., Davies, M., Chuang, S., Vitiello, B., Skrobala, A., Posner, J., Abikoff, H., Oatis, M., McCracken, J., McGough, J., Riddle, M., Ghuman, J., Cunningham, C., Wigal, S. (2006) Stimulant-Related Reductions ofGrowth Rates in The PATS. J Am Acad Child Adolesc Psychiatry 45, 1304-1313

Swanson, J.M., Hinshaw, S.P., Arnold, L.E., Gibbons, R.D., Marcus, S., Hur, K., Jensen, P.S., Vitiello, B., Abikoff, H.B., Greenhill, L.L., Hechtman, L., Pelham, W.E., Wells, K.C., Conners, C.K., March, J.S., Elliott, G.R., Epstein, J.N., Hoagwood, K., Hoza, B., Molina, B.S., Newcorn, J.H., Severe, J.B. & Wigal, T. (2007a) Secondary Evaluations of MTA 36-Month Outcomes: Propensity Score and Growth Mixture Model Analyses. J Am Aca Child Adolesc Psychiatry 46(8), 1003-1014.

Swanson, J.M., Elliott, G.R., Greenhill, L.L., Wigal, T., Arnold, L.E., Vitiello, B., Hechtman, L., Epstein, J.N., Pelham, W.E., Abikoff, H.B., Newcorn, J.H., Molina, B.S., Hinshaw, S.P., Wells, K.C., Hoza, B., Jensen, P.S., Gibbons, R.D., Hur, K., Stehli, A., Davis, M., March, J.S., Conners, C.K., Caron, M. & Volkow, N.D. (2007b) Effects of Stimulant Medication on Growth Rates Across 3 Year in the MTA Follow-up. J Am Acad Child Adolesc Psychiatry 46(8), 1015-1027.

Swensen, A., Birnbaum, H.G. Secnik, K., Marynchenko, M., Greenberg, P., Claxton, A. (2003) Attention-deficit-hyperactivity disorder : increased costs for patients and their families. J Am Acad Child Adolesc Psychiatry 42, 1415-23

TADS Team (2004). The Treatment for Adolescents with Depression Study (TADS): short-term effectiveness and safety outcomes. JAMA 292, 807-820.

Tannock, R. (1994) Attention deficit disorders with anxiety disorders. In: Brown, T.E. (Ed.). Subtypes of attention Deficit Disorders in Children, Adolescents and Adults. New York, American Psychiatric Press

Tannock, R., Ickowicz, A., Schachar, R. (1995) Differential effects of methylphenidate on working memory in ADHD children with and without comorbid anxiety. Journal of the American Academy of Child and Adolescent Psychiatry 34, 886-896

Tannock, R. (1998) Attention deficit hyperactivity disorder: Advances in cognitive, neurobiological, and genetic research. Journal of Child Psychology and Psychiatry 39, 65-100

Taylor, E., Schachar, R., Thorley, G., Wieselberg, H.M., Everitt, B., Rutter, M. (1987) Which boys respond to stimulant medication? A controlled trial of methylphenidate in boys with disruptive behaviour. Psychol Med 17, 121-143

Taylor, E. (1999) Development of clinical services for attention-deficit/hyperactive disorder. Arch Gen Psychiat 56, 1097-1099

Taylor, E., Sergeant, J., Doepfner, M., Gunning, B., Overmeyer, S., Möbius, H., Eisert, H.G. (1998) Clinical guidelines for hyperkinetic disorder. European Child and Adolescent Psychiatry 7, 184-200

Taylor, E. et al. (2004) Clinical guidelines for hyperkinetic disorder – first upgrade. European Child & Adolescent Psychiatry 13 (Suppl. 1) 17-30

Teicher, M.H., Anderson, C.M., Polcari, A., Glod, C.A., Maas, L.C., Renshaw, P.F. (2000) Functional deficits in basal ganglia of children with attention-deficit/hyperactivity disorder shown with functional magnetic resonance imaging relaxometry. Nat Med 6, 470-473

Tourette Syndrome Study Group (2002). Treatment of ADHD in children with tics: a randomized controlled trial. Neurology 58 (4), 527-536.

Trott, G.E. (1993) Das hyperkinetische Syndrom und seine medikamentöse Behandlung. Leipzig, Berlin, Heidelberg: Johann Ambrosius Barth

Urman, R., Ickowicz, A., Fulford, P. & Tannock, R. (1995). An exaggerated cardiovascular response to methylphenidate in ADHD children with anxiety. Journal of Child and Adolescent Psychopharmacology 5, 29-37.

Vaidya, C.J., Austin, G., Kirkorian, G., Ridlehuber, H.W., Desmond, J.E., Glover, G.H., Gabrieli, J.D. (1998) Selective effects of methylphenidate in attention deficit hyperactivity disorder: A functional magnetic resonance study. Proc Nat Acad Sci USA 95, 1494-1499

Van Bellinghen, M. & De Troch, C. (2001). Risperidone in the treatment of behaviour disturbances in children and adolescents with borderline intellectual functioning: a double-blind, placebo-controlled pilot trial. Journal of Child and Adolescent Psychopharmacology 11, 5-13.

Varley, C.K., McClellan, J. (1997) Case study: two additional sudden deaths with tricyclic antidepressants. J Am Acad Child Adolesc Psychiatry 36, 390-394

Vitiello, B., Severe, J.B., Greenhill, L.L., Arnold, L.E., Abikoff, H.B., Bukstein, O.G., Elliott, G.R., Hechtman, L., Jensen, P.S., Hinshaw, S.P., March, J.S., Newcorn, J.H., Swanson, J.M., Cantwell, D.P. (2001) Methylphenidate dosage for children with ADHD over time under controlled conditions: Lessons from the MTA. J Am Acad Child Adolesc Psychiatry 40, 188-196

Vitiello, B., Severe, J.B., Greenhill, L.L., Arnold, L.E., Abikoff, H.B., Bukstein, O.G., Elliott, G.R., Hechtman, L., Jensen, P.S., Hinshaw, S.P., March, J.S., Newcorn, J.H., Swanson, J.M., Cantwell, D.P. (2001). Methylphenidate dosage for children with ADHD over time under controlled conditions: lessons from the MTA. Journal of the American Academy of Child and Adolescent Psychiatry 40(2), 188-196.

Vitiello, B., Abikoff, H.B., Chuang, S.Z., Kollins, S.H., McGough, J.J., Ghuman, J.K., Wigal, S.B., Skrobala, A.M., Davies, M., Posner, K., Cunningham, C., Greenhill, L.L. (2007) Effectiveness of methylphenidate in the 10-month continuation phase of the Preschoolers with Attention-Deficit/Hyperactivity Disorder Treatment Study (PATS). J Child Adolesc Psychopharm 17:593-604

Volkow, N.D., Fowler, J.S., Wang, G.J., Swanson, J.M. (2004) Dopamine in drug abuse and addiction : results from imaging studies and treatment implications. Molecular Psychiatry 9, 557-569

Vorstand der Bundesärztekammer (2005) Stellungnahme zur "Aufmerksamkeitsdefizit-/Hyperaktivitätsstörung (ADHS)" Deutsches Ärzteblatt, Jg. 102, Heft 51-52, 3058-3064

Wagner, K.D., Ambrosini, P.J., Rynn, M. et al. (2003). Efficacy of sertraline in the treatment of children and adolescents with major depressive disorder. JAMA 290, 1033-1041.

Wagner, K.D., Robb, A.S., Findling, R.L., Jin, J., Gutierrez, M.M. & Heydorn, W.E. (2004 a). A randomised, placebo-controlled trial of citalopram for the treatment of major depression in children and adolescents. Journal for American Psychiatry 161, 1079-1083.

Wagner, K.D., Berard, R., Stein, M.B. et al. (2004 b). A multicenter, randomized, double-blind placebo-controlled trial of paroxetine in children and adolescents with social anxiety disorder Archives of General Psychiatry 61, 1153-1162

Wagner, K.D., Jona, J., Findling, R.L., Ventura, D., Saikali, K. (2006). A randomised, placebo-controlled trial of escitalopram in the treatment of pediatric depression. Journal for American Psychiatry 45 (3), 280-288.

Ward, M.F., Wender, P.H., Reimherr, F.W. (1993) The Wender Utah Rating Scale: an aid in the retrospective diagnosis of childhood attention deficit hyperactivity disorder. Am J Psychiatry 150, 885-890

Weinstein, C.S. (1994) Cognitive remediation strategies: an adjunct to the psychotherapy of adults with ADHD. J Psychother Pract Res 3, 44-57

Weiss, G., Hechtman, L., Milroy, T. (1985) Psychiatric status of hyperactive as adults: A controlled 15-year follow-up of 63 hyperactive children. J Am Acad Child Adolesc Psychiatry 23, 211-220

Weiss, G., Hechtman, L.T. (1993) Hyperactive Children Grown. Up. 2nd Edition. The Guilford Press, New York

Weiss G.: Attention deficit hyperactivity disorder. In: M. Lewis (ed.) (1996) Child and Adolescent Psychiatry. A Comprehensive Textbook. Second Edition. Williams & Wilkins, 544-563

Weiss, L. (1997) Attention deficit hyperactivity disorder in adults. Taylor Publishing Company, New York

Weiss, R., Osterland, J. (1977) Grundintelligenztest CFT 1. Handanweisung. Braunschweig, Westermann

Wender P. H., Wood D. R., Reimherr F. W., Ward M. (1983) An open trial of paragyline in the treatment of attention deficit disorder, residual type. Psychiatry Res 9, 329-336

Wender P.H., Reimherr F.W., Wood D.R., Ward M.F. (1985a) A controlled study of Methylphenidate in the treatment of attention deficit disorder, residual type, in adults. Am J Psychiatry 142, 547-552

Wender P. H., Wood D. R., Reimherr F. W. (1985b) Pharmacological treatment of attention deficit disorder, residual type (ADD, RT, minimal brain dysfunction, hyperactivity) in adults. Psychopharmacol Bull 21 222-230

Wender P. H., Reimherr F. W. (1990) Bupropion treatment of ADDH in adults. Am J Psychiatry 147, 1018-1020

Wender P.H. (1995) Attention deficit hyperactivity disorder in adults. Oxford University Press, New York

Wender, E.H. (2002) Attention-Deficit/Hyperactivity Disorder: Is It Common? Is It Overtreated? Arch Pediatr Adolesc Med 156, 209-210

Wender, P.H. (2002) Aufmerksamkeits- und Aktivitätsstörungen bei Kindern, Jugendlichen und Erwachsenen. Kohlhammer, Stuttgart

Wernicke, J.F., Kratochvill, Ch.J. (2002) Safety profile of Atomoxetine in the Treatment of Children and Adolescents with ADHD. J Clinical Psychiatry 63, 5055

Wernicke, J.F., Kratochvil, C., Milton, D., Dunn, D., Spencer, T., Heiligenstein, J., Michelson, D. (2002) Long-Term Safety of Atomoxetine in Children and Adolescents with Attention-Deficit/Hyperactivity Disorder. Poster American Pediatric Academy (APA), Philadelphia

Wernicke, J.F., Faries, D., Girod, D., Brown, J., Gao, H., Kelsey, D., Quintana, H., Lipetz, R., Michelson, D., Heiligenstein, J. (2003) Cardiovascular effects of atomoxetine in children, adolescents, and adults. Drug Saf 26, 729-740

Wigal SB, McGough JJ, McCracken JT et al (2004). Analog classroom study of amphetamine extended release and atomoxetine in youth with ADHD. Poster, American Psychiatric Association (APA), New York

Wigal, S.B., McGough, J.J., McCracken, J.T., Biederman, J., Spencer, T.J., Posner, K.L., Wigal, T.L., Kollins, S.H., Clark, T.M., Mays, D.A., Zhang, Y, Tulloch, S.J. (2005) A laboratory school comparison of mixed amphetamine salts extended release (Adderall XR) and atomoxetine (Strattera) in school-aged children with attention deficit/hyperactivity disorder. J Attention Disorder 9, 275-289

Wigal, T., Greenhill, L., Chuang, S., McGough, J., Vitiello, B., Skrobala, A., Swanson, J., Wigal, S., Abikoff, H., Kollins, S., McCracken, J., Riddle, M., Posner, K., Ghuman, J., Davies, M., Thorp, B., Stehli, A. (2006) Safety and Tolerability of Methylphenidate in Preschool Children With ADHD. J Am Acad Child Adolesc Psychiatry 45, 1294-1303

Whitehouse, D., Shah, U., Palmer, F. B. (1980) Comparison of sustained-release and standard methylphenidate in the treatment of minimal brain dysfunction. Journal of Clinical Psychiatry 41, 282–285

Wilens T.E., Biederman J. (1992) In: Safer, D. (ed.) The stimulants. Psychiatr Clin North Am 15, 191-222

Wilens T. E., Biederman J., Spencer T. J., Prince J. (1995a) Pharmacotherapy of adult ADHD: a review. J Clin Psychopharmacol 15, 270-279

Wilens T. E., Biederman J., Mick E., Spencer T. J. (1995b) A systematic assessment of tricyclic antidepressants in the treatment of adult attention-deficit hyperactivity disorder. J Nerv Ment Dis 183(1), 48-50

Wilens, T. E., Biederman, J., Prince, J., Spencer, T. J., Faraone, S. V., Warburton, R., Schleifer, D., Harding, M., Linehan, C., Geller, D. (1996) Six-week, double-blind, placebo-controlled study of desipramine for adult attention deficit hyperactivity disorder. Am J Psychiatry 153(9), 1147-53

Wilens, T.E., Biederman, J., Spencer, T.J. (1998) Pharmacotherapy of attention-deficit hyperactivity disorder in adults. CNS drugs; 347-356

Wilens, T.E., Biederman, J., Spencer, T. J., Frazier, J., Prince, J., Bostic, J. et al. (1999) Controlled trial of high doses of pemoline for adults with attention-deficit/hyperactivity disorder. J Clin Psychopharm 19 (3), 257-264

Wilens, T.E., Biederman, J., Spencer, T.J. (2002) Attention deficit/hyperactivity disorder across the lifespan. Annu Rev Med 53,113-31

Wilens, T.E., Faraone, S.V. Biederman, J., Gunawardene, S. (2003) Does Stimulant Therapy of Attention-Deficit/ Hyperactivity Disorder Beget Later Substance Abuse? A Meta-analytic Review of the Literature. Pediatrics Vol. 111 No 1, 179-185

Wilens, T., Pelham, W., Stein, M., Conners, K.C., Abikoff, H., Atkins, M., August, G., Greenhill, L., McBurnett, K., Palumbo, D., Swanson, J., Wolraich, M. (2003) ADHD treatment with once-daily OROS® methylphenidate: interim 12-month results from a long-term open-label study. Journal of the American Academy of Child and Adolescent Psychiatry 42, 424–433

Wilens, T., McBurnett, K., Stein, M., Lerner, M., Spencer, T., Wolraich, M. (2005) ADHD treatment with once-daily OROS methylphenidate: final results from a long-term open-label study. J Am Acad Child Adolesc Psychiatry 44, 1015-1023

Wissenschaftlicher Beirat der Bundesärztekammer (2006) Stellungnahme zur Aufmerksamkeitsdefizit-/ Hyperaktivitätsstörung (ADHS), Langfassung e-mail: Dezernat 6@baek.de

Witcher, J.W., Long, A., Smith, B., Sauer, J.M., Heilgenstein, J., Wilens, T., Spencer, T., Biederman, J. (2003) Atomoxetine pharmacokinetics in children and adolescents with attention deficit hyperactivity disorder. J Child Adolesc Psychopharmacol 13, 53-63

Wood, D.R., Reimherr, F.W., Wender, P.H., Johnson, G.E. (1976) Diagnosis and treatment of minimal brain dysfunction in adults. Arch Gen Psychiatry 33, 1453-1460

Wolraich, M.L., Greenhill, L.L., Pelham, W., Swanson, J., Wilens, T., Palumbo, D., Atkins, M., McBurnett, K., Bukstein, O., August, G. (2001) Randomized, controlled trial of oros methylphenidate once a day in children with attention-deficit/hyperactivity disorder. Pediatrics 108, 883-892

Wood, D. R., Reimherr, F. W., Wender, P. H. (1982) Effects of levodopa on attention deficit disorder, residual type. Psychiatry Res 6, 13-20

Wood, D.R., Reimherr, F.W., Wender, P.H. (1983) The use of l-deprenyl in the treatment of attention- deficit disorder, residual type (ADD, RT) Psychopharmacol Bulletin 19, 627-629

Wood, D.R., Reimherr, F.W., Wender, P.H. (1985) The treatment of attention deficit disorder with d,l-phenylalanine. Psychiatry Res 16, 21-26

Woods, D. (1986) The diagnosis and treatment of attention-deficit disorder, residual type. Psychiatr Ann 27, 414-417

Yeo, R.A., Hill, D.E., Campbell, R.A., Vigil, J., Petropoulos, H., Hart, B., Zamora, L., Brooks, W.M. (2003) Proton Magnetic Resonance Spectroscopy Investigation of the Right Frontal Lobe in Children With Attention-Deficit/Hyperactivity Disorder. J.Am.Acad.Child Adolesc. Psychiatry 42, 303-310

Zaczek, R., Battiglia, G., Contrera, J.F., Culp, S., DeSouza, E.B. (1989) Methylphenidate and pemoline do not cause depletion of rat brain monoamine markers similar to that observed with methamphetamine. Toxicol Appl Pharmacol 100, 227-33

Index

L

M

N

P

R

S

T

U

V

W

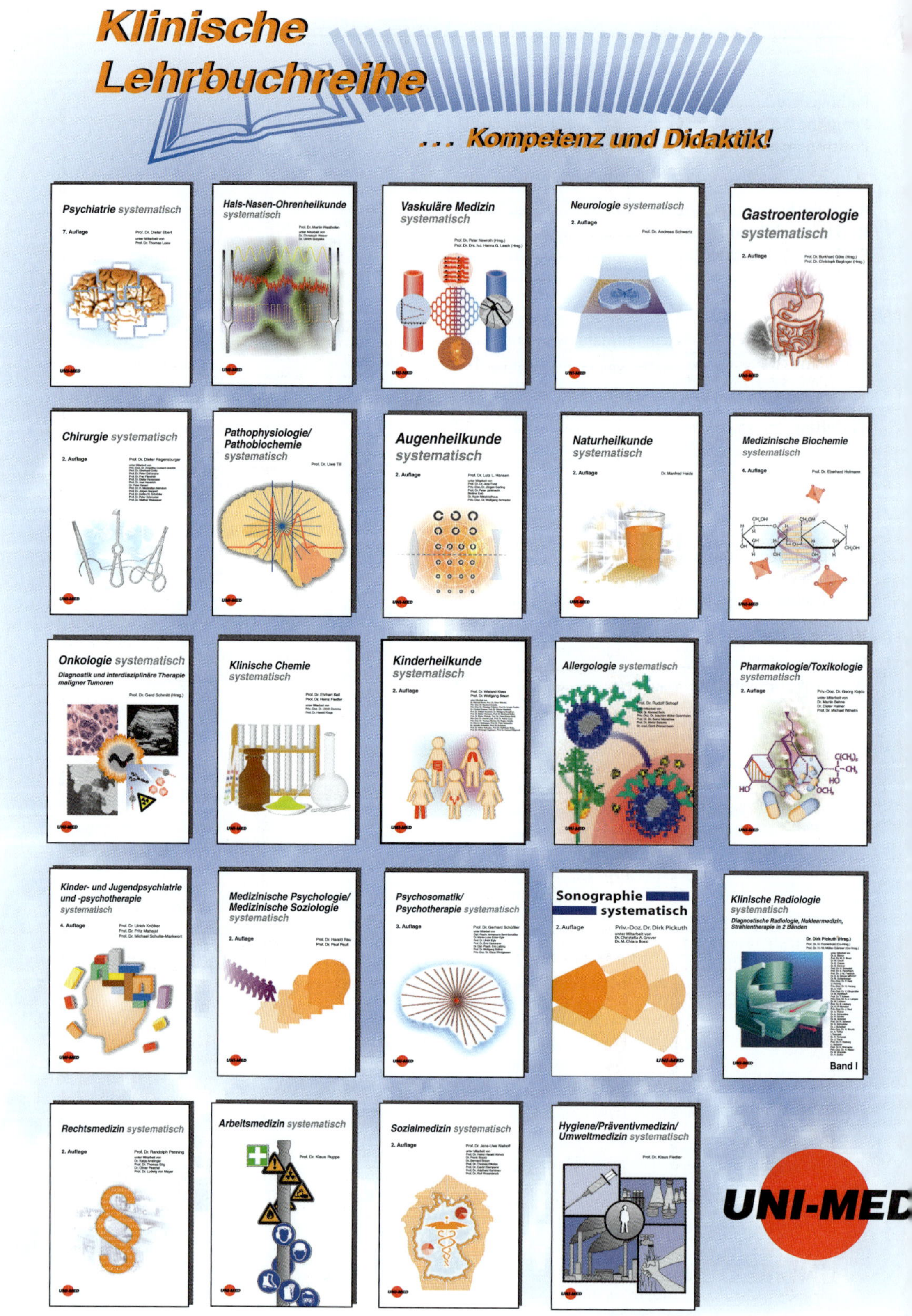

Klinische Lehrbuchreihe
. . . Kompetenz und Didaktik!
Psychiatrie systematisch
7. Auflage
Hals-Nasen-Ohrenheilkunde systematisch
Vaskuläre Medizin systematisch
Neurologie systematisch
2. Auflage
Gastroenterologie systematisch
2. Auflage
Chirurgie systematisch
2. Auflage
Pathophysiologie/ Pathobiochemie systematisch
Augenheilkunde systematisch
2. Auflage
Naturheilkunde systematisch
2. Auflage
Medizinische Biochemie systematisch
4. Auflage
Onkologie systematisch
Diagnostik und interdisziplinäre Therapie maligner Tumoren
Klinische Chemie systematisch
Kinderheilkunde systematisch
2. Auflage
Allergologie systematisch
Pharmakologie/Toxikologie systematisch
2. Auflage
Kinder- und Jugendpsychiatrie und -psychotherapie systematisch
4. Auflage
Medizinische Psychologie/ Medizinische Soziologie systematisch
2. Auflage
Psychosomatik/ Psychotherapie systematisch
3. Auflage
Sonographie systematisch
2. Auflage
Priv.-Doz. Dr. Dirk Pickuth
Klinische Radiologie systematisch
Diagnostische Radiologie, Nuklearmedizin, Strahlentherapie in 2 Bänden
Band I
Rechtsmedizin systematisch
2. Auflage
Arbeitsmedizin systematisch
Sozialmedizin systematisch
2. Auflage
Hygiene/Präventivmedizin/ Umweltmedizin systematisch
UNI-MED